JN421192

제2판

물리적 인자치료

전기치료 실습 편

(문제유형을 통한 문제해결력 키우기)

김한수, 이재홍, 이진환, 민동기

보문각

| 저자 |

김한수(대구보건대학교 작업치료과 교수)
이재홍(대구보건대학교 물리치료과 교수)
이진환(대구보건대학교 물리치료과 교수)
민동기(대구보건대학교 물리치료과 겸임교수)

제2판
물리적 인자치료
전기치료 편

2판2쇄발행 2017년 8월 25일
초판발행 2015년 8월 28일

지은이 김한수, 이재홍, 이진환, 민동기
펴낸이 이호동
발행처 **보문각**
블로그 http://bomungak.blog.me
e-mail bomungak@naver.com
주소 서울시 서초구 바우뫼로7길 8 707호
등록번호 302-2003-00085
전화 02) 468-0457
팩스 02) 468-0458

값 18,000원

ISBN 978-89-6220-295-3 93510

• 잘못된 책은 교환해 드립니다.
• 본서의 무단 전재나 복제를 금합니다.

| 머리말 |

2014년부터 물리치료사 국가고시 개편이 이루어지면서, 전기치료학은 물리적 인자치료라는 명칭으로 포함되어 출제양식에도 큰 변화를 가져오게 되었다. 직류전류, 교류전류, 맥동전류, 전자기장과 같은 전기적 인자를 이용하여 질병을 진단하고 치료하는 의과학의 한 분야인 전기치료학은 매우 빠른 속도로 발전하는 역동적인 분야이다. 하지만, 이러한 전기적 현상에 대한 인체의 물리적 · 생리적 반응에 학생들이 많은 어려움을 나타내곤 한다.

본서는 국가고시 대비 물리적 인자치료(전기치료)에서 다루는 중요한 이론적 내용과 문제풀이를 통한 구성으로 학생들의 이해를 좀 더 높임으로써 어려움을 해결할 수 있을 것이라 본다. 전기치료를 위한 전자기학, 의용전류, 전기생리학, 전기진단학, 직류를 이용한 전기자극, 저주파를 이용한 전기자극, 중주파를 이용한 전기자극, 고주파를 이용한 전기자극, 초음파를 이용한 전기자극에 대한 이론적 내용을 바탕으로, 기존의 국가고시에서 기출된 문제와 앞으로의 출제경향에 따라 출판하게 되었다.

또한 임상의사결정에 따른 물리치료적 중재에서의 해결력을 키우기 위해 전기치료의 목적에 맞는 통증완화, 근력증진, 조직치유, 심부 온열효과에 따른 임사례연구도 제시하였다.

물리적 인자치료(전기치료)에 대한 복잡하고 방대한 양을 가질수록 학생들의 과목에 대한 동기부여와 재미가 감소하기에, 여러 문헌을 참고하여 비교적 쉽고 간결하게 기술하였으나 부족하고 미비한 점이 많은 것을 시인한다. 이러한 부분에 대한 오류는 더욱 더 연구하고 발전시켜 알찬 내용이 될 수 있도록 여러분의 충고와 조언을 겸허히 경청하여 참조할 것이다. 또한 여러 선후배 교수님들의 조언을 통해 개정판에서는 더욱 알찬 내용을 담을 것을 약속드린다.

끝으로 이 책이 출판되기까지 어려운 중에도 노심초사 애써 주신 보문각 출판사 임직원 여러분께 심심한 사의를 표하며, 특히 이호동 사장님의 노고에 깊은 감사의 말을 선한다.

저자 일동

| 차례 |

Part 1
전기치료

Part 2
전기치료
실전 예상 문제

Part 1

전기이론

Chapter 1.
전기치료를 위한 전자기학

전기는 생활 속에서 사용되는 기본 에너지의 한 형태로서 다양한 활용으로 우리 주변에 존재한다. 하지만 다른 물질과 달리 눈에 보이지 않으므로 어렵다고 생각하는 것이 일반적이다. 물리학에서 다룰 법한 전기 관련 법칙, 원리, 용어들로 인해 전기치료학이라는 학문을 처음 접할 때 많은 노력을 기울여야 하는 것은 이러한 맥락과 일치한다고 본다.

먼저, 전기치료학이라는 학문을 개별적인 요소의 암기 개념으로 생각하지 말고 전체적으로 개념화하는 것이 중요하다. 결국엔 전기적 자극을 우리 몸에 적용해서 어떠한 긍정적인 효과와 반응을 유도하는 것에 대한 단순하면서도 간단한 사고로 시작했으면 한다.

본 장은 전기 및 전기자극치료와 관련된 전자기학에 대한 중요한 개념을 간단하게 살펴보고자 한다.

1. 물질의 구조

전기는 물체가 전기적 현상을 나타내게 하는 원인으로 전하를 가진 두 물체가 거리를 두고 작용한다. 또한 우리 일상 속에 다양하게 쓰이고 있으며, 우리 몸뿐만 아니라 숲속, 땅속 등 자연계에 존재하는 기본력 중 하나이다. 다만 전기의 세기가 약해서 느끼지 못할 뿐 모든 물질에는 전기가 있으며 전자의 흐름으로 변환이 가능한 에너지이다. 이러한 전자는 우리가 사용하는 전자제품이 전자를 이용하기 때문에 전자제품이라고 하는 것은 다 아는 사실이다. 먼저, 전기적 성질을 이해하기 위해서는 물질의 구조를 알아야 한다. 모든 물질은 분자라는 작은 입자로 만들어지고, 이러한 물질을 이루는 최소단위를 원자(Atom)라고 한다. 원자의 구조는 세 가지 형태로 원자의 중심에 위치한 원자핵(nucleus)은 양전하를 띠는 양성자(proton)와 전기적인 중성인 중성자(neutron)로 이루어져 있으며 서로 간에 강한 핵력에 의해 결합되어 원자의 질량수를 결정한다. 원자핵 주위에는 음전하를 띤 전자(electron)가 원자핵과 동등한 균형을 이루며 일정한 궤도를 그리며 돌고 있으며(그림 1-1), 아주 작지만 원자의 물리적 · 화학적 성질을 결정한다. 그러므로 원자의 양성자는 +전하를, 전자는 -전하를 띠고, 원자는 양성자와 전자가 똑같은 수로 채워져 있기 때문에 전기적으로 중성을 나타낸다(그림 1-2). 그런데 전자가 외부의 힘 즉, 물리적 또는 화학적 자극을 받으면 일정한 궤도를 돌고 있는 전자를 상실하거나 획득하게 되어 원자는 중성이 깨져 전기를 띠게 된다. 이러한 상태가 되면 음전하를 띠거나 양전하를 띠게 되어 전기적 성질이 변하게 되어 이온화(ionization)가 되며, 이온(ion)은 원자가 전하의 평형을 상실하여 극성을 띠게 되는 것을 말한다. 전자를 1개 빼앗기면 양성자가 전자보다 1개 더 많게 되므로 +전기를 띠게 된다. 전자를 1개 받으면 양성자보다 전자가 1개 더 많게 되므로 -전기를 띠게 된다(그림 1-3). 이런 -전하를 띤 전자들을 전선을 따라 흐르게 하면 여러 가지 전자제품을 사용할 수 있게 된다.

모든 물질에서 원자핵과 전자의 결합이 반드시 확고한 것만은 아니며, 물질에 따라서는 원자핵에 비교적 약하게 결합되어 있는 전자도 있다. 이렇게 원자핵에 약하게 결합된 전자는 외부에서 열이나 빛, 마찰을 가하면 이에 자극되어 그 전자는 원자의 구속력을 벗어나 궤도를 이탈하여 자유로이 운동하게 된다. 자유롭게 움직이는 전자를 자유전자(free electron)라 부르고 전기의 여러 가지 현상은 이 자유전자의 작용에 의한 것이다. 자유전자의 수가 많은 것을 도체라 하고, 적은 것을 절연체라 한다.

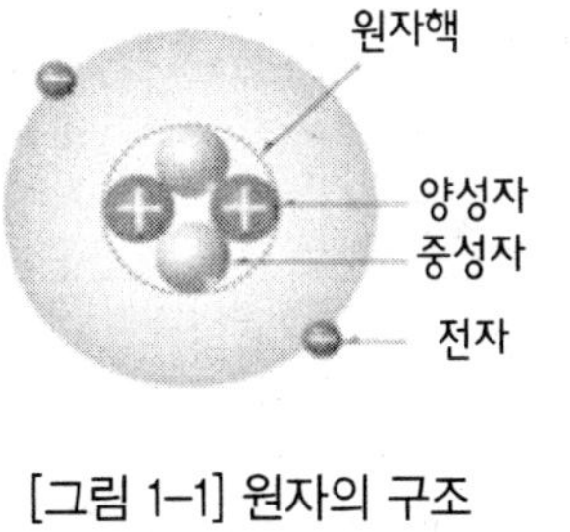

[그림 1-1] 원자의 구조

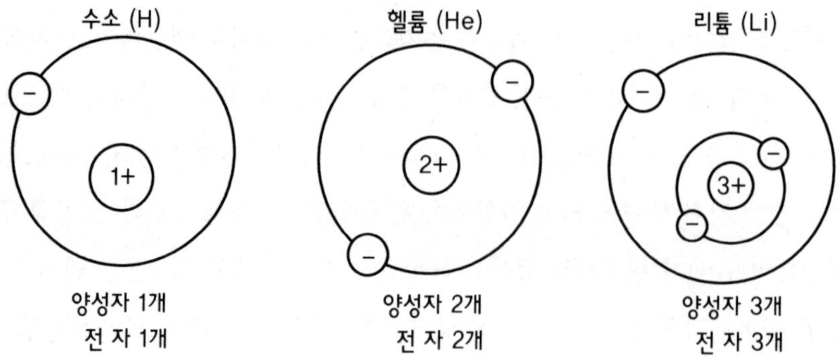

[그림 1-2] 전기적 중성

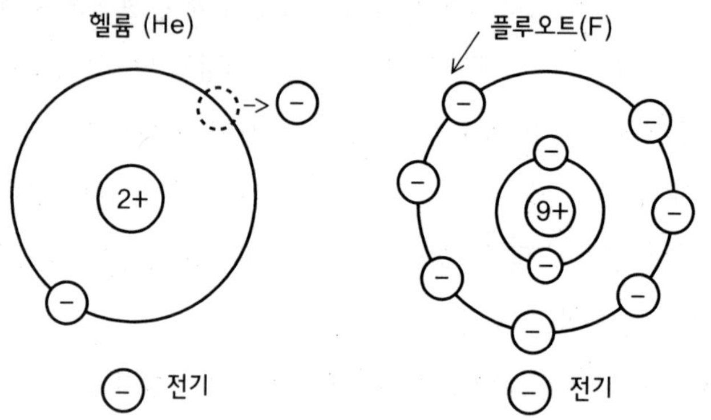

[그림 1-3] 이온화

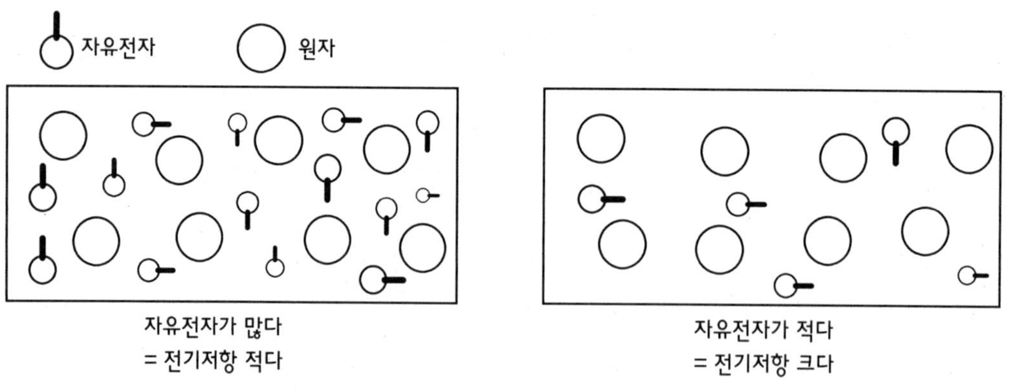

[그림 1-4] 자유전자

2. 전기의 개념

1) 전하(Electric charge)

전기는 전하를 가진 두 물체가 거리를 두고 작용되어지는 자연의 기본력 중 하나이다. 두 물체간 거리를 두고 작용하는 것을 예를 들면 어떤 물질 호박(amber)이나 비단 등을 문지르면 대전된 입자들에 의해 가벼운 깃털이나 종이 등을 끌어당기게 되는 것을 확인할 수 있다. 이러한 전하의 기본 단위는 쿨롱(coulomb; C)이며 1쿨롱은 전자 6.26×10^{18}과 같다.

전하는 같은 종류의 전하끼리는 서로 반발하고, 다른 종류의 전하끼리는 서로 끌어당기는 특징을 가지고 있다.

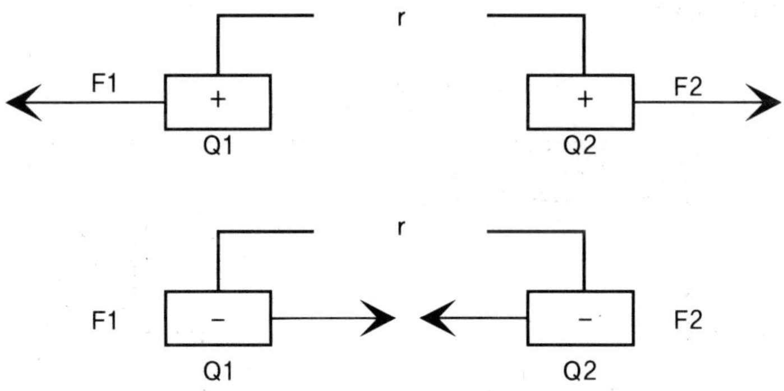

쿨롱의 법칙(coulomb's law)

$$F = K\frac{QA \times QB}{r^2}$$

두 전하 사이의 전기력(F)은 두 전하(QA, QB)에 비례하고 거리의 제곱에 반비례한다.
비례상수(K)는 전하가 놓여진 매질에 따라 다르다.

[그림 1-5] 전하의 특징

2) 전류(Current)

여러 가지 전기 현상은 모두 전기의 흐름에 의한 것이다. 전기는 전선(보통 구리나 알루미늄 등)을 통해 흐르는데 금속의 원자에는 원자핵에 강하게 구속되지 않은 자유전자가 있기 때문에 전선 안에는 자유롭게 움직일 수 있는 자유전자가 많이 있다. 이 자유전자가 전기를 전도하는 중요한 역할을 한다. 전선 자체만으로는 자유전자를 움직일 수 없지만 양전하와 음전하를 가진 부분을 전선으로 연결하면 전선 속의 자유전자가 양전하에 끌려 이동하여 결합해서 중성이 된다. 이와 같이 전선 속의 전자 이동은 양전하가 모두 중성이 될 때까지 계속된다. 이 전선 속의 전자의 이동, 즉 전자의 흐름을 전류라고 한다. 전자는 음의 전하를 띠고 있기 때문에, 전자의 이동방향과 전류의 방향은 반대가 된다. 전류가 존재하기 위해서는 두 점 사이에 전하가 흐를 수 있는 길과 전위차가 있어야 한다. 다시 말해서 전류는 전선의 어느 지점을 통과하는 단위 시간당 전하량으로 양전하가 이동하는 방향이다. 단위는 암페어(A)이다.

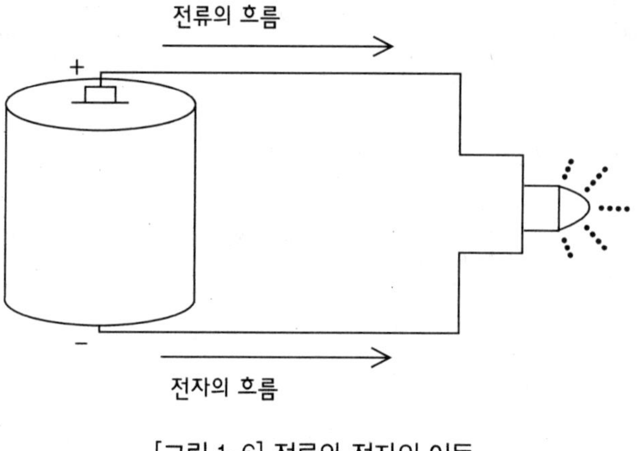

[그림 1-6] 전류와 전자의 이동

3) 전압(Voltage)

전선에 전류를 흐르게 하는 능력으로 전압이 높으면 전류가 세게, 전압이 낮으면 전류가 약하게 흐른다. 전기가 한 곳에서 다른 곳으로 흐르는 것은 전위의 차가 전하를 밀어내는 힘이 되기 때문이다. 전자의 흐름은 음극에서 양극으로 흐르나 일상적으로는 양전하가 흐르는 방향으로 설명하기 때문에 양극에서 음극으로 흐르는 것으로 가정한다. 기전력에 의해 전자가 두 전위의 차이가 동등해 질 때 까지 이동된다. 단위는 볼트(V)이다.

4) 저항(Resistance)

전류가 흐르는 전선에도 전기의 흐름을 방해하는 성질을 저항이라 한다. 도체의 저항은 도체가 가지는 물질의 특성과 전위차에 영향을 받는다. 따라서 도체가 되는 물질의 종류에 따라 저항이 다르며 이를 비저항(resistivity, ρ)이라 한다. 이러한 도체 저항에 영향을 주는 요소는 물질의 구성, 단면적(A), 길이(L), 온도이다. 도체의 저항은 길이가 길면 커지고 단면적이 크면 작아진다. 온도가 상승하면 금속은 저항이 상승하지만 반도체는 감소하며 초전도체는 절대온도에 도달하면 저항이 없어지며 전해질은 전해질의 농도가 높아지고 이온의 이동성이 커질수록 저항값은 낮아진다. 단위는 옴(ohm; Ω)이다.

$$R = \rho \frac{L}{A}$$

5) 임피던스(Impedance)

코일, 축전기 또는 콘덴서 및 저항을 포함한 전기회로 내에서 교류 전류가 흐를 때의 전류의 흐름을 방해하는 정도를 나타내는 양으로 생체조직에 통전 시 전류흐름에 대립하는 저항으로도 임피던스로 표현한다. 단위는 옴(ohm; Ω)을 사용한다.

6) 기전력(Electromotive force)

전자나 발전기와 같이 전원이 계속해서 전압을 만드는 힘이다. 단위는 V(volt)이다.

$$E = A \times R(V)$$

7) 전력(Electric power)

전력(P)은 1초간 1J의 일을 하는 전력량으로 단위는 W(watt, erg/s)이다. kW(kilowatt) 단위를 많이 사용한다. 소비에너지를 시간으로 나눈 값을 말한다.

$$P = \frac{I}{V}$$

8) 전력량(Eletric work)

전력량(W)은 일정한 시간 동안에 사용한 전력의 양을 말한다. 단위는 W(watt)를 사용한다. 단위 시간당 전력 사용량은 전력소비량이라고 하며, 전력과 사용기간의 곱으로 표시한다. 단위는 Wh(watt-hour)를 쓴다.

$$W = VIt(Wh)$$

9) 인덕턴스(Inductance)

회로의 전류 변화에 대한 유도기전력의 비를 나타내는 상수이며, 코일에 전류가 흐를 때 전류의 흐름에 어떤 변화들에 반항하는 회로의 요소이다. 단위는 H(henry)이다. 회로 내에 전류(I)가 흐를 때 자기장이 발생하고 전자기유도에 의해 코일에 흘려주는 전류가 달라지면 코일을 통과하는 자속이 변화하여 그 자속에 의하여 자속의 변화를 감소시키는 방향으로 유도기전력이 발생한다.

10) 리액턴스(Reactance)

회로에서 교류전류가 흐르기 어려움을 나타내는 양을 리액턴스(X)라 한다. 단위는 옴(ohm; Ω)이다. 직류전류는 저항에 의해서만 흐름이 방해받지만, 교류전류는 저항(R), 정전용량(C), 인덕턴스(L)에 의해 흐름이 방해를 받는다. 이러한 교류전류에서 저항 이외의 전류를 방해하는 저항성분을 리액턴스라 한다.

11) 정전용량(Capacitance)

콘덴서는 전하를 축전하는 장치이다. 이러한 콘덴서가 전하를 축적하는 크기를 정전용량이라 한다. 단위는 패럿(F; farad) 또는 C/s(coulomb/s)이다. 우리 몸에서 이러한 축전기 기능을 하는 곳이 신경 및 근육의 세포막으로 전기자극을 하면 전극, 신경-근 복합체는 도체기능을 하고 피부와 지방조직은 전도를 방해하는 절연체 기능을 한다. 인체조직은 전기회로에서 저항기(resistor) 기능을 하고 전류는 저항이 최소인 경로로 피부와 피하조직을 통과한다.

12) 전류전도의 유형

전류의 흐르는 능력은 물질의 종류에 따라 다르다.

(1) 전도전류

고체금속에서 도체에서 전자가 분리되어 도체 내에서 자유롭게 움직일 수 있다. 도체 내의 자유전자들은 금속의 결정구조의 전자 사이를 매우 빠르게 지나가 전류를 흐르게 한다. 이처럼 도체를 통해 흐르는 전류를 전도전류라 한다.

(2) 이온화전류

액체나 기체 및 플라즈마와 같은 전하를 띤 분자 등은 좋은 도체이기는 하나, 전기전도의 방법에서 금속도체와는 다르다. 액체나 기체와 같은 유체들 중에는 음과 양으로 대전된 원자나 분자 즉, 음이온과 양이온이 항상 포함되어 있어 이들 이온들의 이동으로 전류가 흐르는 것을 말하며, 이를 이온화 전류라 한다.

(3) 변위전류

반도체나 부도체를 통해 절연체 내에서 전류가 흐르는 것을 변위전류라 한다. 이들 부도체에서의 미약한 전기전도는 지속적으로 흐르는 전류가 아니고 전자기 궤도에서 변위되어 나타난다.

[표 1-1] 전기 용어의 기호 및 단위

용 어	기 호	단 위	단위 명칭
전하(charge)	Q	C	Coulomb
전류(current)	I	A	Ampere
		(C/s)	Coulomb per second
전압(voltage)	V	V	Volt
기전력(EMF)	E	V	Volt
전력(power)	P	W	Watt
		(erg/s)	erg per second
저항(resistance)	R	Ω	Ohm
리액턴스(reactance)	X	Ω	Ohm
임피던스(impedance)	Z	Ω	Ohm
인덕턴스(inductance)	L	H	Henry
정전용량(capacitance)	C	F	Farad
		(C/s)	Coulomb/second
도전율(conductance)	φ	S	Siemens
		Ω	mho

3. 전기물리학적 법칙

전기치료와 관계있는 전기물리학적 법칙들을 묶어서 설명하고자 한다.

1) Joule's 법칙

모든 전류는 도체 내에서 전기에너지가 열로 전환되어서 온도 상승을 일으킨다. 즉 도체의 저항 크기에 따라 열이 발생하는데 이 에너지와 전력을 함수로 표시하면 $Q=0.24I^2Rt$[cal]로 전류에 의해 발생하는 열량은 전류강도의 제곱, 저항 그리고 통전시간에 비례한다.

2) Ohm's 법칙

일정한 온도에서 일정한 저항을 갖는 도체에서는 전류, 전압, 저항이 일정한 관계를 가지는 옴 법칙이 성립된다. 법칙에 따르면 금속도체 내부에서 흐르는 전류(I)는 전압(V)에 비례하고 저항(R)에 반비례하며, 전압(V)은 전류(I)와 저항(R)에 비례하며, 저항(R)은 전압(I)에 비례하고 전류(I)에 반비례한다.

$$V = IR,\ I = \frac{V}{R},\ R = \frac{V}{I}$$

3) Faraday's 법칙

전류의 전자기 효과를 역으로 이용한 것으로 전자유도 현상을 이용하면 유도전류가 발생한다는 법칙이다.

· 제 1법칙 : 도체가 고정된 상태에서 자계를 발생시키면 전류가 발생한다.
· 제 2법칙 : 일정한 자계 내에서 도체를 움직이면 전류가 발생한다.

패러데이의 법칙을 잘 이해하는 것은 감응전류를 이용한 저주파 치료에서 뿐만 아니라 자속이나 자계가 시간적으로 변화하는 고주파의 치료에서도 매우 중요하다.

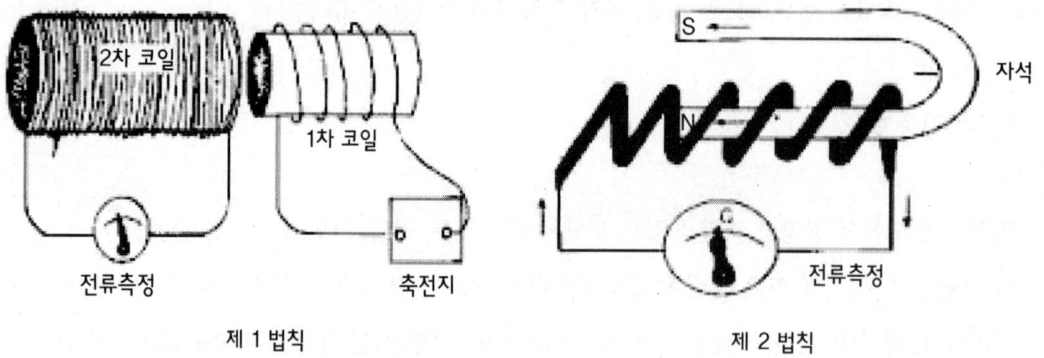

[그림 1-7] 패러데이 법칙

4) Coulomb's 법칙

두 전하 사이의 작용하는 힘을 구하는 것으로 전하 둘 사이에 작용하는 전기력(F)은 두 전하량(q)의 곱에 비례하고, 그들 사이의 거리(r)의 제곱에 반비례한다는 법칙이다.

$$F = Q1Q2/R^2$$

5) Kirchhoff's 법칙

제 1법칙인 분기점으로 흘러 들어오는 전류의 합과 빠져 나가는 전류의 합이 같은 전하량 보존의 법칙과 제 2법칙인 회로망내의 임의의 접합점에 있어서 유입하는 전류의 합은 유출하는 전류의 합과 같다는 전기에너지 보존의 법칙으로 설명되어 진다. Kirchhoff's 법칙은 전극의 배치 시 전류의 이동경로를 해석하는데 있어 유용하다.

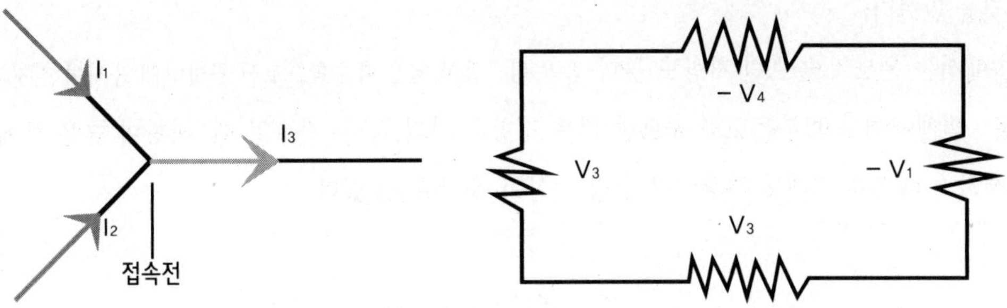

$I_1 + I_2 = I_3$
키르히호프의 전류법칙

$-V_1 + V_2 + V_3 - V_4 = 0$
키르히호프의 전압법칙

[그림 1–8] Kirchhoff's 법칙

4. 전류의 효과

전류의 효과에는 크게 열 효과, 전자기 효과, 화학적 효과가 있는데 열 효과와 전자기 효과는 모든 형태의 전류에서 발생되고 화학적 효과는 직류에서만 일어난다.

1) 열 효과(Thermal effect)

모든 전류는 도체 내에 전기에너지가 열로 전환되어 온도가 상승하는 데 이 때 발생하는 열량의 크기는 Joule's 법칙에 의존하며, 인체의 경우에는 두 가지 방법에 의해 열이 발생한다.

(1) 직접효과

직류나 저주파 전류를 인체에 통전하였을 때, 각종 전해질들을 포함하고 있는 인체조직의 전기적 저항에 의해 열이 발생되는 것을 말한다.

(2) 간접효과

고주파 전류를 인체에 통전하였을 때 고주파 전류의 진동이 인체 조직의 분자들을 심하게 요동시켜 분자 간 충돌을 일으키게 되는데, 이 분자 간의 충돌에 의하여 전기적 에너지가 열에너지로 전환되는 것을 말한다.

금속에서는 온도가 높으면 저항도 높다(금속 원자들이 열을 흡수함으로서 활발하게 움직여 전자와 충돌이 크다). 인체에서는 피부온도가 높으면 피부 저항은 낮다. 같은 전류일 때, 저항이 높은 쪽에서 열이 발생하기 때문에 전해질 화상이나 조직 손상이 유발될 수 있다.

건조 피부 : 1,000,000 Ω

습한 피부 : 200,000 Ω

열 적용 후 : 20,000 Ω

의용전류에서는 교류의 고주파전류를 사용한 단파와 극초단파 심부투열치료가 열효과를 이용한 것이다.

2) 전자장 효과(Electromagnetic effect)

도체에 전류를 흘리면 자석에서처럼 자계가 발생하는데, 이것을 전류의 전자기 효과라고 한다. 직선 도선에 전류가 흐르면 자계가 발생하고 발생된 자계와 전류 사이에는 일정한 관계가 성립한다. 즉 오른 나사의 진행방향을 전류의 방향으로 잡았을 때, 나사가 회전하는 방향이 자계의 방향이 된다. 이것을 앙페르의 오른 나사법칙이라고 한다.

전류에 의해 발생된 자기장의 세기는 전류에 비례하고 도체 수직거리에 반비례한다.

자기에 의해 전류가 발생하여 코일 속을 지나는 자속이 변화함에 따라 코일에 기전력이 유도되는 현상을 전자기유도 작용이고 이때의 기전력을 유도기전력, 유도기전력에 의한 전류를 유도전류라 한다. 이러한 전자장 효과는 Faraday's 법칙으로 설명되어 지고 유도기전력의 크기는 자기장의 변화율과 도체의 인덕턴스에 영향을 받는다. 인덕턴스에 영향을 주는 요인들을 살펴보면, 코일의 횟수가 많을수록, 코일의 단면적이 클수록, 코일간의 폭이 좁을수록, 코일의 길이가 길수록 그리고 자성체를 넣었을 때 인덕턴스가 증가한다.

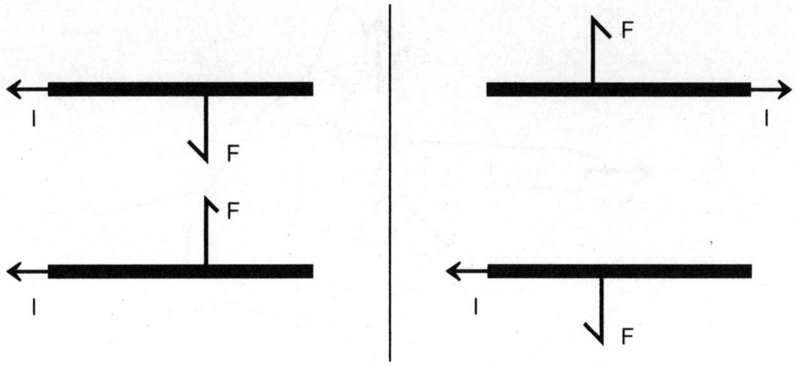

자기장.

같은 방향으로 흐르는 평행한 전류 사이에서 인력이 작용하고,
서로 다른 방향으로 흐를 때에는 척력이 작용한다.

[그림 1-9] 자기장

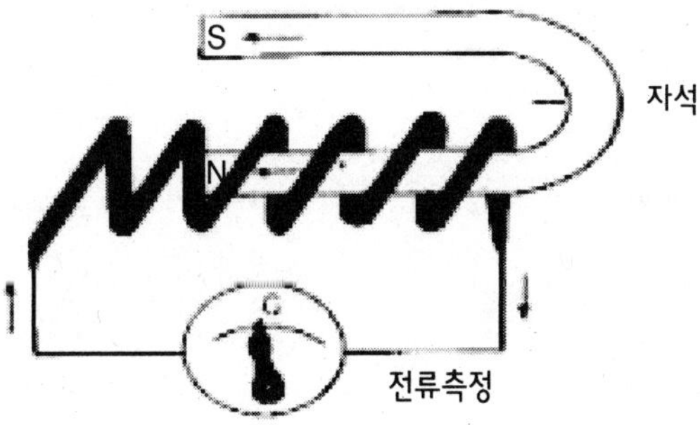

자석이 코일 쪽으로 움직이면 전류가 발생한다

[그림 1-10] 자기유도

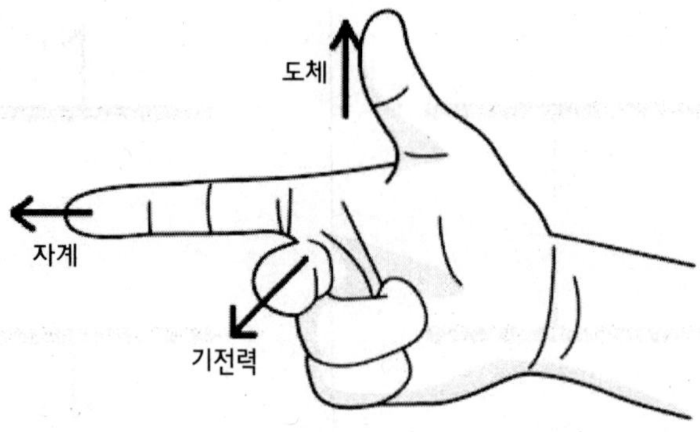

[그림 1-11] 앙페르의 오른 나사 법칙

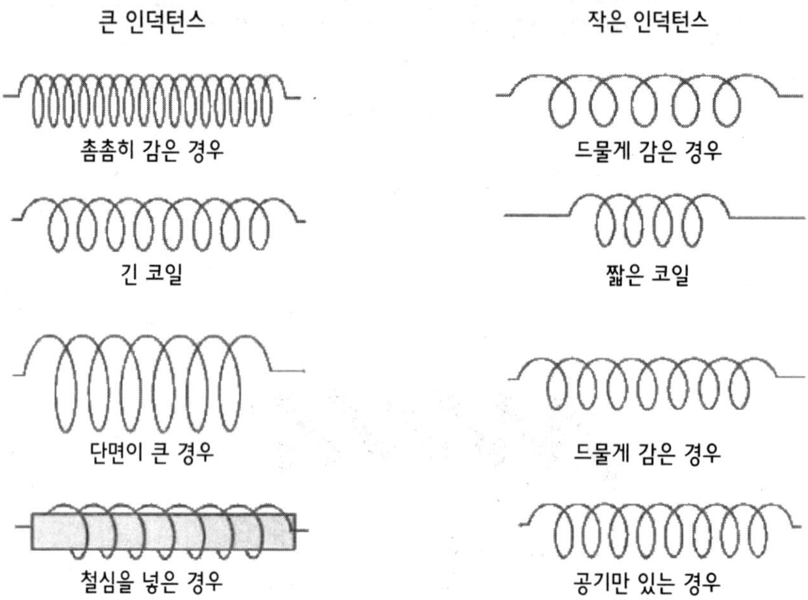

[그림 1-12] 코일의 인덕턴스

3) 화학적 효과(Chemical effect)

전류의 화학적 효과는 방향과 크기가 일정한 직류에 의해서 일어나며, 대부분 이온결합 물질인 전해질의 수용액내에서 일어난다. 전해질의 수용액인 전해액 중에는 음이온과 양이온이 녹아 있기 때문에 직류 전류를 흘리면 양이온은 음극으로, 음이온은 양극으로 끌리면서 반응을 나타낸다. 반응은 크게 일차, 이차적 반응으로 나눌 수 있는데, 일차적 반응은 이온의 재배치와 물분자의 전리이고 이차적 반응은 화합물의 생성이다.

- 일차적 반응(Primary reaction)

  전해액에 전류를 흘리면 일차적으로 이미 해리되어 있는 이온들이 양이온은 음극으로, 음이온은 양극으로 이동하여 재배치되고, 물분자들이 각각OH- 이온과 H- 이온으로 전리된다.

$$NaCI \rightarrow Na^{+} \text{ (음극으로 이동 배치)}$$
$$CI^{-} \text{ (양극으로 이동 배치)}$$
$$H_2O \rightarrow H^{+} + OH^{-} \text{ 이온으로 전리}$$

- 이차적 반응(Secondary reaction)

  이차적 반응은 양극과 음극에 도달한 이온들이 서로 반응하여 새로운 화합물을 만들어내는 과정이다. 음극에서는 Na+ 이온이 OH- 이온과 결합하면서 중화되어 수산화나트륨(NaOH)과 수소를 만들고, 양극에서는 CI- 이온이 H+이온과 결합하면서 중화되어 염산(HCI)과 산소를 만들어 낸다. 수소와 산소의 발생비율은 2 : 1이다.

$$4Na + 4H_2OH \rightarrow 4HaOH + 2H_2 : \text{음극}$$
$$4CI + 2H_2O \rightarrow 4HCI + O_2 : \text{양극}$$

인체의 체액이 전해질로 구성되어 있기 때문에 직류를 흘릴 경우, 정도의 차이는 있지만 화학적 반응을 나타낸다. 그러므로 직류를 이용한 치료에서 화학적 효과는 매우 중요한 의의를 갖는다. 특히 체액의 전해질 중 화학적 자극제(chemical irritants)의 집중이 음극에서 많이 일어나 음극에서 전해질 화상이 자주 일어난다. 의용전류에서는 의용평류전류치료 및 이온도입치료에 사용된다.

참 고 문 헌

고신관 외(1998). 대학물리학, 대학서림.

김남균 외(1995). 의공학개론, 여문각.

김태열 외(2009). 임상전기생리학. E · PUBLIC.

대학물리학교재연구회(역)(1987). 대학물리학[I]. 광림사.

박래준 외(1999). 전기생리학. 대구대학교 출판부.

박래준 외(2008). 전기치료학 근거중심실무. 정담미디어

박래준 외(2009). 전기치료학. 현문사.

이재형 외(2011). 최신 전기치료학. 대학서림.

Alon G : principles of Electrical Stimulation. In : Clinical Electrotherapy. Roger M. Nelson RM, Hayes KW, Currier DP(Ed), 3rd ed., Appleton & Lange, Stamford, P. 55-139, 1999

Alon G : Principles of Electrical Stimulation. In : Clinical Electrotherapy. Nelson RM, Currier DP(Ed). Appleton-Century-Crofts, East Norwalk, P. 29-80, 1987.

Griffin JE, Karselis TC : Physical Agents for Physical Therapist. 3rd., C C Thomas, Springfield, P. 49-63, 1988.

Low J, Reed A : Electrotherapy Explained, Principles and practice. Butterworth Heinemann, London, p. 28-37, 1990.

Nolan TP : Electrotherapeutic Modalities : Electrotherapy and Iontophoresis. In : Modalities for Therapeutic Intervention. Michlovitz SL, Nolan TP(Ed), 4th ed, F A Davis, Philadelphia, P. 97-121, 2005

Selkowitz DM : Electrical Currents. In : Physical Agents in Rehabilitation. From Research to Practice. Cameron MH(Ed), W B Saunders, Philadelphia, p. 345-427. 1999.

Shriber WS : A Manual of Electrotherapy. 4th ed., Lea & Febiger, Philadelphia, p. 100-112, 1975.

Ter Haar G : Electrophysical and Thermal Principles. In : Electrotherapy. Evidence-Based Practice. Kitchen S(Ed) 11th ed., Churchill Livingstone, Edinburgh, p. 3-30, 2002.

Chapter 2.

의용전류

의용전류(Electrotherapeutic current)는 다양한 전류의 형태를 치료적 목적으로 사용하는 것을 말한다. 최근에 임상적으로 사용되는 전기치료는 크게 3가지 형태인 직류(direct current), 교류(alternating current), 맥동전류(pulsed current)로 구분한다.

1. 직류전류(Direct current-DC)

직류는 전선과 같은 도선을 통한 전자의 흐름이 변하지 않는 전류의 연속적인 흐름으로 흐르는 방향과 크기가 시간과 흐름에 대하여 일정하게 흐르는 전류를 말한다. 직류에는 평류전류, 연속전류, 갈바니전류(galvanic current) 등이 있으며, 크기와 방향이 변하지 않고 일정하게 흐르는 연속직류(continuous DC)는 자극 주기 동안 항상 한 전극에서는 양 전류가, 다른 한 전극에서는 음 전류가 흐른다. 또한 항상 자극기에서 발생된 전류는 한 전극으로 흐르며 다시 다른 전극을 통해 자극기로 돌아온다. 평류 전류는 시간의 변화에도 전류의 방향이나 크기가 일정하게 유지되는 전류로서 저 전압에서 발생되며 화학적 효과가 가장 큰 전류이다. 주로 평류 통전치료, 이온도입법에 사용된다. 그리고 지속직류의 회로를 일정시간 폐쇄하여 전류가 통전되어 맥동기간을 형성하는 단속직류(interrupted DC)는 일정시간 개방하면 전류가 차단되어 맥동 간 기간을 형성하게 되어 맥동전류를 만들어 낼 수 있으며, 일반적으로 1초 또는 그 이상 회로를 폐쇄 및 개방을 자동 또는 수동으로 반복한다. 현재는 다양한 맥동전류의 등장에 의해 단속직류는 주로 변성근의 전기진단 및 전기자극

치료 시에만 사용된다. 또한 1초 이상 양 위상에서 직류전류를 흐르게 한 다음 부호를 바꾸어 1초 이상 음위상에서 흐르게 하는 변조방법인 역전 직류전류(reversed direct current)는 전기화학 화상과 피부자극이 적어 경피약물전달 등에 사용한다.

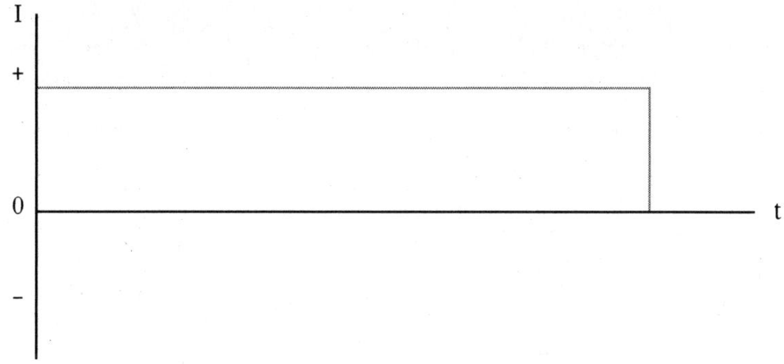

[그림 2-1] 연속 직류전류

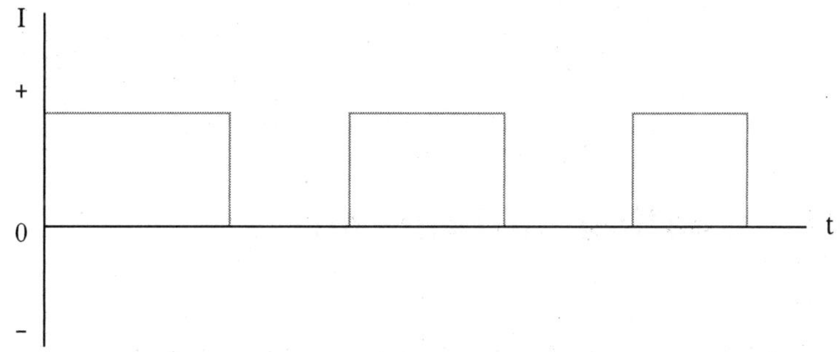

[그림 2-2] 단속 직류전류

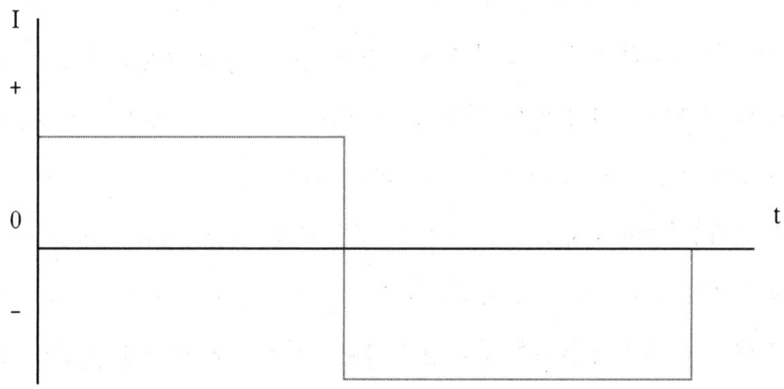

[그림 2-3] 역전 직류전류

직류통전 시 각 극(pole)이 가지고 있는 특성이 있다.

[표 2-1] 직류의 양극과 음극 특성

	양극(anode)	음극(cathode)
물리화학적효과	· 산성반응 · 금속과 알칼로이드를 반발 · 가벼운 열 효과	· 알칼리 반응 · 산과 산기를 반발 · 가벼운 열 효과
리트머스 시험지	· 붉게 변한다.	· 파랗게 변한다.
생리학적 효과	· 조직경화 · 신경흥분성 감소 · 혈관 수축 · 혈관운동성 자극 · 국소 빈혈 · 역치 증가 · 진정 효과 · 지혈 효과 · 살균 효과	· 조직 연화 · 신경흥분성 증가 · 혈관 확장 · 혈관운동성 자극 · 국소 충혈 · 역치 감소 · 자극 효과 · 출혈 효과 · 세균성장 지연 효과

2. 교류전류(Alternating current-AC)

전자의 흐르는 방향과 전류의 크기 즉 전류 및 전압에 있어서 그 방향과 크기가 시간의 흐름에 따라 일정하게 연속적으로 변화하는 전류를 교류라 한다. 일정한 주기를 가지고 전류가 연속적으로 변하기 때문에 각 전극은 주기의 한 위상(phase)은 양극, 다른 한 위상은 음극을 띤다. 따라서 각 전극 밑의 조직에 전하의 축적과 화학적 효과를 일으킬 수 없다. 현재 사용되고 있는 교류에는 양위상과 음위상의 형태와 전하의 양이 동일한 대칭성-비대칭성 지속적 교류형(continuous AC)과 단속적 또는 돌발성 교류형(interrupted or burst AC)이 있다.

대칭성-지속적 교류는 정현파(sine wave) 또는 중주파형(medium frequency waveform)이라고도 하며, 종류로는 저주파 교류(low frequency AC; LFAC), 중주파 교류(medium frequency AC; MFAC)가 있다. 비대칭성-지속적 교류는 양위상과 음위상의 형태가 다른 교류로서 감응전류(faradic current)가 대표적이다. 이들은 주로 감각성, 운동성, 전기신경 차단성 통증조절, 부종 및 종창 완화,

근 경축 및 근 경련 완화에 적용되어진다.

단속적 교류는 변조 교류전류로서 시간변조 교류전류인 2,500㎐의 러시안전류(Russian or Soviet current)와 주로 4,000㎐대의 진폭변조 교류전류인 간섭전류가 있으며 주로 감각성, 운동성 통증조절, 큰 근육, 또는 깊은 부분의 근 근력 및 지구력 강화, 근 경축 완화, 관절가동범위 증가, 혈류증진에 적용되어진다.

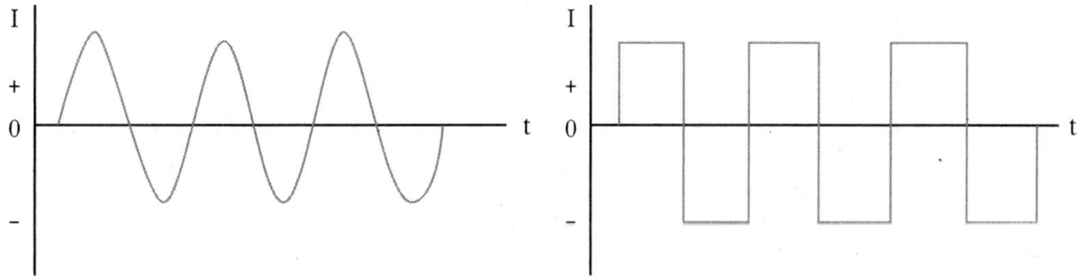

[그림 2-4] 대칭 교류전류(정현파전류)

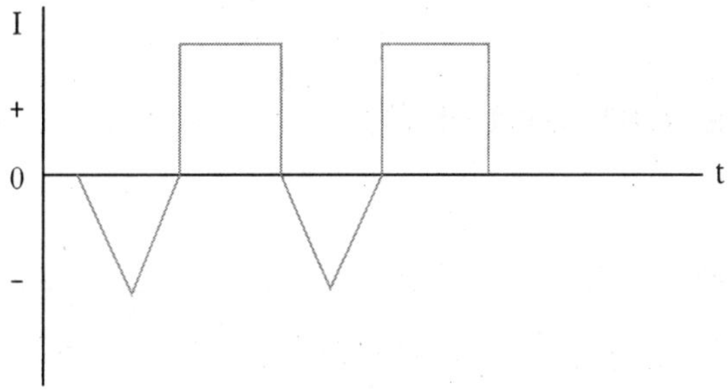

[그림 2-5] 비대칭 교류전류(감응전류)

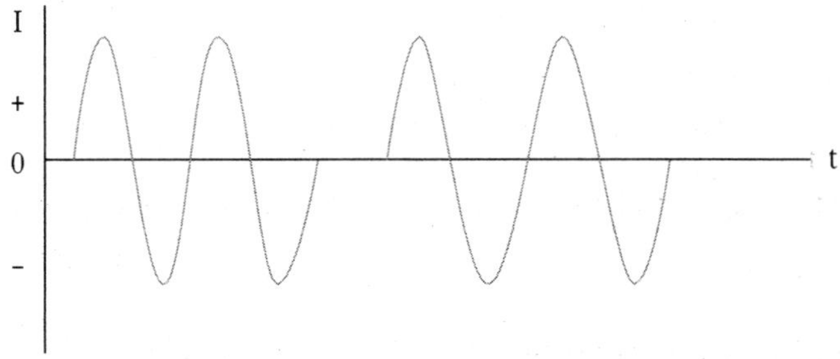

[그림 2-6] 시간변조 교류전류

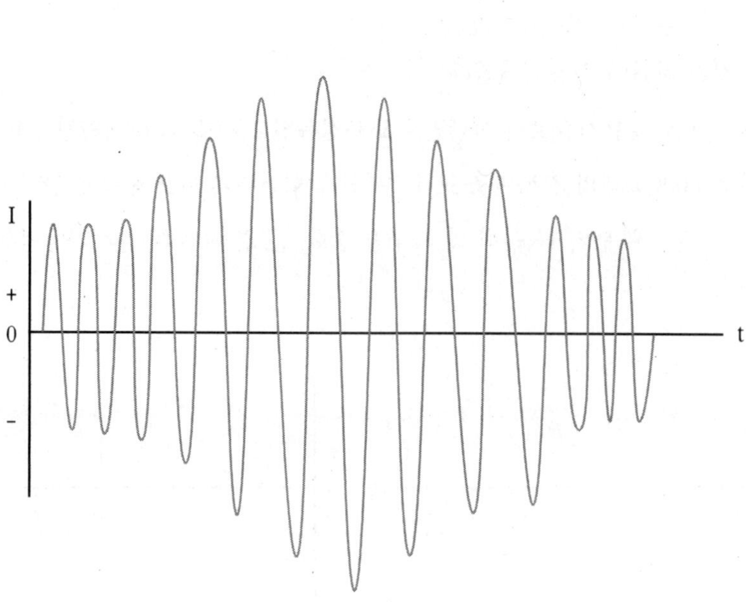

[그림 2-7] 진폭변조 교류전류

3. 맥동전류(Pulse current-PC)

맥동(pulse)이란, 파형과 관계없이 비교적 짧은 시간동안 신호가 나타나는 것으로 한 방향 또는 방향이 전환되는 전류가 주기적으로 단절되는 전류로 1초 이하의 맥동주기를 가지고 단속되는 전류이며, 특징으로는 단상 또는 양상의 위상을 가지는 단상파 또는 이상파가 있으며 위상기간이나 맥동기간은 매우 짧으며 위상간격 또는 맥동간격, 파형 등에 따라 생리학적 효과가 다르다. 직류와 교류의 특성을 보인다고 해서 맥동전류를 단속직류나 단속교류전류라는 말로 정의하는 것은 적절한 용어가 아니다.

조직에 대한 전기 화학적 반응이 단상성 맥동파인 경우에는 각 전극 밑에서 음극 및 양극효과가 발생한다. 이상성 맥동파는 맥동의 한 위상에서는 양극의 성질을 나타내며 다른 한 위상에서는 음극의 성질을 나타낸다.

단상성 맥동파에는 고전압맥동전류(high voltagepulsed current), 삼각형파(triangular wave), 정사각형파(square wave), 직사각형파(rectangular wave), 역동성 전류(diadynamic current), 지

수점증파(exponential current)가 있다. 이러한 파형의 특성은 각 각 변성근 전기자극, 유해성 통증조절, 감각성 및 운동성 통증조절, 부종 및 종창 완화, 창상치유에 적용된다.

이상성 맥동파에는 대칭성 이상파(symmetric biphasic wave), 비대칭성 이상파(asymmtric bip-hasic wave)가 있으며, 대칭성 이상파는 두 위상의 형태와 전하량이 똑같은 파형으로 강도, 위상기간, 강도증감속도에 따라 정사각형, 직사각형, 삼각형 등 여러 가지 형태로 변조할 수 있다. 비대칭성 이상파는 두 위상의 형태가 다른 파형으로 위상 전하량에 따라 균형파와 불균형파로 나눈다. 주로 감각성, 운동성 통증조절, 작은 근육 및 얕은(표재, superficial)근 근력 및 지구력 강화, 근 경축 완화 및 관절가동범위 증진에 적용된다.

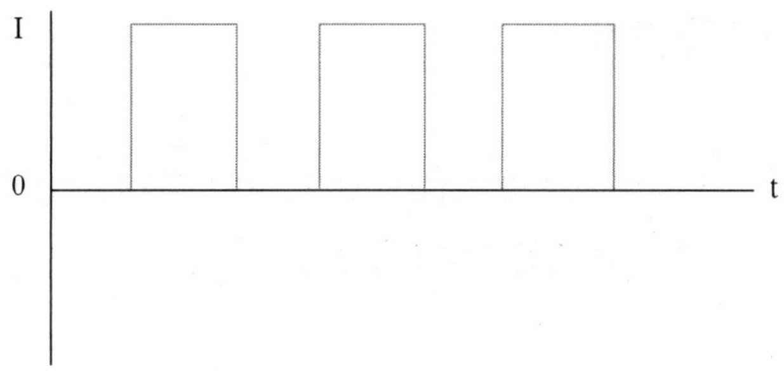

[그림 2-8] 단상성 맥동파

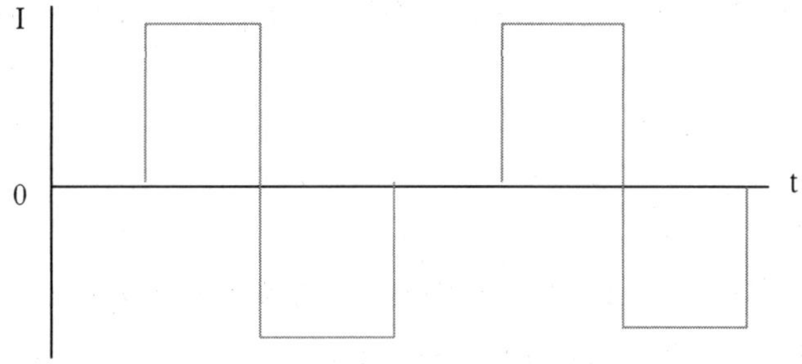

[그림 2-9] 대칭성 이상파

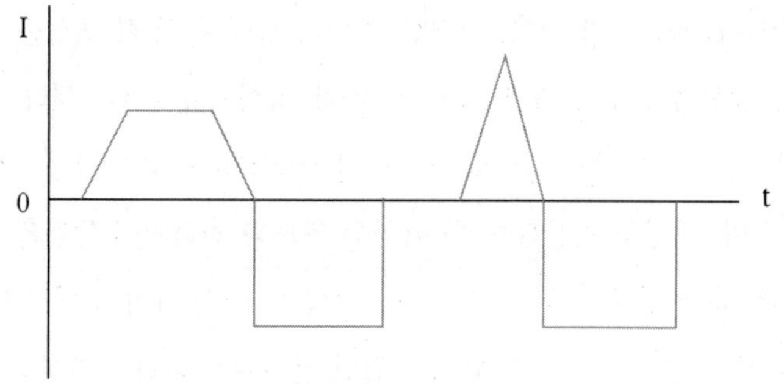

[그림 2-10] 비대칭성 이상파

4. 의용전류의 기본적 특성

최근 일반적으로 많이 사용되어지는 맥동전류의 단상성 맥동파와 다상성 맥동파의 두 위상의 특성 인 위상기간, 맥동기간 등의 기본적인 특성을 알고 있어야 한다.

1) 위상기간

위상(phase)은 맥동전류와 교류전류에서 전류가 0선으로 떠나서 0선으로 되돌아오기 까지를 말하며, 이 기간을 위상기간(phase duration)이라 한다. 대개 ㎲ 또는 ㎳를 단위로 한다.

2) 맥동기간

한 개의 맥동이 시작하여 끝날 때까지의 기간이다. 대개 ㎲ 또는 ㎳를 단위로 한다. 단상파에서의 맥동기간은 위상기간과 같으며, 이상파에서는 한 맥동의 두 위상기간을 합한 기간이다.

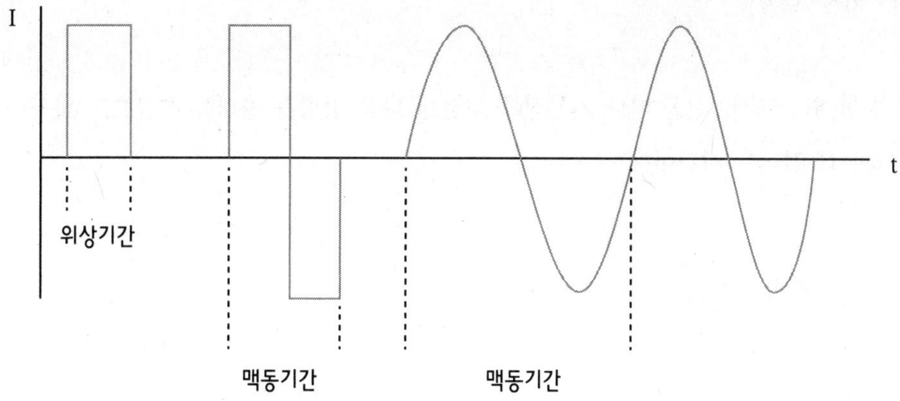

[그림 2-11] 파형에서의 위상기간, 맥동기간

3) 위상간 간격과 맥동간 간격

위상간 간격은 위상과 위상 사이의 간격이고, 맥동간 간격은 맥동과 맥동사이의 간격이다. 단상파와 이상파에서의 맥동간 간격은 한 맥동이 끝난 기간부터 다음 맥동이 시작되기까지의 간격이다.

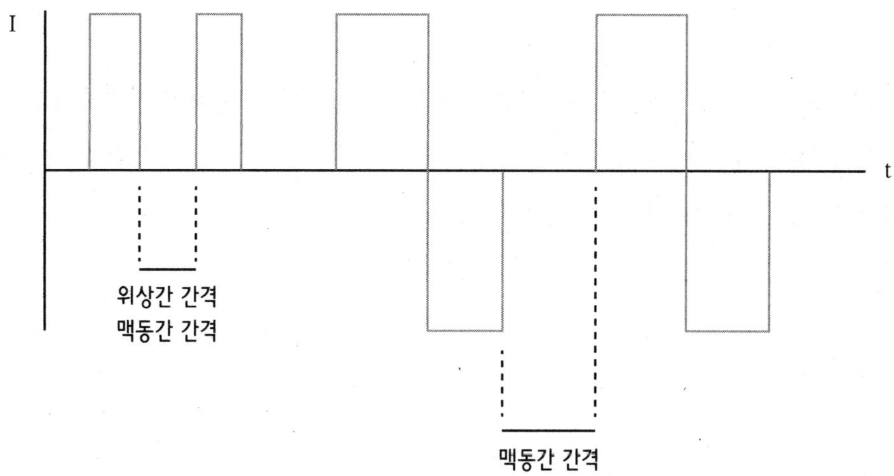

[그림 2-12] 파형의 위상간 간격과 맥동간 간격

4) 주기(period)

전류가 한 위상에서 0선을 떠나 기본선에 도달한 다음 방향을 반대쪽 위상으로 바꾸어 다시 0선에 도달하는데 걸리는 시간이다.

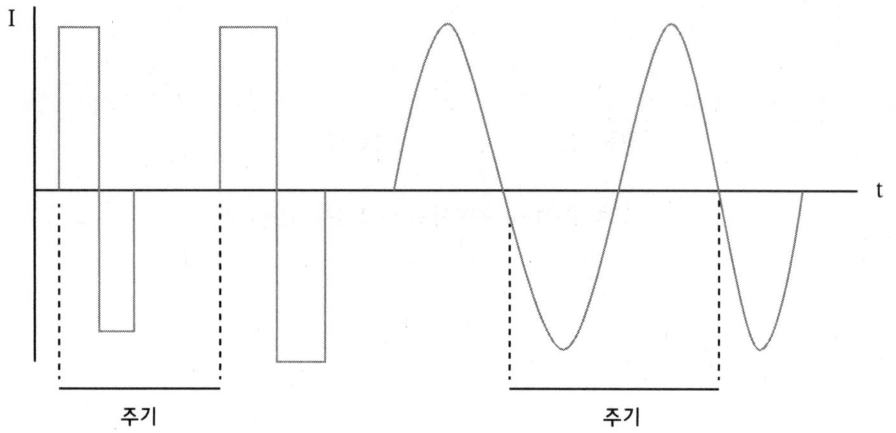

[그림 2-13] 교류 및 맥동 전류의 주기

5) 주파수(frequency)

주파수는 교류전류의 위상이 양과 음으로 완전히 한 쌍을 반복한 순환 또는 주기가 1초 동안에 나타난 수를 말하며, 맥동기간과 반비례 관계를 이루고 있다. 주파수가 높으면 위상기간 및 맥동기간이 짧아지고, 주파수가 낮으면 위상기간과 맥동기간이 길다. 단위는 *Hz*(Hertz), cps(cycle per seco-nd)이다.

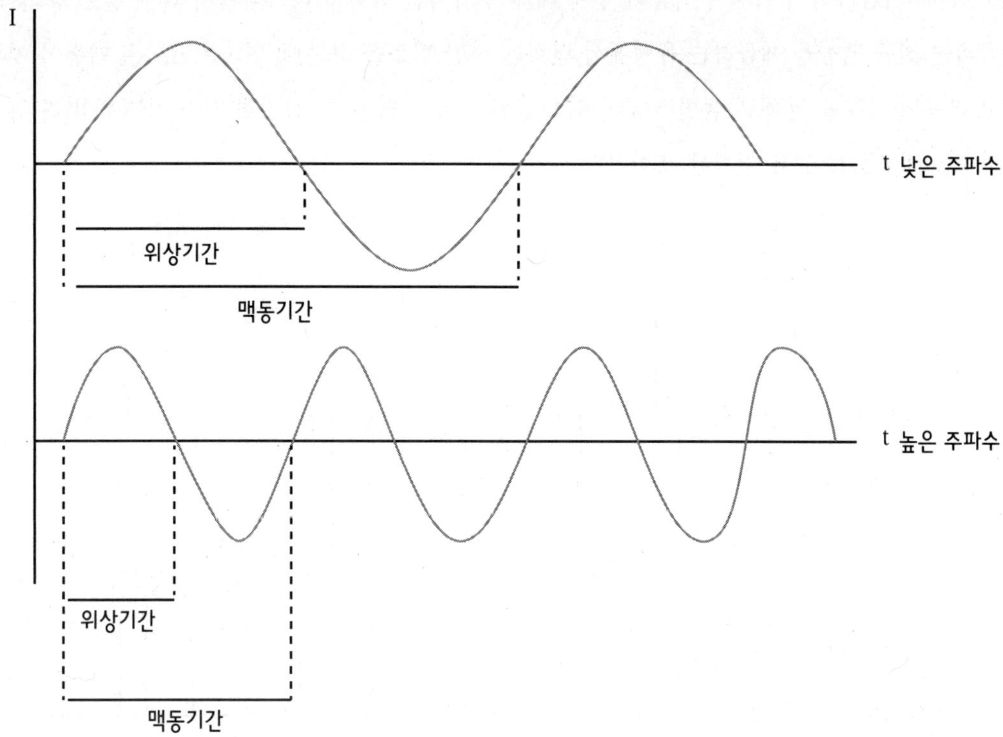

[그림 2-14] 주파수와 맥동기간과의 관계

6) 진폭(Amplitude)

진폭은 전류나 전압의 크기를 말한다. 정점진폭(peak amplitude)은 위상의 가장 높은 지점을 위상정점이라 하며, 최고정점까지의 진폭을 정점진폭이라 한다. 실효치 진폭(root mean square amplitude)은 조직에 전달되는 효과전류의 크기이며, 직류나 교류가 조직을 통과할 때 같은 시간 당, 저항을 통해 열을 발생시킬 수 있는 전류이다. 단위는 *μA*, *mA* 또는 V를 사용한다.

7) 전류변조(Current modulations)

전류의 변화를 말한다. 전류자극 시, 진폭의 다양함인 진폭변화를 보여주는 진폭변조, 맥동기간

변조, 단위 시간마다 주어지는 맥동의 수에 대해 주기적인 변화가 나타나는 주파수 변조 등이 있다. 연속되는 전류 맥동을 제공하는 유형에서 변화는 시간 변조를 하는데, 연속(train)은 맥동이 지속적이고 반복되는 것을 말하고, 돌발(burst)은 한정된 연속적 맥동 즉, 특정한 시간 간격을 따라 특정한 주파수를 방출하는 교류 전류를 포함한다.

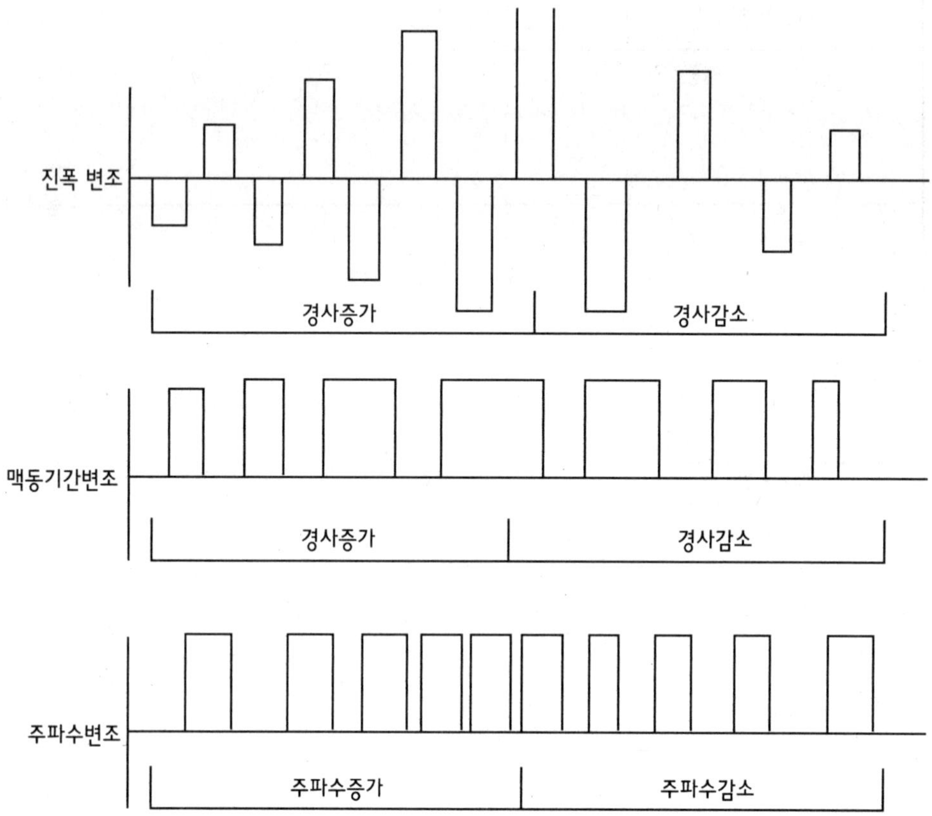

[그림 2-15] 전류 변조

8) 단속시간비(on-off time ratio)

단속시간(on-off time ratio)또는 단속 변조(interruption modulation)는 일정시간 동안 전류를 통전시켰다가 일정시간 동안 전류를 통전시키지 않는 변조방법이다. 단속변조는 단상, 이상, 다상

맥동전류에서 유발시킬 수 있으며 단위는 s를 사용한다. 전류의 통전시간(on tine)과 비통전시간(off time)의 관계를 단속시간비(on time/off time ratio, on off cycle)로 표현한다. 예를 들어 10s 동안 전류를 흐르게 하고 20s 동안 전류를 흐르지 않게 했을 때의 단속시간비는 1 : 2가 된다. 임상적으로 많은 전기치료기구에서 단속시간비를 1~60s : 1~120s로 다양하게 제작하고 있다. 단속변조는 특히 근육재교육, 관절운동범위증진, 정맥순환증진 등에 있어 임상적으로 매우 중요시한다.

9) 순환주기(duty cycle)

순환주기는 맥동렬 또는 돌발의 총 시간에 대한 통전시간(on time)의 백분율이다.

즉 맥동렬기간(train duration)을 총 주기시간(total cycle time)으로 나눈 값의 100을 곱하여 산출한다. 순환주기와 단속시간비를 같은 말로 사용하는 경우가 있으나 이는 적절한 용어 선택이 아니다. 단속시간비가 10s : 20s 일 경우 순환주기는 33%이다.

$$순환주기 = 맥동렬기간/총주기시간 \times 100$$

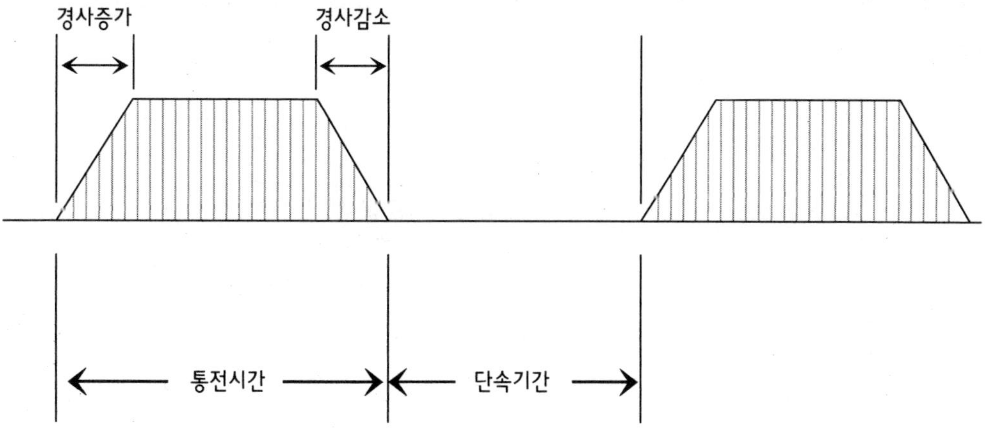

[그림 2-16] 순환주기

5. 의용전류의 분류

앞서 설명한대로 치료적 목적으로 사용하는 의용전류는 크게 직류, 교류, 맥동전류로 구분한다. 이러한 의용전류를 이용하여 전기자극기의 임상적 분류는 전류흐름의 방향, 주파수, 전압의 정도에 따라 구분되어 진다.

1) 전류흐름 및 주파수

직류(D/C)는 평류전류, 이온도입치료(iontophoresis), 마비근 자극 및 전기진단에 사용되는 단속직류(interrupted current)로 구분된다.

교류는(A/C)는 크게 저주파, 중주파, 고주파 전류로 나뉘어지고, 저주파 전류는 정현파전류(sinusoidal current), 감응전류(faradic current)로 중주파 전류는 러시안전류(russian current), 간섭전류(interference current)로, 고주파전류는 단파심부투열치료(short wave diathermy), 극초단파심부투열치료(micro wave diathermy) 등으로 구분할 수 있다.

이러한 직류전류는 화학적 효과, 저주파 전류 및 중주파 전류는 역학적 효과, 고주파 전류는 심부열 효과에 이용되어진다.

[표 2-2] 의용전류의 분류

A. 흐르는 방향에 따른 분류
1. 직류 · 평류전류(smooth galvanic current) · 단속평류전류(interrupted galvanic current) 2. 교류 · 정현파전류(sinusoidal current) · 감응전류(faradic current) · 격동전류(surging current)

B. 주파수에 따른 분류
1. 저주파 · 1,000Hz 이하 2. 중주파 · 4,000~4,500Hz(보통 2,000~2,500Hz) 3. 고주파 · Long Wave : 약3~30MHz · Short Wave : 약 10~100MHz · Ultra Wave : 약 30~300MHz · Micro Wave : 약 300~3,000MHz
C. 전압 또는 전류의 크기에 따른 분류
1. 저압전류 : 100Volt 이하 2. 고압전류 : 수백 Volt 이상(보통 500Volt) 3. 저전류 : 전류의 세기가 약 1~30mA 4. 고전류 : 전류의 세기가 약 500~2,000mA

[표 2-3] 의용전류의 물리적 특성

전류	전류의 특성	주파수	전압	전류	효과
직류 전류					
연속직류 전류	한 방향으로 흐름	0	저전압	중간	화학적 효과
단속직류 전류	수동적 단속	수동조절	저전압	중간	역학적 효과
교류전류					
저주파 전류					
정현파 전류	대칭 교류	60Hz	저전압	중간	역학적 효과
서행반복파	50ms 정사각형파	5~20Hz	저전압	중간	역학적 효과
급속반복파	0.5~5ms 정사각형파	50~200Hz	저전압	중간	역학적 효과
감응 전류	비대칭 교류	100Hz	중간	중간	역학적 효과
중주파 전류					
러시아 전류	교류	2,500Hz	중간	중간	역학적 효과
간섭 전류	교류	4,000Hz	중간	중간	역학적 효과
고주파 전류					
단파 전류	심한 급속 진폭	10~100MHz	고전압	고전류	열 효과
정전기	한 방향으로 흐름	분당 100회	고전압	저전류	역학적 효과

[표 2-4] 치료방법에 따른 분류

A. 통증완화 목적
경피신경자극(TENS)–transcutaneous electrical nerve stimulation 간섭파전류(ICT)–interference current 고압평류전류자극(HVGS)–high voltage galvanic stimulation 은침자극(SSP)–silver spike point 미세전류치료(MC)–micro current
B. 근력증진
▶ 탈 신경근 · 근육전기자극(electrical muscle stimulation, EMS) ▶ 신경지배근 · 신경근전기자극(neuromuscular electrical stimulation, NMES) · 기능적전기자극(funtional electrical stimulation, FES) · 측부전기자극(lateral electrical stimulation for scoliosis, LESS) · 기능적전기비골보장구(functional electrical peroneal, FEPO) · 러시아전류자극(Russian current, RC) · 간섭파전류(interference current, ICT) · 고압평류전류자극(high voltage galvanic stimulation, HVGS)
C. 조직치유 목적
미세전류자극(MENS) 저강도직류자극(LIDC) 고압맥동전류(HVPC) 전기장자극(EF) 맥동전자장자극(PEMF)

참 고 문 헌

고신관 외(1998). 대학물리학, 대학서림.

김남균 외(1995). 의공학개론, 여문각.

김태열 외(2009). 임상전기생리학. E · PUBLIC.

대학물리학교재연구회(역)(1987). 대학물리학[I]. 광림사.

박래준 외(1999). 전기생리학. 대구대학교 출판부.

박래준 외(2008). 전기치료학 근거중심실무. 정담미디어

박래준 외(2009). 전기치료학. 현문사.

이재형 외(2011). 최신 전기치료학. 대학서림.

Alon G : principles of Electrical Stimulation. In : Clinical Electrotherapy. Roger M. Nelson RM, Hayes KW, Currier DP(Ed), 3rd ed., Appleton & Lange, Stamford, P. 55-139, 1999

Alon G : Principles of Electrical Stimulation. In : Clinical Electrotherapy. Nelson RM, Currier DP(Ed). Appleton-Century-Crofts, East Norwalk, P. 29-80, 1987.

Griffin JE, Karselis TC : Physical Agents for Physical Therapist. 3rd., C C Thomas, Springfield, P. 49-63, 1988.

Low J, Reed A : Electrotherapy Explained, Principles and practice. Butterworth Heinemann, London, p. 28-37, 1990.

Nolan TP : Electrotherapeutic Modalities : Electrotherapy and Iontophoresis. In : Modalities for Therapeutic Intervention. Michlovitz SL, Nolan TP(Ed), 4th ed, FA Davis, Philadelphia, P. 97-121, 2005

Selkowitz DM : Electrical Currents. In : Physical Agents in Rehabilitation. From Research to Practice. Cameron MH(Ed), W B Saunders, Philadelphia, p. 345-427. 1999.

Shriber WS : A Manual of Electrotherapy. 4th ed., Lea & Febiger, Philadelphia, p. 100-112, 1975.

Ter Haar G : Electrophysical and Thermal Principles. In : Electrotherapy. Evidence-Based Practice. Kitchen S(Ed) 11th ed., Churchill Livingstone, Edinburgh, p. 3-30, 2002.

Chapter 3.
전기생리학

우리 인체는 화학적 자극과 물리적 자극에 반응한다. 즉, 감각수용기(sensory receptor)를 통해 받아들인 자극은 척수를 거쳐 뇌에서 자극을 분석하고 통합하여 효과기(effector)인 근육세포나 분비세포들을 통해 반응을 나타내도록 되어 있다. 전기치료학에서는 우리 인체에 이러한 전기적 자극이 어떻게 조직, 근육, 신경을 활성화하는 지에 대한 기전을 명확히 이해하여야 한다. 또한 치료사들은 중추신경계나 환경에 의해 흥분되는 기전과 전기자극에 의해 흥분되는 생리적 현상을 임상에 적용, 고려하여 환자의 치료적 중재 효율을 높일 수 있도록 해야 한다. 이 장에서는 전기적 자극이 임상적으로 적용될 때 근육과 신경에 미치는 여러 생리적 현상에 대해 다루고자 한다.

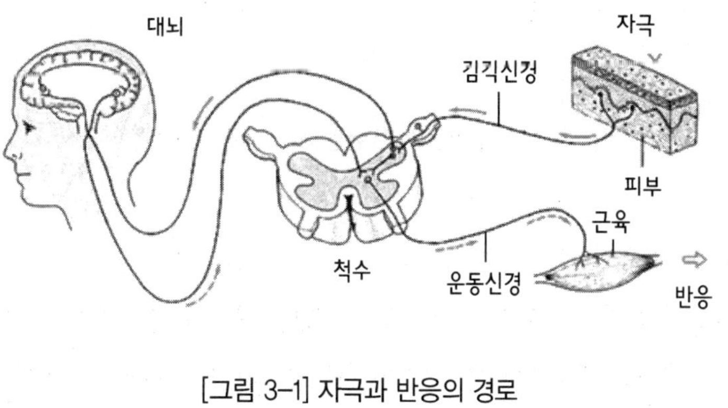

[그림 3-1] 자극과 반응의 경로

1. 세포막의 전기생리학적 특징

우리 몸의 근육과 신경의 기능수행 기전에 대해 이해하기 위해서는 세포막의 전기생리학적 특징에 대해 알아야 한다. 역사적으로 먼저 호지킨(Hodgkins) - 헉슬리(Huxley)는 1963년도에 노벨상(생리의학상)을 받은 학자로 뇌 과학의 기초적 방법론이 된 뉴런의 전기생리학의 기초를 쌓은 사람들이다. 뇌가 어떻게 정보를 처리하느냐 하면, 신경회로에 임펄스가 움직여 정보를 나르는 것이다. 그럼 임펄스란 무엇이고, 이런 임펄스가 움직이는 것에 대해 기본적인 이해가 필요하다.

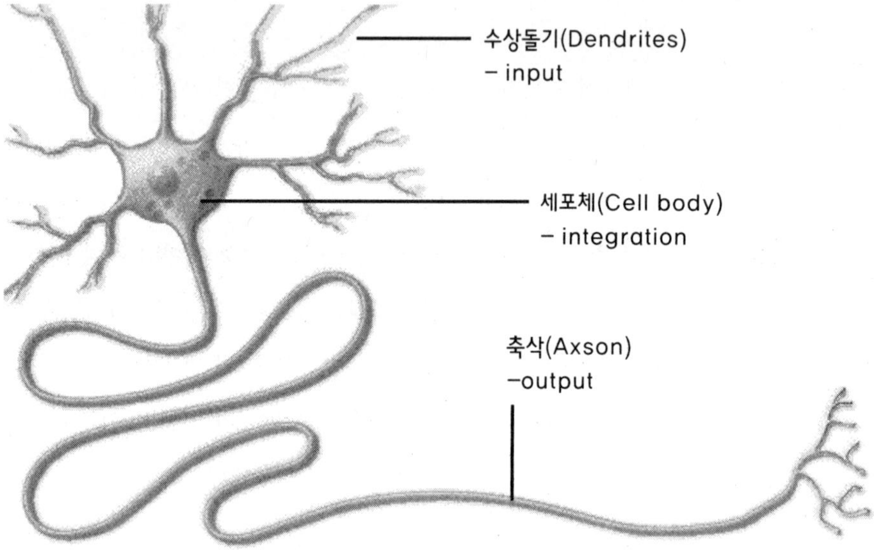

[그림 3-2] 뉴런(neuron)

신경세포는 세포막에 쌓여 있다. 작은 전극을 세포 속에 넣어서 측정해 보면 막 안쪽과 바깥쪽에는 늘 60~90㎷ 정도의 전위차가 있다는 것을 알 수 있다. 왜 전위차가 있느냐 하면, 나트륨 이온과 칼륨 이온은 플러스 전위를 띠고 있으므로 막 안팎에 농도차가 있으면 전위차가 생기게 된다. 농도차가 왜 생기느냐 하면, 막 곳곳에 나트륨 채널, 칼륨 채널이라 불리는 통로가 있어서 나트륨 이온, 칼륨 이온이 쉴 새 없이 출입(펌프작용)하고 있기 때문이다.

보통 나트륨은 세포 바깥쪽이 안쪽보다 열 배 정도 농도가 짙고 칼륨은 반대로 세포 안쪽이 바깥쪽보다 열 배 짙은 상태로 균형을 이루고 있다. 거기에 어떤 자극이 가해져서 균형이 조금 무너지고 그것이 어떤 한계치를 넘으면 사소한 전위 변화가 커다란 변화를 불러일으켜 순간적으로 반짝하는 스파이크 형태의 전류가 쫙 흘러 막전위가 변한다. 이것이 임펄스라는 것이다. 임펄스가 움직인다는 것은 이런 변화가 뉴런 축색돌기 위에서 옆으로 전달되어 가는 현상을 말하는 것이다. 나트륨 채널과 칼륨 채널은 죽 연결되어 있어서 이온의 농도 변화가 옆으로 영향을 미치기 쉽게 되어 있다.

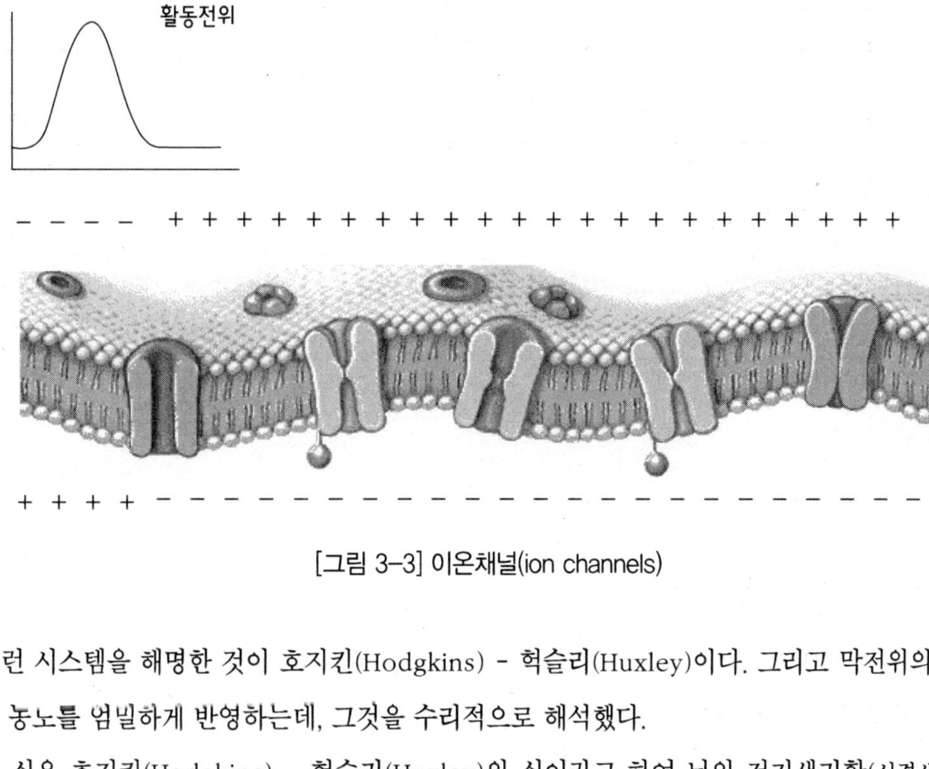

[그림 3-3] 이온채널(ion channels)

이런 시스템을 해명한 것이 호지킨(Hodgkins) - 헉슬리(Huxley)이다. 그리고 막전위의 변화는 이온 농도를 엄밀하게 반영하는데, 그것을 수리적으로 해석했다.

이 식은 호지킨(Hodgkins) - 헉슬리(Huxley)의 식이라고 하여 뇌의 전기생리학(신경생리학)의 가장 기초를 이루는 식이다. 이 식으로 막의 나트륨 이온, 칼륨 이온의 전도도의 변화가 어떻게 이온 임펄스를 생기게 하는지를 알 수 있다. 이 발견으로 뇌 과학이 비약적으로 발전하여 오늘에 이르렀다.

$$Im = Cm\frac{dEm}{dt} + \overline{gNa}m^3h(Em - E_{Na}) + \overline{gk}n^4(Em - E_k) + g1(Em - E_1)$$

Im : 막전류 Cm : 막용량 Em : 막전위 ENa, Ek, E1 : Na, K내지 누설전류의 평형전위

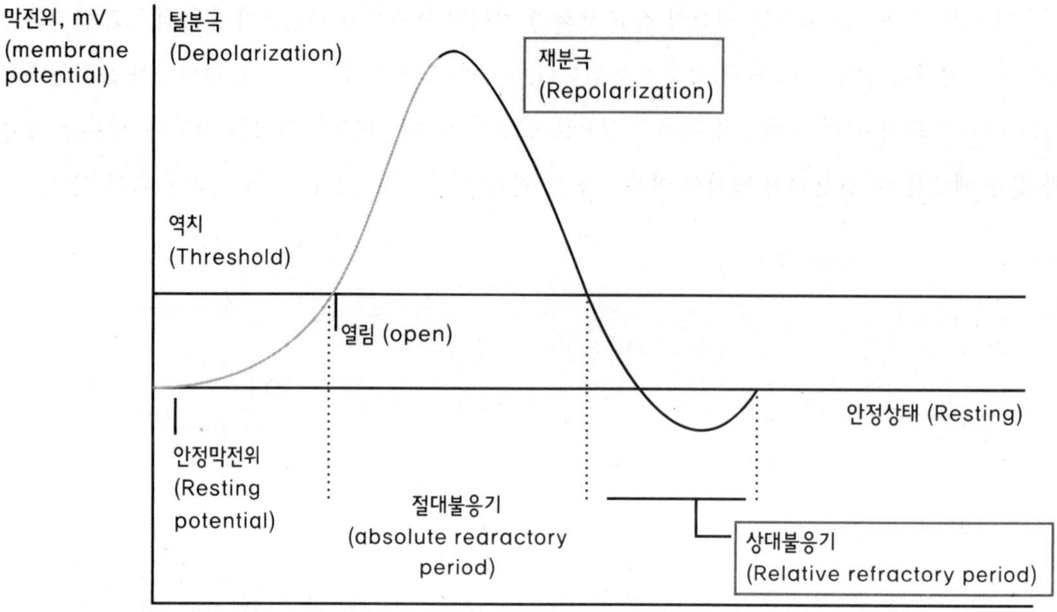

[그림 3-4] 활동전위

2. 근육과 신경의 활성화

1) 말초신경의 구성과 기능

말초신경(peripheral nerves)은 하나 이상의 신경섬유들(축삭)로 이루어져 있다. 중간 크기의 신경은 보통 수천 개의 신경섬유를 가지는데, 이들 중 일부는 수초층(myelin sheath)에 의해 쌓여 있지 않은 무수초층(nonmyelin sheath)이고, 나머지는 각기 다른 두께의 수초층에 의해 둘러싸여 있다. 축삭과 슈반세포는 신경섬유막(endoneurium)이라는 결합조직에 의해 쌓여 있다. 축삭과 축삭을 싸고 있는 슈반세포와 신경섬유막을 합해서 신경섬유라 한다. 또 여러 신경섬유의 다발은 신경다발막(perineurium)이라는 결합조직이 둘러싸고 있으며, 큰 신경을 둘러싸는 결합조직을 신경바깥막(epineurium)이라고 한다. 이들 결합조직은 기계적 손상이나 신경에 손상을 주는 물질들과 신경사이의 직접적인 접촉을 막아 신경을 보호하는 역할을 한다.

하나의 말초신경을 구성하는 신경섬유들은 신경섬유를 지지하고 보호하는 결합조직 층에 의해 잘 싸여 있다. 하나의 신경섬유를 싸고 있는 결합조직 층인 신경내막(endoneurium)은 신경섬유를 지지할 뿐만 아니라 재생(regeneration)이 이루어지는 동안 축삭들을 안내하는데 매우 중요하다. 신경섬유의 집단인 섬유다발(fiber fascicle)을 싸고 있는 강한 결합조직 층을 신경다발막(perineurium)이라 하는데, 이는 강력한 기계적인 힘에 저항하며 섬유다발 주위의 확산 장벽으로서의 역할을 한다.

신경다발막은 주위를 싸고 있는 이것으로부터 신경섬유를 화학적으로 분리시키며 중추신경계의 환경을 보호하는 뇌혈관장벽과 매우 흡사하게 섬유다발 안의 섬유내막액의 환경을 보호하는 역할을 한다. 더불어 큰 분자들에 대한 장벽으로서 작용하여 특정독소, 항체 및 바이러스와 같은 다양한 질병 유발물질로부터 신경섬유들을 보호한다. 섬유다발의 전체 묶음은 가장 바깥의 결합조직 층인 섬유바깥막에 의해 싸여 있다. 이 결합조직은 느슨하여 신경이 움직이는 동안 완충작용을 하며, 외부의 외상으로부터 신경다발을 보호하며, 섬유바깥의 혈관들로부터 산소공급을 유지한다. 말초신경의 장력과 탄력성은 신경바깥막에 의해 결정된다.

신경바깥막의 양은 신경에 따라 하나의 신경에서도 부위에 따라 다양하다. 신경섬유는 살아있는 세포로 대사물질의 교환을 필요로 하여 풍부한 혈액공급이 이루어진다. 말초신경들은 풍부한 혈관망이 조성되어 있다. 광범위한 혈관망은 상대적으로 혈관질환으로부터 말초신경을 보호하기 위함이다.

신경다발의 내적 환경은 신경내막과 신경주위막이 있는 혈관들의 효과적인 연결에 기초를 두고 있다. 수초층은 축삭을 싸고 있는 특유한 유지방체인 수초로 피막되어 있다. 수초층은 축삭의 모든 부분들을 덮고 있는 것이 아니라 일정한 간격을 두고 함몰된 부분이 나오는 데, 이를 신경섬유마디(node of Ranvier)라 한다. 이것의 생리학적 의의는 축삭에 대한 전기적 절연장치의 역할이다. 대부분의 축삭은 축삭 가까이에 신경세포 성분이 아닌 보조세포인 수초에 의해 쌓여 있다. 이러한 수초에 의해 막이 덮여 가는 과정을 수초화(myelinization)라 한다. 이렇게 막이 층으로 덮여 신경섬유의 두께를 두껍게 할수록 신경충동의 전달속도를 빠르게 한다.

신경초는 슈반세포로 싸인 얇고 투명한 피막으로서, 이는 중추신경계에서 신경아교세포에 해당하는 것이다. 슈반세포는 말초신경의 축삭의 영양과 수초층 형성에 관여하고 있으며 신경섬유의 재생에 선도적 역할을 한다. 슈반세포가 없는 무수초신경섬유는 손상 시 재생이 어렵다.

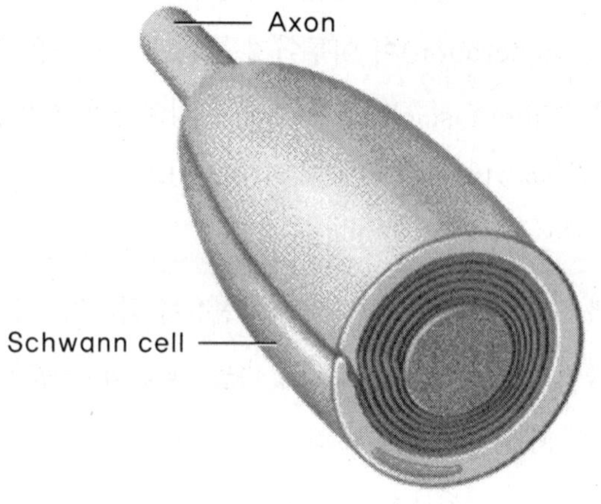

[그림 3-5] 수초화(myelination)

2) 신경섬유의 굵기와 전도속도

신경섬유(nerve fiber)는 축삭을 둘러싸고 있는 수초층까지를 의미한다. 신경섬유는 수초층의 유무에 따라 달리 이름을 붙이는데 수초층이 없는 신경섬유는 무수초신경섬유(unmyelinated fiber), 수초층으로 싸여 있으면 수초신경섬유(myelinated fiber)라고 한다.

수초신경섬유는 윤이 나고 흰빛을 띄며 이로 인해 뇌와 척수의 백색질(white matter)과 대부분의 신경이 희게 보인다. 기능적으로는 자극전달 방향에 따라 구심섬유(afferent fiber)와 원심섬유(efferent fiber)로 나뉜다. 구심섬유는 수용기나 특수감각기관에서 중추로 자극을 전달하는 것으로 감각신경섬유(sensory fiber)라고 하기도 한다. 원심섬유는 중추신경계의 운동명령을 효과기인 근육과 샘(gland)에 전달하는 것으로 운동신경섬유(motor fiber)라고 하기도 한다.

분포하는 구조에 따라 위와 장관 같은 내장으로 가면 내장섬유(visceral fiber), 피부와 골격근으로 가면 체섬유(somatic fiber), 머리와 얼굴에만 분포하는 것을 특수섬유(special fiber) 그리고 머리이외의 몸통과 사지로 가는 것을 일반섬유(general fiber)라고 부른다.

신경섬유의 굵기와 신경전달속도에 의하여 신경섬유들은 크게 A, B, 및 C 섬유로 나눈다. A섬유는 수초신경섬유로서 굵기가 가장 크고, 신경충동을 가장 빨리 전도한다. B섬유는 수초신경섬유이면서 굵기가 A섬유보다 작다. C섬유는 굵기가 가장 작은 섬유로서 신경충동을 가장 느리게 전도하는 무수초신경섬유이다.

A 섬유는 움직임과 위치를 지각하는 고유감각(proprioception)과 직접 골격근 섬유를 지배하는 운동신경원의 섬유가 해당된다. 이들 모두는 움직임을 알려주는 감각섬유와 움직임을 일으키는 운동신경원의 섬유로 움직임과 관련된 감각과 운동을 담당하는 감각신경섬유이다.

Aβ섬유는 촉각과 압각을 담당하는 감각신경섬유이다. Aγ섬유는 근육 안에 위치하는 특수화된 근육섬유인 근육방추(muscle spindle)를 수축시키는 γ-운동신경원의 섬유이다. Aδ와 C섬유 모두는 통각과 온도감각을 전달하는데 특히 Aδ섬유는 빠른 통증(fast pain)을 전달하고, C섬유는 느린 통증(slow pain)을 전달한다. B와 C섬유는 자율신경섬유와 관련이 있다. 자율신경섬유는 하나의 유경신경원에 의해 효과기인 근육세포에까지 도달하는데 체신경원과는 달리 두 개의 신경원에 의해 이루어진다. 이 때 말초신경계에서 두 번째 신경원체가 모여 있는 곳을 자율신경절(autoomic ganglion)이라 부르며, 중추신경계에서 이곳으로 나오는 신경섬유를 신경절이전 자율신경섬유(pre-ganglionic autonomic fibers)라고 하며, 이것은 굵기가 큰 B섬유로 되어있다. 또한 민무늬근에 직접 연결을 이루는 신경절이후자율신경섬유(postganglionic autonomic fibers)는 C섬유로 되어 있다.

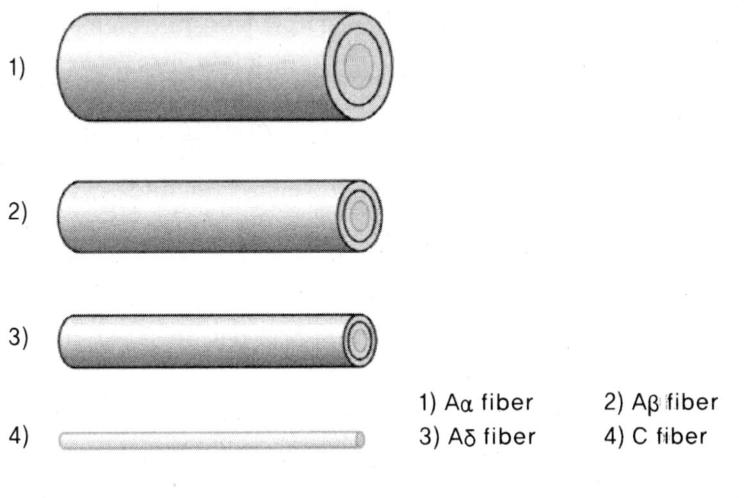

[그림 3-6] 말초신경섬유

[표 3-1] 말초신경섬유의 특성

섬유의 종류		기능	섬유직경 (㎛)	전도속도 (m/sec)	가시전압기간 (ms)	절대불응기 (ms)
A	α	고유수용기 ; 몸운동신경	12~20	70~120	0.4~0.5	0.4~1
	β	촉각, 압각	5~12	30~70		
	γ	근방추로 가는 운동신경	3~6	15~30		
	δ	통각, 온도, 촉각	2~5	12~30		
B		신경절이전 자율 신경계	3이하	3~15	1.2	1.2
C	뒤뿌리	통각, 반사 반응	0.4~1.5	0.5~2	2	2
C	교감신경	신경절이후 자율 신경	0.3~1.3	9.7~2.3	2	2

3) 신경근육접합부의 생리(Neuromuscular junction)

하나의 신경세포의 축삭 말단이 다른 신경세포, 근육세포 및 샘세포(gland cell)와 만나 한 세포의 흥분을 다른 세포로 전달하는 부위를 신경연접(neuronal synapse)이라 한다.

연접부위는 세 개의 기본 구성요소로 이루어진다. 첫째는 연접이전막(presynaptic memb rance)인데, 이것은 축삭의 종말부위가 불룩하게 부풀어 오른 곳으로 연접단추(synaptic button)라 부른다. 연접단추 속에 신경전달물질들을 담고 있는 연접주머니(synaptic vesicles)가 위치한다. 둘째는 가지돌기나 세포체 표면에 있는 특수화된 연접이후막(postsynaptic membrane)이다. 연접이후막에는 신경전달물질의 화학분자와 결합하기에 꼭 알맞은 구조의 수용기들(receptors)이 위치한다. 셋째는 연접이전막과 연접이후막 사이의 공간으로 이를 연접틈새(synaptic cleft)라 하는데, 이 공간은 약 30~50㎚ 정도 된다. 연접이전막(presynaptic membrance)에는 연접주머니(synaptic vesicles)라 부르는 수많은 작고 동그란 모양의 구조들이 있다. 크기는 약 30~140㎚에 이르기까지 다양하다. 연접이 달라지면 크기나 모양도 달라진다.

이 연접주머니 속에는 연접틈새로 방출되는 화학물질이 있는데, 이 물질들은 축삭의 전기적 활동 즉, 활동전위(action potential)에 의해 발사되며 방출된 물질은 연접틈새로 나와 연접이후막에 있는 수용기와 결합하여 세포막에 변화를 일으킨다. 이와 같은 화학물질은 신경전달물질(neurotransmitter)이라 한다. 하나의 신경원은 축삭종말에서 한 종류의 전달물질만을 생산해내지만, 수용기분자의 성질에 따라 흥분적으로 작용할 수 있고 억제적으로 작용할 수도 있다. 연접이후막의 변화는 곧 한 신경원으로부터 다른 신경원으로 신경충동이 전달(흥분성)되든지 또는 억제(억제성)되든지를 가늠하는 기초가 된다. 대표적인 신경전달물질은 acetylcholine(Ach), gamma-amino-butyric acid(GABA), norepinephrine(NE), dopamine(DA) 등이 있다.

신경충동(nerve impulse)이 연접이전막인 축삭종말에 도달하면 축삭종말 안에 위치하던 연접주머니가 연접이전막으로 와서 닿는다. 그런 후에 연접주머니에 있던 신경전달물질이 연접틈새로 퍼져 나오게 된다. 이곳에서 나온 물질들은 매우 빨리 연접이후막에 있는 수용기와 결합을 이룬다. 이것에 의해 연접이후막에 전위변화가 발생된다.

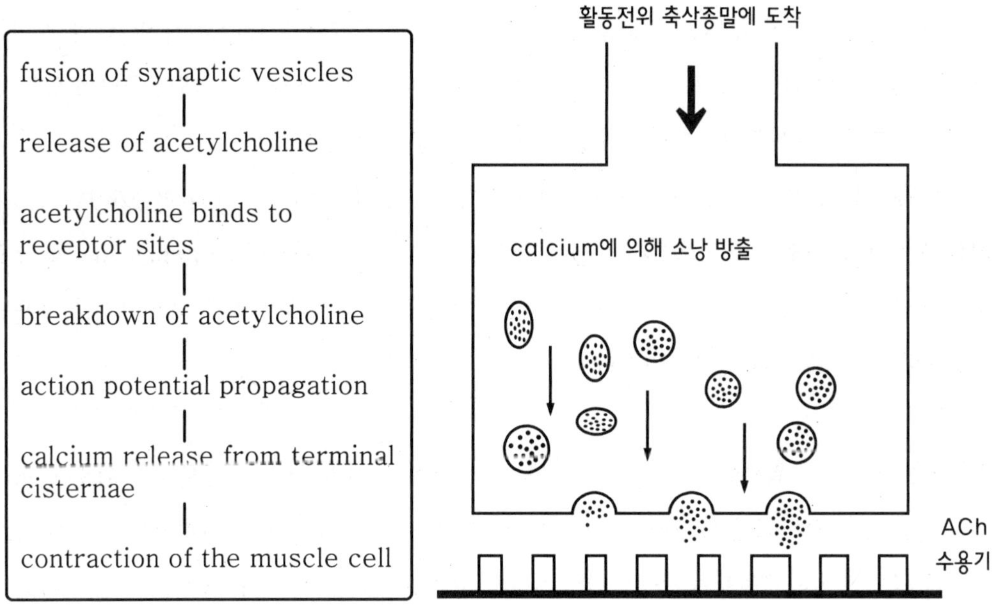

[그림 3-7] 신경근육접합부(Neuromuscular junction)의 생리

4) 골격근의 구조

(1) 근세포의 구조

근육은 그 구조에 따라 횡문근과 평활근으로 구분되며 횡문근을 골격근과 심장근으로 평활근은 장기 평활근과 다단위 평활근으로 나누고 있다. 이들 중 전기치료와 전기진단을 공부하는 사람들이 관심이 많은 전기적 특성과 수축성 특성을 가지고 있는 골격근의 구조에 대하여 알아보자.

골격근은 근 섬유로 되어 있고 길고 큰 다핵세포이며, 발생초기에 방추상 근아세포가 융합한 것이다. 길이는 몇 ㎝에서 몇 십 ㎝까지 다양하며, 모양은 원주모양이다. 근 섬유는 근원섬유라고 불리는 특수한 단백질 다발을 말한다. 하나의 근원섬유는 수 천 개의 근원섬유로 이루어져 있으며, 이 근원섬유는 또 수많은 근 필라멘트(myofilament)로 되어 있다. 근원 섬유를 광학현미경으로 보면 가로 무늬가 있는데 어둡게 보이는 부분을 A-대, 밝게 보이는 부분을 I-대라고 하며, A-대 중앙부분의 약간 밝은 부분을 H-대라고 하고 그 중앙부위의 가느다란 선을 M-선, I-대의 중앙에 있는 선을 Z-선이라고 한다. Z-선과 Z-선 사이를 근원절(sarcomere)이라고 한다.

근 섬유에서 볼 수 있는 횡문은 앞에서 말한 근원섬유의 밝게 보이는 I-대와 어둡게 보이는 A-대에 의한 것이다. 근원섬유는 미오신(myosin), 액틴(actin), 트로포미오신(tropomyosin) 및 트로포닌(troponin)과 같은 단백질로 구성되어 있다. 트로포닌은 분자량에 따라 트로포닌 I, 트로포닌 T와 트로포닌 C 등 세 무리로 나누어진다.

미오신은 마이오신 필라멘트를 이루며 길고 가는 꼬리와 이와 연결된 공모양의 미오신 머리를(myosin head)를 가지고 있다. 대략 200개의 미오신 분자가 하나의 굵은 필라멘트를 만듦으로 저자에 따라 미오신 필라멘트를 굵은 필라멘트(thick filament)라고도 한다. 액틴은 액틴 필라멘트를 이루며 주로 동그란 모양이다. 저자에 따라 액틴 필라멘트를 가는 필라멘트(thin filament)라고 한다. 액틴 필라멘트는 액틴 분자가 사슬모양으로 길게 서로 꼬여서 만들어지며, 이 필라멘트에는 액틴 외에 트로포미오신과 트로포닌이 있다. 이들은 수축성 단백인 액틴과 미오신간의 상호작용을 조절하는 조절 단백질이다.

트로포닌은 칼슘이온과 결합하여 칼슘이온을 묶어 두는 역할을 하며, 트로포미오신의 위치를 조절한다. 트로포미오신은 가늘고 긴 단백질로 가는 필라멘트 위에서 미오신 머리와 액틴이 결합하는 장소에 있다가 트로포닌이 칼슘과 결합하면서 트로포미오신의 위치가 바뀌어 미오신과 액틴이 결합하도록 해준다. 각각의 근원섬유를 둘러싸고 있는 것은 근형질세망(SR)이라고 불리는 관모양의 그물망이다. 대량의 칼슘이온을 보유하고 있는 곳은 내형질세망(emdoplasmic reticulu)이다.

근형질세망은 근섬유의 길이에 따라 단위로 나누어진다. 각 단위는 세 구성요소로 되어 있다. 근형질세망의 중앙부는 천공성 근형질세망(fenestrated SR)이라고 하며 중앙부에서 뻗어 나온 소주형 그물망을 장축형 근형질세망(longitudinal SR)이라고 부른다. 장축형 근형질세망은 외측 또는 종말소조(lateral 또는 terminal cisternae)라 불리는 큰 강과 연결된다. 근형질세망의 인접분절에 속하는 외측소조는 세포막 표면에서 뻗어 나온 T-세관주위를 감싼다. 골격근 한 개의 근 섬유에는 몇 개의 핵이 있고 이 핵은 근육 단백질의 생성과 같은 세포활동에 필요한 유전암호의 저장고이다. 근섬유는 매우 길기 때문에 세포내의 단백질 합성과 붕괴를 충분히 조절하기 위해 근육길이에 맞는 많은 핵이 필요하다.

근 섬유에 있는 또 다른 중요한 내부 구조세포로는 미토콘드리아가 있다. 근입체(sarcomere)라고도 알려진 근 섬유 미토콘트리아는 근 섬유의 용적에 따라 고르게 분포되어 있다. 미토콘드리아는 자유지방산과 글루코스와 같은 균 연료의 산화성 대사를 조절하는데 관련된 효소가 있다. 결과적으로 근입체는 ATP생성의 중요한 장소가 된다. ATP는 단백질 합성과 근 수축을 포함한 수많은 세포 내 과정을 위한 에너지를 공급하기 위해 반드시 필요하다.

세포 내 구조전체를 싸고 있는 주요 내부 구성요소로는 세포형질(cytoplasm)이 있다. 이러한 세포 내액(근형질(sarcoplasm)이라고 부른다)은 대부분 물이지만 근육 세포의 정상적인 기능에 중요한 역할을 하는 다양한 구조물을 가지고 있다. 근형질은 자유지방산, 글루코스, ATP와 같은 많은 뉴클레오티드가 포함되는 근육연료의 저장고이다. 해당작용의 모든 효소들이 세포질 내에 있으므로, 세포질은 글루코겐과 글루코스가 무산소 대사작용으로 ATP를 생성하기 위한 장소가 된다.

근형질은 또한 아미노산이 풍부한데 이는 근육 단백질 구성의 기본적인 구조형태이다. 리소좀은 손상된 세포내 구성물의 조정을 담당하고 있으며, 근 세포액에는 산화대사 과정 유지에 기본이 되는 미오글로빈, 산소결합 및 수송에 관여하는 단백질을 가지고 있다. 근섬유의 세포막은 근초(sarcolemma)라고 부른다. 막은 근 섬유의 안정막 전위유지를 유지를 위해, 근육 활동전위 전파를 위한 세포 내에서 나오거나 들어가는 것을 허용하는 물질들을 조절하기 위해 필요하다.

신경종말이 접촉하는 근 섬유의 근막은 약간 함몰되어 있으며 막이 두꺼워져 있는데 이 부위를 종판(endplate)이라고 부른다. 신경종말과 종판 사이에는 약 500㎚ 정도의 간격이 있어 종판과 신경종말 사이에 세포질의 직접적 연락은 없으며 이 부위를 신경-근 연접이라고 한다. 신경종말에는 수많은 액포가 있으며 이 속에는 아세틸콜린이 저장되어 있으며 만약 자극에 의해 신경섬유가 흥분되어 아세틸콜린이 분비되면, 근세포의 종판부위에 있는 아세틸콜린 수용체에 도달하여 수용기-아세틸콜린 복합체를 만든다. 이 때 이 부위의 세포막은 나트륨 이온을 더 잘 침투시키게 되어 많은 나트륨 이온이 세포 안으로 들어오게 되고 이로 인해 근육의 활동전위가 시작된다. 그러므로 정상적인 신경근 연접을 효과기 시냅스(effective synapse)라고 한다.

근초는 일정한 간격이 있다. 즉, 세포막은 세포의 중앙으로 들어가는 관 모양의 구조를 만들기 위해 함입 되어있다. 이러한 표면 막의 특수한 형태의 함입은 T-tubule system을 형성한다. 각 T-tuble의 관강은 세포외액과 이어져 있다.

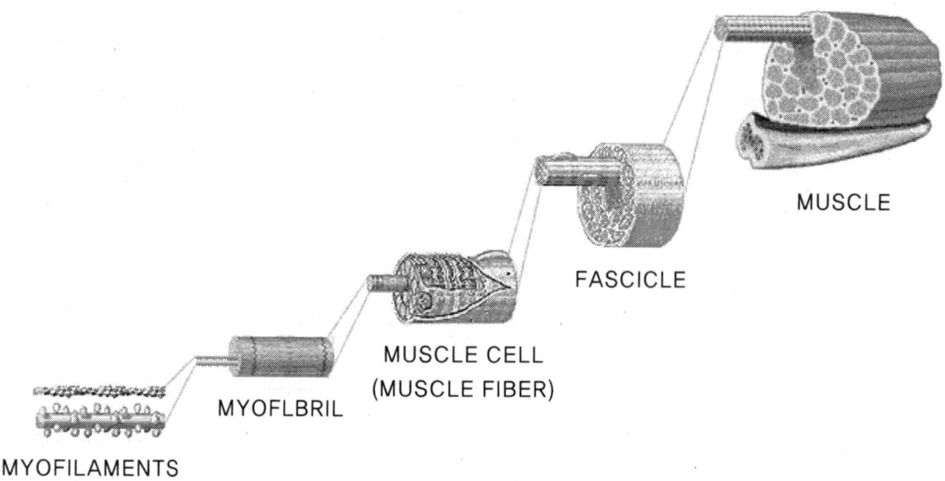

[그림 3-8] 골격근의 구조

(2) 조직의 기본구조인 근육

근 섬유 활동은 근육이 골격근을 움직이거나 안정시키는데 이용하는 힘을 조절하고 유지하게 해준다. 더욱이 몇 가지 다른 형태의 조직은 근육의 기능에 영향을 줄 수 있는 전체 골격근 내에 존재한다. 근육의 중요한 구성요소는 결합조직이다.

일반적으로 전 근육에 속해있는 결합조직은 세 가지 주요부분으로 나누어진다. 첫째, 근외막(epimysium)은 전체 근 주위를 싸고 있는 결합조직의 치밀층이다. 둘째, 근주막(perimysium)은 근속(facicles)이라 불리는 근 섬유의 집단을 둘러싸고 있으며 근속은 12개 혹은 그 이상의 근 섬유로 되어 있다. 마지막으로 가장 안쪽에서 각각의 근섬유를 싸고 있는 정교하고 부드러운 결합 조직막을 근내막이라 하며, 콜라겐섬유와 섬유 하 세포들로 구성되어 있다. 이들 세 층의 결합조직들은 수동적인 신장을 가할 경우 근육의 저항력으로 사용된다. 근육 내 결합조직의 특성이나 양적인 변화로 인하여 근 수축력이 변화할 수 있기 때문에 일상생활의 움직임을 이러한 특성으로 인하여 극적으로 바꿀 수 있다.

골격근의 또 다른 중요한 구성물은 골격근의 맥관구조이다. 근 외막의 결합조직층 아래에 있는 큰 동맥들은 근주막 결합조직층에 있는 동맥성 그물망으로 재빠르게 가지를 낸다. 근육에 있는 동맥들은 근육 순환을 조절하는 주요 혈관들이고 동화성 모세혈관형성을 위해 가지를 낸다. 골격근의 각 근 섬유들에는 결합조직의 근 내막층에서 세포막 가까이에 있는 적어도 하나 또는 몇 개의 모세혈관이 분포되어 있다.

모세혈관-근세포 접촉면에서 연료와 대사물질과 부산물의 교환이 일어난다. 근육의 모세혈관 그물망은 큰 정맥으로 흘러 들어가는 세정맥형성을 위해 줄어들게 된다. 사실 동맥이 흘러 들어가 공급되는 지점에 근육이 존재한다. 근육의 순환 구물망은 이 조직의 정상적인 기능에 중요하다. 근육은 인체의 가장 큰 에너지 소비자중 하나이다. 혈액 공급이 충분하게 조절되지 않으면, 근육의 순환 장애를 가진 환자에게서 흔히 볼 수 있는 약화가 낮은 피로 저항을 유발함으로써(fatigue resistance) 근육은 적절하게 기능을 유지하는 능력을 빠르게 소실한다.

근육의 세 번째 중요 구성물은 신경조직이다. 골격근은 수많은 형태의 감각수용기를 내포하여 다양한 신경계 기능과 연관되는 유수성 신경섬유와 무수성 신경섬유를 가지고 있다. 근육 내에 있는 감각수용기에는 근육길이, 근육길이의 변화 속도와 어떤 상황에서의 근육 힘을 검색하는 근방추를 가지고 있다. 근육-건 연접부에는 수축 시 근육에 의해 생기는 능동적인 장력을 검색하는 수용기인 골지건 기관이 있다. 부가적으로, 근육은 근육통 감지와 관련된 수많은 자유신경 종말을 가지고 있다.

근육 내에 있는 신경섬유로는 골격근 섬유가 수축을 야기할 때 활성화되는 α운동신경원의 큰 유수성 축삭과 근방추의 민감성을 조절하는 γ운동신경원계의 보다 작은 크기의 축삭이 있다. 근육 내에 있는 나머지 신경계 구조는 자율신경계 신경세포의 섬유들이다. 이는 동맥과 정맥벽에 있는 혈관 평활근의 조절에 의한 근육 순환조절에 주로 관여한다.

근육 내에 있는 모든 신경계 요소들은 중요한 역할을 한다. 예를 들어, 근육에 있는 감각수용기는 진행 중인 근육활동과 관련된 유용한 정보를 중추신경계로 보낸다. 그러한 되먹이는 근 수축 조절의 기본이며 이로 인하여 자세와 운동조절이 이루어진다.

(3) 근수축의 기전

골격근이 어떻게 수축을 일으키는지를 설명하는 일련의 전기적 또는 화학적 사건은 흥분-수축 결합으로 언급된다. 근육을 활성화하기 위해서 중추신경계는 먼저 α운동신경원의 축삭에 활동전위를 일으킨다. 신경활동전위는 매우 빠르게 말초성 축삭을 따라 전달되고 최종적으로 운동신경말단의 막에 이르게 된다.

신경활동전위가 말단 부까지 오게 되면, 아세틸콜린은 세포외 유출이라 불리는 과정을 거쳐 운동종판 부위에 있는 액으로 방출되어진다. 확산력에 의해 아세틸콜린은 신경과 근육막 사이의 공간을 가로질러 이동한다. 전달물질이 근육 세포막의 수용기 단백질과 결합하여 수용기-아세틸콜린 복합체(receptor-Ach complex)를 만든다. 곧바로 막의 Na^+ 투과성이 증가한다. Na^+에 대한 전기적 그리고 화학적 변화도가 내부로 향하기 때문에 Na^+은 근세포 안으로 이동하게 되고 근육의 안정막전위는 감소한다. 막전위의 이러한 감소를 종판전위라고 부른다. 정상적인 신경과 근육에서 운동신경 종말부에서 방출되어진 전달물질로 인하여 발생된 종판전위는 신경 근육 연접 바로 바깥의 근육막 투과성을 증가시키기에 충분하고, 이는 근육의 활동전위를 야기한다. Na^+이 근육 안으로 밀려오고, K^+은 재생 과정 속에서 세포바깥으로 흘러 들어가게 된다. 이러한 현상이 근 섬유의 표면을 따라 이동하게 된다.

근의 활동전위가 막을 따라 전달됨에 따라 이러한 저분극의 물결이 근세포내로 들어가서 T-tuble을 통해 수축성 근원섬유에 도달하게 된다. 탈분극이 T-세관을 따라 일어남으로써, 근형질세망의 칼슘이온 투과성을 증가시킨다. 근형질세망은 근육 세포질과 비교할 때 칼슘이온투과성을 증가시킨다. 근형질세망은 근육 세포질과 비교할 때 칼슘이온농도가 높기 때문에 칼슘은 농도가 높은 근형질세망에서 농도가 낮은 세포질로 확산된다.

일단 근형질세망안으로 방출되면, 칼슘은 근형질세망으로부터 멀리 확산된다. 가는 필라멘트 표면에는 조절성 단백질인 트로포닌이 있는데 이것은 칼슘 이온과의 친화성이 매우 높다. 액틴과 트로포닌 I과 견고하게 결합되어 있는 것을 Ca^{+}이 트로포닌 C와 결합하여 느슨하게 만들면 미오신 머리와 액틴의 결합장소를 트로포미오신이 덥고 있는데 Ca^{+}이 트로포닌 C와 결합되면 덮고 있던 트로포미오신이 풀리면서 미오신 머리와 결합한다. 액틴과 미오신 머리와의 이러한 결합은 미오신 분자모양에 빠른 변화를 가져온다. 사실상 미오신은 회전함으로써 근장의 중앙으로 가는 액틴 필라멘트가 끌려간다. 여러 영역에서 일어나는 이러한 가교(Cross-bridge)라 불리는 액틴과 미오신간의 상호작용이 근 수축을 야기한다. 근육이 수축하면 Z선과 Z선의 거리가 서로 가까워져 근절의 길이가 짧아지게 되고 액틴의 끝이 서로 가까워지며, 미오신과의 중첩부분이 커져서 H대와 I대가 더 좁아지게 된다. 근수축에 쓰이는 에너지원은 ATP이며, 이 ATP가 가수분해하여 ADP로 유리될 때의 에너지를 근 필라멘트의 단축에 사용한다. 이런 화학반응은 ATP분해효소의 작용에 의한 것으로 미오신은 ATP분해효소의 작용을 촉진시켜 쉽게 에너지를 얻을 수 있게 한다.

액틴과 미오신의 상호작용은 미오신의 회전에 연료로 이용되는 ATP의 양이 충분하고 액틴 분자와의 결합부위가 방해되지 않고 남아 있는 한 계속될 것이다. 즉, 가교의 활성도는 세포내 Ca^{++}과 ATP에 의해 조절된다. 골격근의 수축은 활동전압이 T-tubule을 통해 근섬유에 도달할 때 시작되며, 이러한 활동전위에 반응하여 terminal cisternae로부터 칼슘이 방출되어 트로포닌과 결합하면 액틴과 미오신 사이의 가교가 형성된다. 결과적으로 근육의 힘이 생성되기 시작한다. 이때 칼슘은 근장 내 그물 속으로 능동적으로 재흡수된다. 세포질의 칼슘농도가 적어지면 트로포닌에 결합된 이온이 분리된다. 그로 인해 트로포닌은 원래 제자리로 돌아가고 트로포미오신도 미오신의 액틴-결합부위를 차단하는 원래모양으로 되돌아가게 된다. 형성되었던 가교 수도 매우 빠르게 감소되고, 수축력도 떨어진다. 모든 트로포미오신이 미오신의 액틴-결합부를 차단하면, 굵은 필라멘트와 가는 필라멘트간의 상호작용이 일어나지 못하며, 어떠한 수축도 발생하지 않는다.

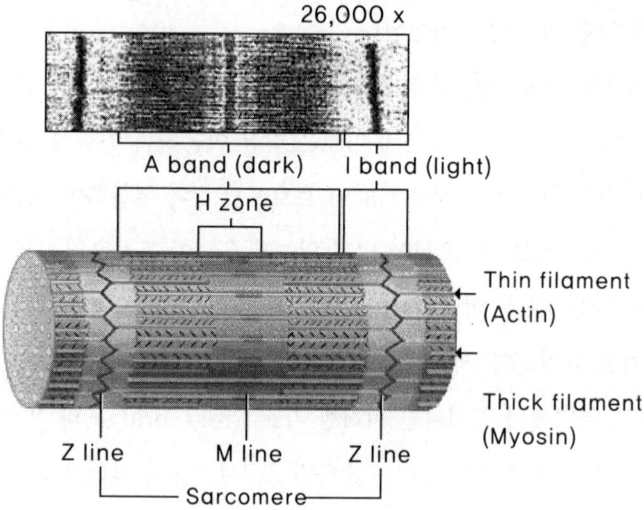

[그림 3-9] Myofilaments의 구조

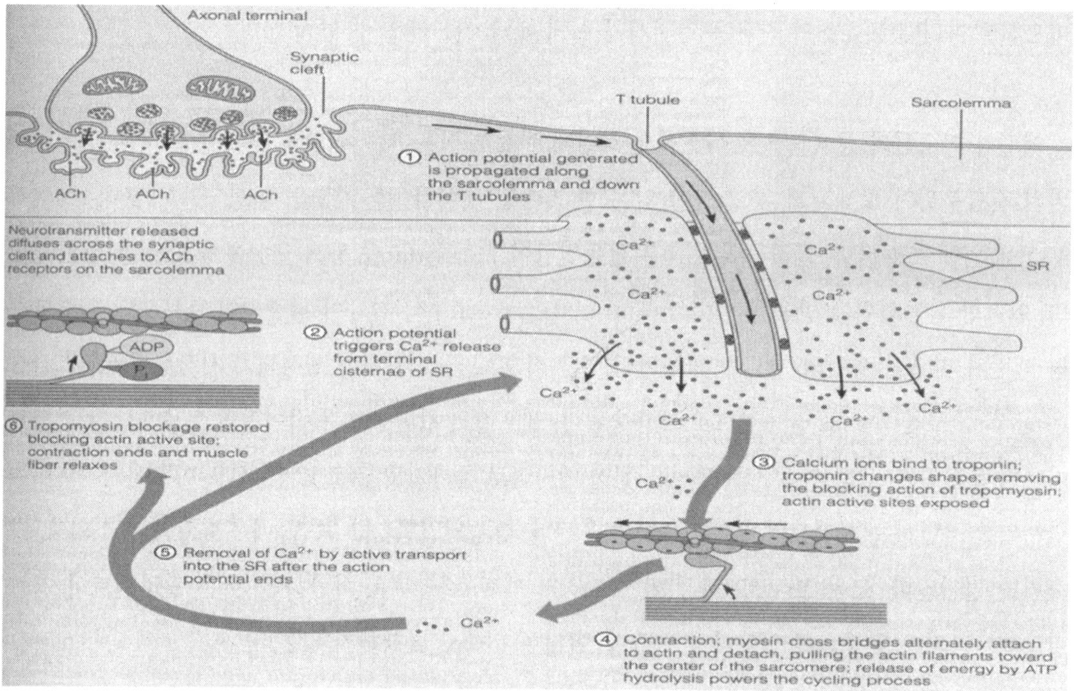

[그림 3-10] T-tubule 따라 action potential 전달 – cross bridge – 근 수축 기전

3. 전기자극에 따른 운동신경원의 활성화

인체의 근육에는 운동신경섬유와 감각신경섬유가 분포한다. 특히 전기자극에 따른 근육의 움직임을 이해하려면, 신경흥분전도를 통한 신경지배 및 신경지배비, 운동단위, 근육섬유의 종류에 대해 알아야 한다.

신경지배비(innervation ratio)는 한 개의 운동신경을 지배하는 근육 섬유의 수를 말한다. 한 개의 축삭은 많은 가지를 내어 여러 개의 근육섬유를 지배하고 이러한 신경지배비는 신경과 근육의 기능에 따라 다르다. 안구, 손가락, 혀 등과 같이 정밀한 작은 운동을 하는 근육은 신경지배비가 낮다. 다리근육과 같이 큰 운동을 하는 근육은 신경지배비가 높다.

운동단위(motor unit)는 신경근육 수축의 기본적인 기능단위를 말한다. 운동단위는 척수앞뿔세포(anterior horn cell), 여기서 나온 축삭(axon), 운동신경이 지배하는 근육섬유(muscle fiber)로 구성된다. 운동단위는 근육수축의 속도와 수축력, 피로도, 대사, 기계적 특성, 구조적 특성에 따라 큰 운동단위(FF, fast-twitch fatigable), 중간 운동단위(FR, fast-twitch fatigue resistance), 작은 운동단위(S, slow twitch)로 나뉜다. 이러한 근육은 운동신경의 명령에 의해서만 수축하며, 하나의 근육에 여러 개의 운동단위가 지배하고 한 운동단위는 한 종류의 근육섬유만 지배하는 것이 특징이다.

반사수축이나 수의수축 때는 크기원칙(size principle)에 따라 작은 운동단위가 제일 먼저 보강되고 중간 운동단위와 큰 운동단위 순으로 보강된다. 신경섬유의 직경이 작고 신경지배비가 낮으며 제1형 근육섬유를 지배하는 작은 운동단위는 일상생활에서 사용빈도가 많지만 수축력은 강하지 못하다. 신경섬유의 직경이 크고 신경지배비가 높은 큰 운동단위는 나중에 보강되지만 수축력은 강하다. 큰 강도의 수축이 필요할 때는 큰 운동단위가 흥분되어야 한다.

전기자극 때 제일 먼저 동원되는 섬유는 A군 섬유(구심성섬유, afferent fiber)와 알파운동신경이다. 빠른 전도성의 신경원은 큰 직경의 축삭을 가지며 반사적 동원의 순서도 작은 섬유에서 큰 섬유로 가면서 커진다. 이 크기 의존적 반사적 동원은 앞서 언급한 세포 내 자극과 함께 흥분에 대한 신경원 크기의 효과에 기초를 둔다. 또한 제 IIb형 근육섬유를 지배하는 큰 운동단위가 먼저 흥분되고 자극 강도가 높아짐에 따라 전극에 가까이 있는 작은 운동단위들이 점점 보강되어 수축력이 증가한다.

이러한 직접적인 자극은 제일 먼저 빠른 전도속도를 가진 섬유부터 흥분시킨 다음 느린 전도속도의 섬유를 흥분시킨다. 다시 한 번 전도속도와 축삭의 크기 사이에서 직접적 상관성을 기초로 하면 운동신경원의 직접 활성화에 의한 흥분순서는 큰 섬유에서 작은 섬유 순서로 동원된다. 직접 운동축삭 자극에 의한 흥분과 반사적 자극에 의한 흥분은 역학적 결과에 차이가 있다. 운동신경원은 반사적 활성화를 위하여 자극강도를 증가시키면, 연축 반응이 점진적으로 커진다. 여기에서 가장 중요한 점은 자극으로부터 장점 연축 긴장 유발 시간이 자극강도의 증가와 함께 짧아진다는 것이다. 이 양상은 운동신경원의 직접 자극에 의한 활성화를 위하여 자극강도를 증가시키면 반대로 정점긴장 유발시간이 길어진다.

운동단위를 분류하는 방법에는 여러 가지가 있지만 여기에서는 크게 두 가지로 분류하고자 한다. 첫 번째로 직경이 큰 축삭으로 구성된 큰 직경의 운동신경원이 지배하는 근섬유는 큰 연축 긴장을 생성하고, 최대 긴장 유발 시간이 짧으나, 피로가 빨리 발생한다. 두 번째로 직경이 작은 축삭으로 구성된 작은 운동신경원에 의해 지배되는 근 섬유는 작은 연축 긴장을 생성하고, 최대 긴장 유발 시간이 길며 피로에 대한 저항이 높다.

운동신경원의 반사적 흥분은 작은 신경원에서 큰 신경원 순서로 진행되는 것을 나타낸다. 작은 운동 신경원의 지배를 받는 근 섬유는 작은 연축 긴장을 생성시키며 최대 연축 긴장까지 도달하는 시간이 길다. 자극강도를 증가시키면 큰 운동신경원이 동원되어 점진적으로 큰 연축 긴장을 생성하나 수축시간이 짧다. 결과적으로 점진적으로 연축 긴장은 증가시키고 정점 긴장까지의 시간은 짧아진다. 운동신경원의 직접 흥분은 큰 신경원에서 작은 신경원 순서로 동원되기 때문에 반사적 흥분의 반대로 반응이 유발된다.

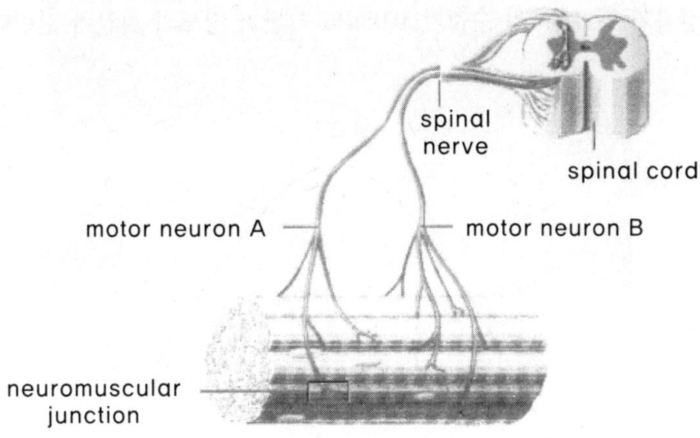

[그림 3-11] 운동단위(motor neuron)

[표 3-2] 운동단위의 종류와 특성

특성/종류	큰 운동단위	중간운동단위	작은 운동단위
다른 표현	FF	FR	S
	FOG	FOG	SO
기계적 특성			
수축속도	빠름	빠름	느림
연축시간	짧다	짧다	길다
최대수축력	높다	중간	낮다
피로도	빠름	느림	느림
구조적 특성			
세포체 크기	크다	중간	작다
근육섬유 수	많다	중간	적다
신경지배비	1 : 700	1 : 500	1 : 550
지배근육섬유형	llb	lla	l

인체의 신경흥분 전도를 통한 근육 수축의 특성으로는 연축과 강축이 있다.

연축(twitch)은 한 개의 자극에 한 개의 흥분반응을 하는 근육의 성질을 말하며 연축이 일어나는 시간은 대략 0.1s 정도지만 근육에 따라 큰 차이가 난다. 근육에 자극을 가하면 곧바로 수축되지 않고 0.01s 정도의 잠복기 후 0.04s의 수축기, 0.05s의 이완기 정도의 시간이 걸린다.

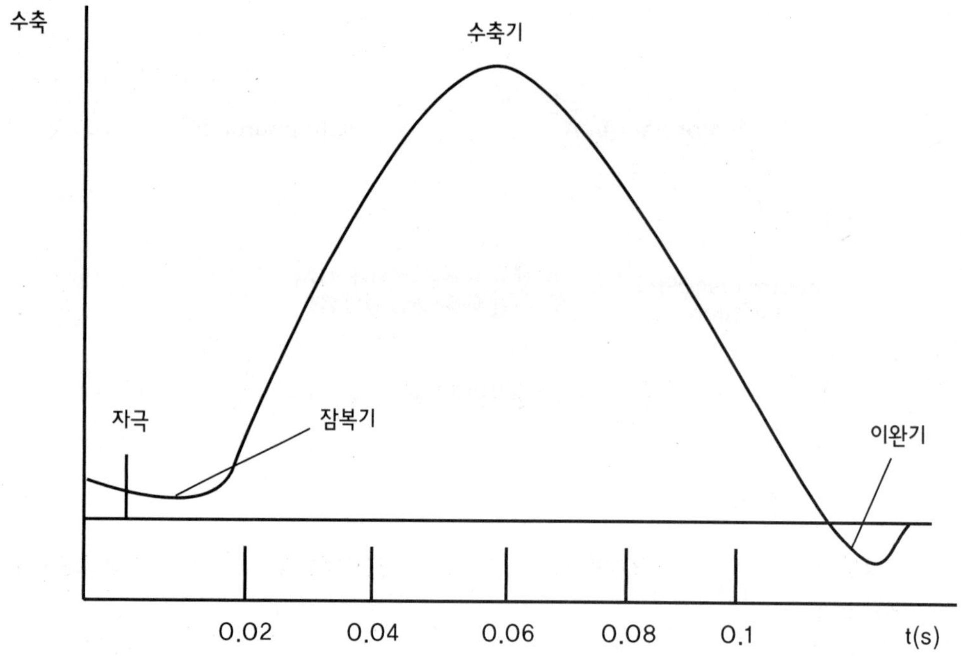

[그림 3-12] 근육의 연축과정

강축(tetanic contraction)은 단일 연축이 끝나기 전에 두 번째 자극을 가하면 이완기에 들어가지 못하고 두 번째 연축이 첫째 연축에 중첩된다. 자극빈도를 높이면 수축력이 점점 커지는 단계적 가중현상이 나타나고 개개의 연축들이 거의 합쳐져 지속적인 수축상태가 나타나는 것을 강축이라 한다. 강축을 일으키는 조건은 자극빈도, 근육의 종류, 근육의 병변 유무에 따라 다르다. 탈신경근육은 1~10pps의 자극빈도로 강축이 유발되지만 일반적으로 강축을 일으키는 자극빈도는 20~25pps 정도이며 30pps 이상의 빈도는 근 피로를 일으킨다.

흥분성 조직인 근육에 대해 전기적 자극을 하기 위해서는 기본적으로 전류강도, 전류의 통전시간, 전류의 변화속도 등 3대 조건을 갖추어야 한다. 신경 지배근의 힘살(근복. muscle belly)에 전기자극을 적용하면 근육 내 운동 축삭 종말의 흥분에 의해 근육이 활성화된다. 근육에 비하여 신경의 흥분성 역치가 낮기 때문에 먼저 활성화되는데 이 두 조직의 강시곡선을 측정하면 근육은 신경에 비하여 긴 맥동시간과 높은 전류강도를 요구한다.

충분한 강도로 전기자극을 적용하면 말초신경의 축삭에 활동전위가 발생한다. 발생된 활동전위는 척수와 근육을 향하여 양방향으로 전도가 일어난다. 감각 축삭이 자극을 받아 근육을 향하여 역행성(antidromic)으로 전도되는 활동전위는 종말에 도달하면서 절멸(annihilation)되고 만다. 반대로 운동 축삭은 척수를 향하여 역행성으로 전도되는 활동전위가 운동신경원의 세포체에서 절멸된다. 감각 축삭의 정행성(orthodromic) 전도는 척수를 향하여 일어나며, 운동 축삭의 정행성 전도는 근육을 향하여 일어난다. 또한 전기적 자극을 가할 때 순응을 고려해야 하는데, 문턱 밑 강도로 자극하거나 다양한 파형 등으로 정점진폭이 서서히 증가되는 전류로 자극하면 문턱 값, 즉 한계흥분수준도 이에 따라 점점 증가하여 쉽게 흥분되지 않고 한계흥분수준에 도달하기 위해서 많은 시간과 강도가 필요해진다. 이러한 한계흥분수준의 변화를 순응이라 한다. 일반적으로 신경섬유의 순응률은 높고, 근육의 순응률은 낮은 편이다. 즉 흥분성 조직을 자극할 때에는 위상기간이 너무 크지 않고, 정점강도에 빠르게 도달해야 하며, 충분한 크기의 강도로 자극해야 한다. 흥분성 조직의 자극 또는 수축으로 생길 수 있는 문제점으로는 근육피로(muscle fatigue), 근육통(muscle soreness), 근육경련(muscle cramp), 근육위축(muscle atrophy) 등이 있다.

참 고 문 헌

김태열 외(2009). 임상전기생리학. E · PUBLIC.

다치바나 다카시(2004). 뇌를 단련하다. 청어람미디어

박래준 외(1999). 전기생리학. 대구대학교 출판부.

박래준 외(2008). 전기치료학 근거중심실무. 정담미디어

박래준 외(2009). 전기치료학. 현문사.

이재형 외(2011). 최신 전기치료학. 대학서림.

Binder-Macleod SA : Force-Frequency Relation in Skeletal Muscle. In : Dynamics of Human Biologic Tissues. Currier DP, Nelson RM (ed), F A Davis, Philadelphia, p. 97-113. 1992.

Fischer E : Physiology of skeletal muscle. In : Electrodiagnosis and Electromyography. Licht S (Ed). 2nd ed., Elizabeth Licht, Baltimore, p. 66-122, 1961.

Guyton AC : Textbook of Physiology. 6th ed., WB Saunders, Philadelphia, 1981.

Hooker DN : Electrical Stimulating Currents. In : Therapeutic Modalities for Physical Therapists. Prentice WE(Ed), 2nd ed, McGraw-Hill, New York, p. 72-132, 2002.

Kukulka CG : Principles of Neuromuscular Excitation. In : Electrotherapy in Rehabilitation. Gersh MR (Ed), F A Davis, Philadelphia, p. 1-11, 1990.

McComas AJ, Galea V, de Bruin H : Motor unit populations in healthy and diseased muscles. Phys Ther 73 : 868-877, 1993

Robinson AJ : Physiology of Muscle and Nerve. In : Clinical Electrophysology : Electrotherapy and Electrophysiologic Testing. Snyder-Mackler & Robinson AJ (Ed), Williams & Wilkins, Baltimore, p. 59-94, 1989.

Williams RS, Garcia-Moll M, Mellor J, Salmons S, Harlan W : Adaptation of skeletal muscle to increased contractile activity. J Biol Chem 262 : 2764-2767, 1987

Chapter 4. 전기진단학

최근의 전기치료 영역은 전기생리학, 의공학, 컴퓨터 과학 등의 발전으로 전기치료 진단 관련 장비 및 치료기술 수준이 향상되고 있으며, 이러한 전기진단의 발전은 물리치료 평가 및 진단 방법과 정량적인 연구방법론으로써 중요한 역할을 하고 있다.

전기진단학(electrodiagnosis)은 근육과 신경의 전기자극에 따른 운동단위의 전기활동 변화를 관찰하여 신경근육계통의 질환 및 손상을 진단하고 병변의 정도 및 진행과정을 파악하고 예후를 예측하는 분야이다. 전기진단에 사용되는 전류로는 단속직류, 정현파 전류, 감응전류가 사용된다. 전기진단 검사는 눈으로 수축 특성의 변화를 확인하는 질적 검사와 수치로 흥분성 변화를 확인하는 양적인 검사로 나뉜다.

[표 4-1] 전기반응의 변화

변 화	특 성
양적변화	과흥분(hyperexcitability) 저흥분(hypoexcitability)
질적변화	느린수축(sluggish contraction) 꿈틀거리는수축(worm-like contraction) 강축(tetanic contraction) 지속적인수축(persist contraction) 빠르게 멈추는 수축(contraction with quickly ceases)
양적-질적변화	테타니전류에 무반응(no response to tetanizing current) 직류에 느린 수축(sluggish contraction to DC)

1. 전통적 전기진단검사

1800년대 중반에서 말에 걸쳐 임상전기생리학적 검사로 사용되기 시작해 보편적으로 사용하였으나 새로운 기술에 의한 임상적 신뢰도가 비교적 높은 다양한 진단방법인 근전도, 신경전도속도검사, 유발전위 검사 등으로 인해 사용이 점차 감소하였다. 그러나 현대적 임상전기생리학적 검사를 보완하기 위하여 추가하거나 전기자극치료를 병행할 수 있고 검사방법이 간단하기 때문에 본 검사에 들어가기 전에 예비검사의 목적으로 사용하거나 환자를 치료하는 과정에서 간편하고 신속하게 적용할 수 있기 때문에 경과를 예측하기 위하여 사용한다.

1) 기전류 검사

기전류(rheobase)는 흥분성 조직의 흥분을 일으킬 수 있는 최소의 전류강도를 말한다.

기전류를 측정할 수 있는 전기 자극기에는 정-전류 자극기(constant-current stimulator)와 정-전압 자극기(constant-voltage stimulator)가 있는데 기전류 값은 사용되는 전기 자극기의 종류에 따라 ㎃혹은 V로 얻어진다. 기전류 값은 각 근육에 따라 차이가 있는데 정상적인 기전류 값의 평균은 정-전류 자극기에서는 2~18㎃이며, 정-전압 자극기에서는 5~35V범위이다.

2) 시치 검사

기전류의 두 배의 강도로 근 흥분에 필요한 최소 전류 시간을 말한다. 시치는 흥분성 조직의 흥분성을 나타내는 척도이며, 조직의 흥분성은 시치와 반비례 관계를 이룬다.

시치는 신경과 근육에 따라 차이가 있으나 정상에서 평균 시치는 1㎳(0.05~0.5㎳)보다 적다. 시치는 정-전류 자극기나 정-전압 자극기로 측정하는데 정-전류와 정-전압 자극기의 측정값은 약간 차이가 있다. 출생 시에는 시치가 정상보다 10배 정도 높으나 3개월 후부터 시치가 내려가 생후 18~20개월에 이르러 정상시치와 비슷해진다. 근위부에 비하여 원위부 시치가 높다.

3) 순응비 검사

흥분성 조직의 세포막은 느리게 조금씩 증가하는 전류 강도에 강하지 않게 반응하려는 성질을 가지고 있는데 이를 순응(accommodation)이라 한다. 전류강도가 증가되는 속도에 따라 흥분을 일으키는 전류 능력의 변화를 가져온다. 순응비가 1~1.5 : 1이면 신경지배가 상실된 탈신경근을 의미하며, 1 : 1이면 순응이 사라진다.

4) 맥동비 검사

맥동비(pulse ratio)는 전류의 맥동기간에 따라 근 수축을 유발시키는데 필요한 강도를 비로 나타낸 것이다. 근 수축을 유발시키는데 필요한 맥동기간이 1㎳라면 100㎳의 맥동기간으로 근 수축을 유발시키는데 필요한 강도를 비로 나타낸 것으로 1㎳에서 근 수축을 유발시키는데 필요한 전류량을 100㎳에서 근 수축을 일으키는데 필요한 전류량으로 나눈 값이다.

정상적으로 신경 지배를 받고 있는 근육의 운동점에 1㎳와 100㎳의 맥동기간을 가진 전류로 자극하면 근 수축을 유발시키는 전류강도가 같거나 거의 비슷하다. 만약 근 섬유막에 직접 자극하면 맥동비가 약간 증가될 수 있지만 거의 2.2 : 1은 초과하지 않는다. 탈신경근에서는 1㎳의 맥동기간을 가진 전류로 근 수축을 유발시키기 위해서는 더 높은 강도를 필요로 하기 때문에 맥동비가 2.5 : 1 이상으로 증가된다. 완전 탈신경근에서는 1㎳의 맥동기간을 가진 전류로 반응을 유발시킬 수 없다. 맥농비 검사는 기전류와 같이 약간의 변수를 가지고 있기 때문에 미흡한 검사일 수 있으나 병변의 경과를 예측할 수 있는 지표로 사용할 수 있다. 부분변성의 범위를 평가할 수 없다.

5) 신경흥분성검사

신경흥분성(nerve excitability)에 대한 전기생리학적 검사는 맥동기간이 짧은 저주파 전류를 이용하여 신경간(nerve trunk)의 흥분성과 전도도를 측정하는 방법이다. 비교적 표재부에 위치한 정상 신경간을 짧은 맥동기간을 가진 맥동전류로 자극하여 자극받은 신경에 의해 지배되는 모든 근육들에 수축에 의한 가시적 반응(visible response)을 보이는데 필요한 강도를 측정한다. 신경흥분성

검사는 신경병변의 초기 진단에 유용한 검사법이다.

6) 강시곡선

강시곡선(strength duration curve; SDC)에서는 근육의 운동점에서 전기자극의 문턱값(역치)과 지속시간(0.01~300*ms*)의 관계를 곡선으로 나타내어 그 곡선의 형태에서 탈신경 유무나 정도를 알 수 있다. 운동점은 운동신경이 근육에 진입하는 점으로 신경종말이 집중해 있는 부위에 해당하며, 근육의 자극 문턱값이 가장 낮은 피부위의 점이다. 그러므로 강시곡선 검사에서는 신경이나 근육의 흥분성을 알 수 있으며, 흥분성이 있는 것에서 탈신경 유무 정도를 판단할 수 있다.

(1) 정상 근육의 강시곡선

정상적으로 신경 지배를 받는 근육은 탈신경근에 비하여 짧은 통전시간에 쉽게 흥분되므로 강시곡선이 하향 좌편향되어 평탄 연속성을 갖는 곡선을 그리게 된다(그림 4-1). 신경이 근육보다 흥분역치가 낮기 때문에 신경섬유는 짧은 통전시간에서도 잘 흥분하지만 근 섬유는 상대적으로 긴 통전시간으로 자극해야 흥분이 잘 나타난다. 그러나 정상근육은 전기자극시 신경섬유와 근 섬유가 동시에 흥분하기 때문에 짧은 통전시간으로 자극해도 쉽게 흥분하고 통전시간이 변화함에 따라 역치 강도의 변화가 비교적 적은 편이다. 통전시간 0.1~0.01*ms* 사이에서는 높은 강도로 자극해야 흥분이 일어난다. 그러나 통전시간이 일정한 시간대 이상으로 길어지면 거의 같은 수준의 강도로 자극하여도 흥분이 비슷하게 유지된다.

(2) 부분 탈신경근의 강시곡선

신경에 병변이 발병하여 부분변성이 유발되거나 손상 후 신경섬유의 퇴행이 천천히 진행되면 신경섬유의 빠른 흥분성이 부분적으로 상실 또는 감소된다. 신경섬유의 지배가 부분적으로 상실되었거나 흥분성이 감소되면 강시곡선은 일반적으로 3~10*ms* 범위의 통전시간에서 마루턱을 만들어 불연속선을 그린다. 강시곡선에서 마루턱이나 불연속선의 출현은 탈신경의 초기 징후이며 신경의 병변이 점진적으로 진행될 때는 탈신경의 증거가 근전도보다 약간 늦게 파악된다. 탈신경의 범위를 곡선의 형태와 마루턱으로 확인할 수 있다. 근육의 많은 부분에 신경지배가 상실되어 있으면 대부분의 강시곡선은 마루턱이 존재하는 탈신경근 강시곡선과 유사하다. 하지만 근육의 일부에만 신경지배가 상실되어 있으면 대부분의 강시곡선은 마루턱이 존재하는 탈신경근 강시곡선과 유사하지만 근육의 일부에만 신경지배가 상실되어 있으면 강시곡선은 마루턱이 존재하지만 정상적 강시곡선과 유사하다.

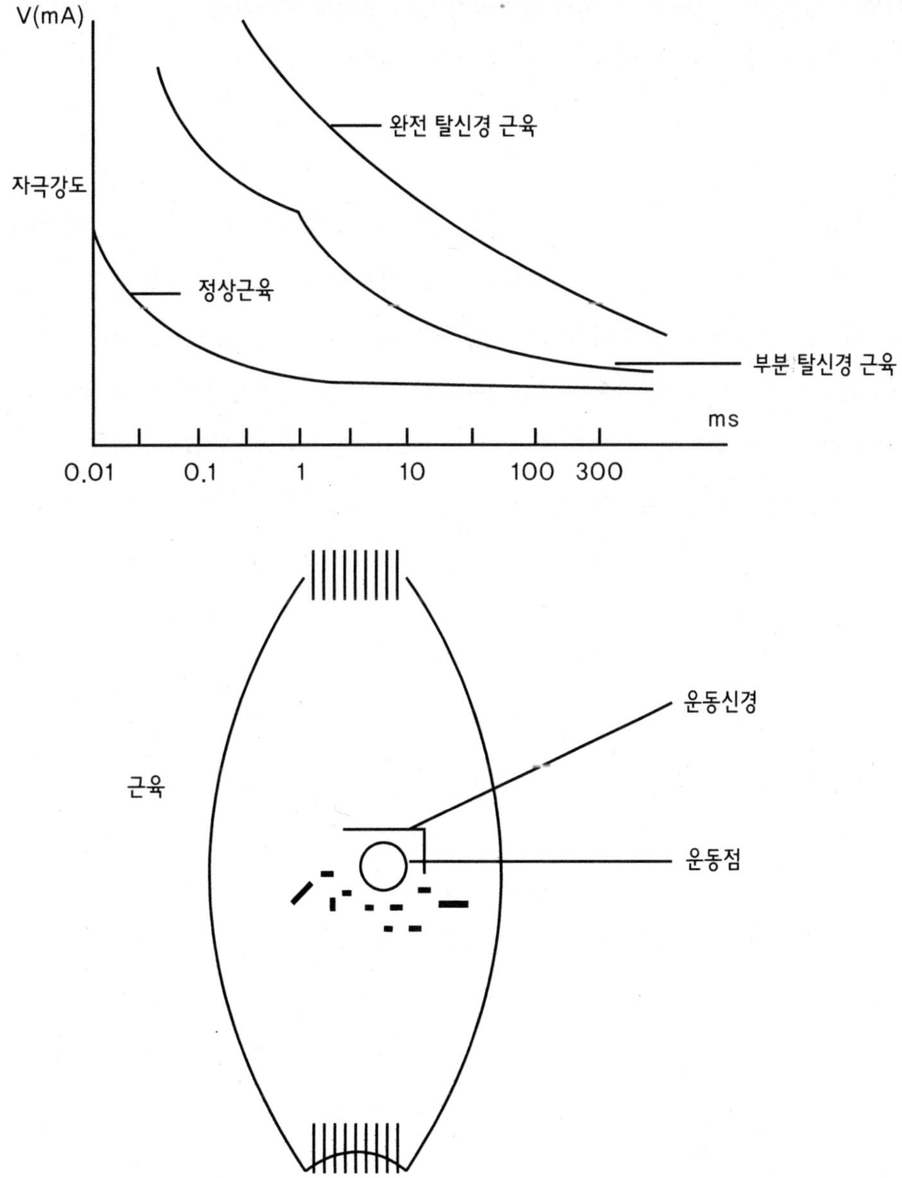

[그림 4-1] 강시곡선과 운동점

(3) 완전 탈신경근의 강시곡선

완전 탈신경근에서는 강시곡선이 근 섬유의 반응에 의해서만 나타나며 신경섬유의 흥분성은 감소된다. 완전 탈신경근은 긴 통전시간으로 자극해야만 흥분하며 통전시간이 10*ms* 정도가 되면 전류강도의 증가가 필요하다. 강시곡선은 상향 우편향된 연속성을 유지하는 포물선을 그리게 된다. 위축이 진행되면 짧은 통전시간에서는 흥분이 일어나지 않기 때문에 강시곡선은 수평부가 없고 30~1,000*ms* 사이에서 급속히 상방으로 비탈을 이루는 곡선을 그린다.

(4) 신경 재-지배근의 강시곡선

신경 재-지배가 이루어지는 회복의 최초 징후는 부분 탈신경 강시곡선에서와 같이 마루턱과 불연속선의 출현이다. 탈신경 강시곡선에 마루턱이 출현하면서 불연속선이 하향 좌편향된다. 신경이 재-지배될 때는 3~10*ms* 사이에서 마루턱이 처음으로 출현하고 10~30*ms* 또는 1~3*ms* 부위에서 다음으로 마루턱이 출현한다. 가끔 마루턱이 1~3*ms*에서 먼저 출현하기도 한다. 마루턱이 출현하면 일반적으로 6주면 임상적 회복이 이루어지는 것으로 알려지고 있으며 대개는 수의적 수축능력이 회복되기 전 3~4개월부터 마루턱이 출현한다.

7) 평류강축비검사

평류강축비(galvanic tetanus ratio)는 100*ms* 맥동기간으로 최소가시 또는 촉진수축을 일으키는데 필요한 전류강도와 지속적으로 강축을 일으키는데 필요한 전류강도의 관계를 비로 나타낸 것이다. 지속적 강축을 일으키는데 필요한 전류량을 연축을 일으키는데 필요한 전류량으로 나눈 값이 평류강축비이다. 현재에는 평류강축비검사가 정확도가 떨어지고 사람에 따라서는 강축을 유발시키기 위한 높은 강도가 불쾌감을 일으키기 때문에 거의 사용되지 않고 있다.

정상근육의 평류강축비는 3.5~6 : 1이다. 신경지배가 정상인 근육을 전기자극하면 비교적 낮은 강도에서 신경이 쉽게 흥분하므로 연축이 잘 유발된다. 그러나 강축을 유발시키기 위해서는 연축 유발강도보다 3.5~6배의 강도로 자극해야 한다. 탈신경근의 평류강축비는 1~1.5 : 1이다. 신경이 손상 받은 직후부터 평류강축비가 상승되기 시작해서 손상 후 30일에서 최고10 : 1까지 증가되었다가 다시 1에 도달할 때까지 점점 감소된다.

탈신경근은 최소가시수축을 유발시키는 강도와 거의 비슷한 수준의 전류량에서 강축이 유발된다. 강축은 벌레가 꿈틀거리는 듯한 불완전 강축이다. 신경이 재생되기 시작하면 평류강축비는 20 : 1까지 상승하였다가 재생이 진행될수록 감소하여 정상비로 돌아온다. 임상적으로 수의적 근 수축이 평류강축비가 정상으로 돌아오기 전에 출현한다. 평류강축비는 국소적 인자에 의해 거의 영향을 받지 않는다.

8) 변성반응검사

변성반응검사(reaction of degeneration : RD test)는 뼈대근육(skeletal muscle)을 지배하는 운동신경원의 보전상태에 대한 질적 변화에 대한 정보를 제공받는 전기생리학적 검사이다. 1868년 Erb가 신경지배가 상실된 근육에서 변성반응을 관찰하여 보고한 이후 많은 발전을 이루어 현재에는 뼈대근육(skeletal muscle)의 신경지배수준을 평가하는데 가장 보편적으로 이용되고 있다.

변성반응검사는 전통적으로 직류전류와 감응전류로 신경 및 근육을 자극하여 나타나는 수축반응을 관찰하여 평가하기 때문에 흔히 직류-감응전류검사(galvanic-faradic test) 또는 Erb의 검사(Erb's test)라고 불린다.

(1) 정상반응

신경이 정상적으로 지배될 때에는 신경을 단 맥동기간 맥동전류(1㎳)나 감응전류로 자극하면 강축(tetanic contraction)이 유발되며 장 맥동기간 맥동전류(100㎳)나 단속직류로 자극하면 연축(bri-sk single contraction)이 유발된다. 또한 근육을 감응전류로 자극하면 강축이 유발되며 단속직류로 자극하면 곧바로 연축이 유발된다.

(2) 변성반응

① 부분변성

부분변성(partial reaction of degeneration;PRD)은 신경에 부분적인 병변이 존재할 때 출현하며 부분탈신경(partial denervation)된 상태이다. 감응전류 및 단속직류로 신경을 자극하면

[표 4-2] 변성정도에 따른 신경과 근육의 전기반응의 특징

구 분	감응전류	단속직류
신경		
정상 부분변성 완전변성 절대변성	강축(+) 반응감소(−) 반응없음(0) 반응없음(0)	단일수축(+) 반응감소(−) 반응없음(0) 반응없음(0)
근육		
정상 부분변성 완전변성 절대변성	강축(+) 반응감소(−) 반응없음(0) 반응없음(0)	연축(+) 느린 수축(+) 느리고 굼뜬 수축(+) 반응없음(0)

반응이 감소한다. 근육을 감응전류로 자극하면 흥분성이 저하되어 근 수축이 크게 감소되며 단속직류로 자극하면 흥분성이 증가하여 완만한 근 수축이 유발된다. 부분변성에서는 근 수축 반응 부위가 운동점보다 원위부로 이동되는 종축반응(longitudinal reaction)이 나타나기도 하며 극성공식(polarformula)이 변한다.

② 완전변성

완전변성(complete or full reaction of degeneration; CRD)은 신경이 전체적으로 차단될 때 출현하며 완전탈신경(complete denervation)이 된 상태이다. 감응전류 및 단속직류로 신경을 자극하면 모두 반응이 유발되지 않는다. 근육을 감응전류로 자극하면 손상 10일 후부터 반응이 유발되지 않으나 단속직류를 높은 강도로 자극하면 느리고 완만하게 반응하며 벌레가 꿈틀거리는 모양의 수축을 한다. 맥동기간이 1,000*ms* 정도인 능형파나 톱니형파 단속직류에 반응이 잘 유발된다. 완전변성에서도 종축반응(longitudanal reaction)이 출현하며 극성공식이 변하여 음극보다 양극에서 반응이 잘 유발될 수 있다.

③ 절대변성

절대변성(absolute reaction of degeneration ; ARD)은 감응전류 및 단속직류로 신경이나 근육을 자극하면 전혀 반응이 유발되지 않는 상태로 완전변성 말기에 출현한다. 장기간 근육이

탈신경 되어 있으면 근섬유는 근위축이 발생하고 점진적으로 섬유화되어 수축기능을 상실하고 신경의 전도성이 소실되어 전기 자극을 해도 전혀 반응을 하지 않는다. 가끔 맥동기간이 2,000*ms* 정도인 삼각형과 단속전류로 자극하면 느린 반응이 유발될 수도 있다.

9) 극성공식

전기생리학의 기본법칙인 극성흥분법칙은 폐쇄전류가 개방전류보다 더 강하게 자극되는 것을 말한다. 음극에 접촉된 부위에서는 음극전기긴장이 일어나기 때문에 약한 전류로도 쉽게 흥분을 일으키는 특징이 있고 양극에서는 문턱값이 높아 반응이 감소되는 양극전기긴장이 일어난다. 극성공식은 정현파 전류를 사용하여 검사하는데, 정현파의 한 주기에서 양극(Anode)부분과 음극(Cathode)부분으로 나눌 수 있다. 이를 1/4로 나누면 양극부분의 반은 폐쇄전류(Closing current)이고 반은 개방전류(opening current)이며, 음극부분의 반은 폐쇄전류(Closing current)이고 반은 개방전류(opening current)이다. 이를 각각 음극폐쇄전류(CCC), 음극개방전류(COC), 양극폐쇄전류(ACC), 양극개방전류(AOC)라고 한다.

정상에서는 극성반전이 없으나 탈신경이 되면 극성공식이 바뀌게 되기도 한다. 정상적으로는 음극을 활성전극으로, 즉 음극폐쇄전류(CCC)로 자극했을 때가 양극을 활성전극으로 했을 때 보다 반응이 잘 일어난다. 부분 또는 완전 탈신경되었을 때는 음극폐쇄전류(CCC) 자극이 효과적이지만 때로는 양극폐쇄전류(ACC)가 음극폐쇄전류(CCC)보다 반응을 잘 유발시키거나 거의 같은 반응이 나타나게 되는 극성반전이 일어나기도 한다. 그러나 변성으로 근위축이 되었을 때는 양극을 활성전극으로 자극하면 음극을 활성전극으로 했을 때 보다 낮은 강도로 반응을 일으킬 수 있다.

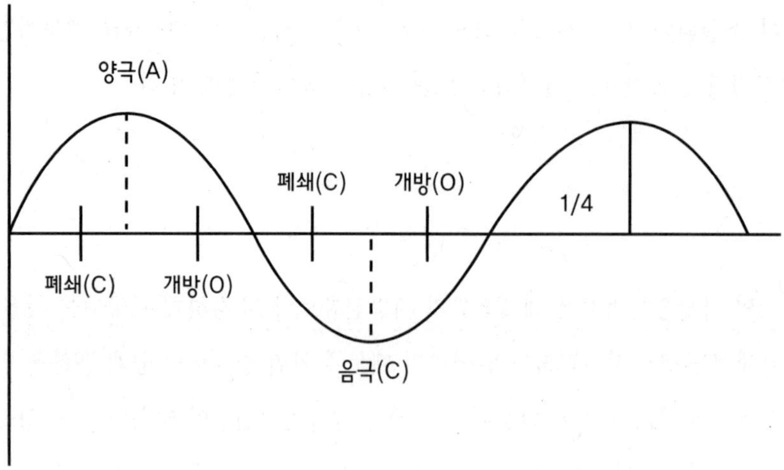

[그림 4-2] 정현파 전류 주기의 특성

[표 4-3] 정상 근육 및 탈신경 근육의 극성공식

정상근육	CCC 〉 ACC 〉 AOC 〉 COC
탈신경근육	CCC 〉 ACC 〉 AOC 〉 COC

2. 현대적 전기진단검사

현대적 임상전기 생리학적 검사는 전기적 자극과 자발적 활동에 의한 신경 및 근육의 생체 전기적 활동을 관찰, 분석, 해석하여 신경근 병변을 진단하는 방법으로 신경근전도(electroneuromyography; ENMG)라 부르기도 한다. 현대적 임상전기생리학적 검사는 주로 운동신경원 및 축삭, 신경근-연접부, 뼈대근육(골격근, skeletal muscle), 말초감각신경, 선택된 반사검사, 확실한 중추신경계 경로 등의 병변에 대한 검사가 이루어지며 신경근병변의 위치, 크기, 경중도를 결정하는데 기여한다.

1) 골격근 근섬유의 활동전위와 근전도

근전도는 골격근 근육섬유 활동전위를 세포 외에서 활동 근육섬유를 둘러싸는 매질을 개입하여 도출전극에 의해 잡아낸 것이다. 이 매질의 교류에 대한 전기저항인 impedance(옴, Ω)는 근육섬유 내부의 impedance에 비해 작으며, 세포 외에서 기록한 전위차(밀리볼트, mV)는 세포 내에서 기록한 전위보다 작다. 이 전위치는 전극의 도출 면적이 작을수록 크며 활동 근육섬유와 도출전극 간의 거리가 늘어남에 따라 분명하게 감소한다. 또 이 전위차는 근육섬유 둘레의 직경이 크면 커진다.

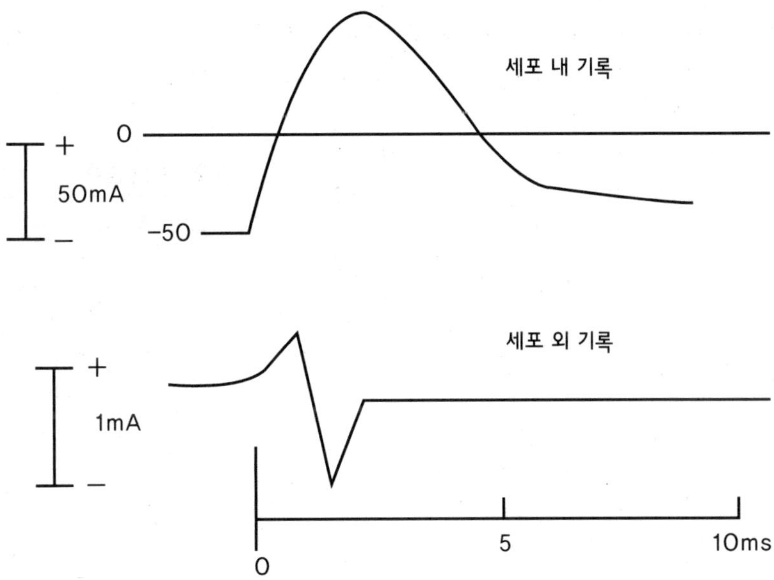

[그림 4-3] 단일 근육섬유 활동전위

골격근의 구성단위는 근육섬유이나 기능단위는 운동단위(motor unit ; MU)이다. 운동단위는 신경 · 근육 단위(neuromuscular unit ; NMU)로도 불린다. 운동단위는 척수 전각세포(앞뿔세포) 및 운동성 뇌신경핵 세포인 α-운동뉴런(α-motoneuron)과 그것에 의해 지배되는 근육섬유로부터 된다.

α-운동뉴런의 축삭은 가지가 나누어져 종말신경가지(terminal nerve branch)가 되고 근육섬유 가까이에서 민말이집(무수)으로 되며, 종판(end-plate) 또는 운동 종판(motor end-plate)으로 불리는 신경 · 근육접합부(neuromuscular junction)를 형성한다. 이 종판에서 축삭-근육 간의 흥분

전달에는 전달물질로 아세틸콜린(acetylcholine ; ACh)이 개재하여 종판의 근육에는 ACh수용체가 존재한다. 종판은 보통 근육섬유의 중앙부에 한 개 존재한다. 그러므로 한 개의 근육에 분포하는 종판은 근육의 시작(기시) · 정지에 관계한 특정 형태를 하며, 종판대(end-plate zone)로 불린다.

운동단위는 수축 속도와 피로도에 의해 세 형태로 분류된다. 즉 ① 수축 속도가 느리고, 피로에 강한 S형(slow-twitch), ② 수축 속도가 빠르고, 피로에 강한 FR(fast-twitch, fatigue-resistant), ③ 수축 속도가 빠르고, 피로에 약한 FF형(fast-twitch, fast-fatigue)이 있다. 한 개의 운동뉴런에서 지배되는 근육섬유 수는 신경 지배비(innervation ratio)로 불린다. 한 개의 운동단위에 소속하는 근육섬유의 생리학적 및 생화학적 성질은 균일하다. 또 한 개의 운동단위에 속하는 근육섬유는 다른 운동단위에 속하는 근육섬유와 서로 뒤얽혀 배열하고 있다.

[표 4-4] 운동단위의 종류와 성질

운동단위의 성질	운동단위의 종류		
	S형	FR형	FF형
수축속도	느리다	빠르다	빠르다
피로도	매우 어렵다	어렵다	쉽다
운동뉴런 크기	작다	중간	크다
신경 지배비	작다	중간	크다
동원 문턱값	낮다	중간	높다
근육섬유 유형	I	II A	II B
미오신 ATPase (pH 9.4)	낮다	높다	높다
산화효소(NADH-TR)	높다	중간~높다	낮다
해당효소(phosphorylase)	낮다	높다	높다

골격근의 운동단위 수와 신경 지배비에는 근육 차이가 있다. 일반적으로 미세한 운동을 하는 근육은 신경 지배비가 작고, 큰 동작 운동을 하는 근육에서는 그만큼 큰 경향이 있다.

신경 지배비는 운동단위 크기의 지표가 된다. 즉 대형 α-운동뉴런 세포에서는 굵은 축삭이 나와 다수의 근육섬유를 지배하여, 큰 운동단위를 형성한다. 근육섬유 직경에도 근육 차이가 지적되었으며, 또 적색근은 백색근보다 가늘다고 하나 각 근육 내에서는 근육섬유형(I, IIA, IIB) 간의 크기 차이는 두드러지지 않는다. 각 근육에서의 I, IIA, IIB의 비율은 각각 약1/3 이다. 운동단위 영역은 한 개의 운동단위에 속하는 근육섬유는 보통 고립하여, 때때로 몇 개(2~6개 정도)가 무리를 지어 모여 있는 것이 아니라 줄지어 분포한다. 근육섬유 직경은 반드시 똑같지는 않다. 이 영역의 형태는 불규칙하며, 팔다리근육(사지근)에서는 약 5~10㎜ 횡단면 직경의 크기이다. 근육섬유 밀도는 영역 주변보다 중심부가 약간 높다. 이 근육섬유 밀도는 단일섬유 근전도에서 얻어지는 근육섬유 밀도에 해당한다.

운동단위전위(MUP)는 한 개의 α-운동뉴런세포가 흥분하면 그 활동전위인 임펄스는 축삭을 전도하여 종말신경가지, 종판을 지나 그 지배 근육섬유 모두에서 거의 같은 시기에 탈분극을 일으킨다. 이 근육섬유군에 동기하여 발생한 근육섬유 활동전위를 가중한 것이 운동단위전위(motorunit potential ; MUP)이다. 실제로 한 개의 α-운동뉴런에 의해 지배되는 근육섬유군은 근육 내에 넓게 분포하므로, 보통의 도출전극에서는 모든 근육섬유가 차지하는 영역을 커버할 수 없다. 그러므로 MUP는 운동단위 전체는 아니고, 그 일부를 반영하게 된다. 실제로 MUP 진폭은 근육섬유 밀도를, 지속시간은 분포 범위로 해석한다.

MUP의 크기는 대략 신경 지배비를 반영한다. 즉, 큰 운동단위는 큰 MUP를 발생한다. 바깥눈근육, 얼굴근육(안면근)은 작은 MUP를 발생하며 팔다리근육(사지근)은 큰 MUP를 발생한다. 나타나는 MUP 수는 수축력을 반영한다. 매우 약한 수의수축 시에는 동일 파형의 MUP가 반복되어 나타나며, 수축을 강하게 하면 그 발현 빈도가 증가함과 함께 다른 MUP도 참가하여 간다. 이와 같이 수축력의 증강에는 방전빈도의 증가와 활동에 참가하는 운동단위 수 증가의 두 기전이 관여한다. 이런 활동에 참가하는 운동단위 수가 증가하는 현상은 동원(recruitment)으로 불리며, 동원의 기전에는 크기의 원리(size principle ; Henneman 등, 1965)가 존재한다.

수축의 처음 단계에서는 흥분 문턱 값이 낮은 소형 뉴런(S형)이 발사하며, 수축력의 증강에 따라서 발사빈도의 증가와 함께 차례대로 대형 뉴런(FR형에 뒤이어 FF형)이 발사한다. 즉 처음은 작은 MUP가 나타나며, 수축력이 증가함에 따라 큰 MUP도 더해져 활동되어진다. 한편 이완하는 경우에는 문턱값이 높은 큰 운동단위로부터 순서대로 활동을 정지하여 간다. 이런 α-운동뉴런의 발사 서열은 크기의 원리로 불리며, 운동단위의 세 유형(S, FR, FF)과 깊은 관련이 있다.

2) 근전도 기기의 구성과 기능

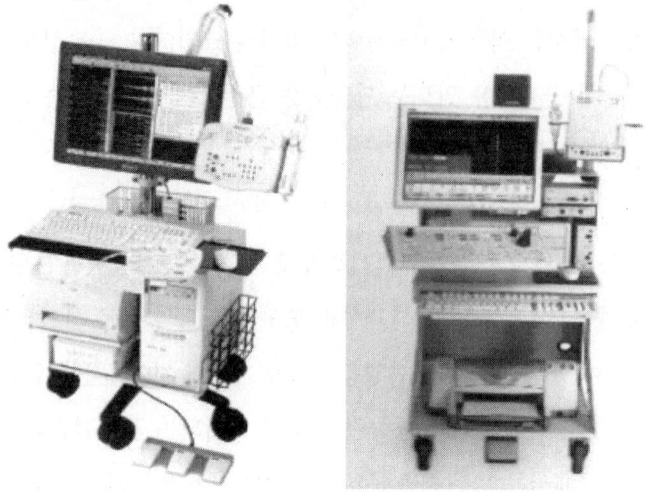

[그림 4-4] 근전도 장비

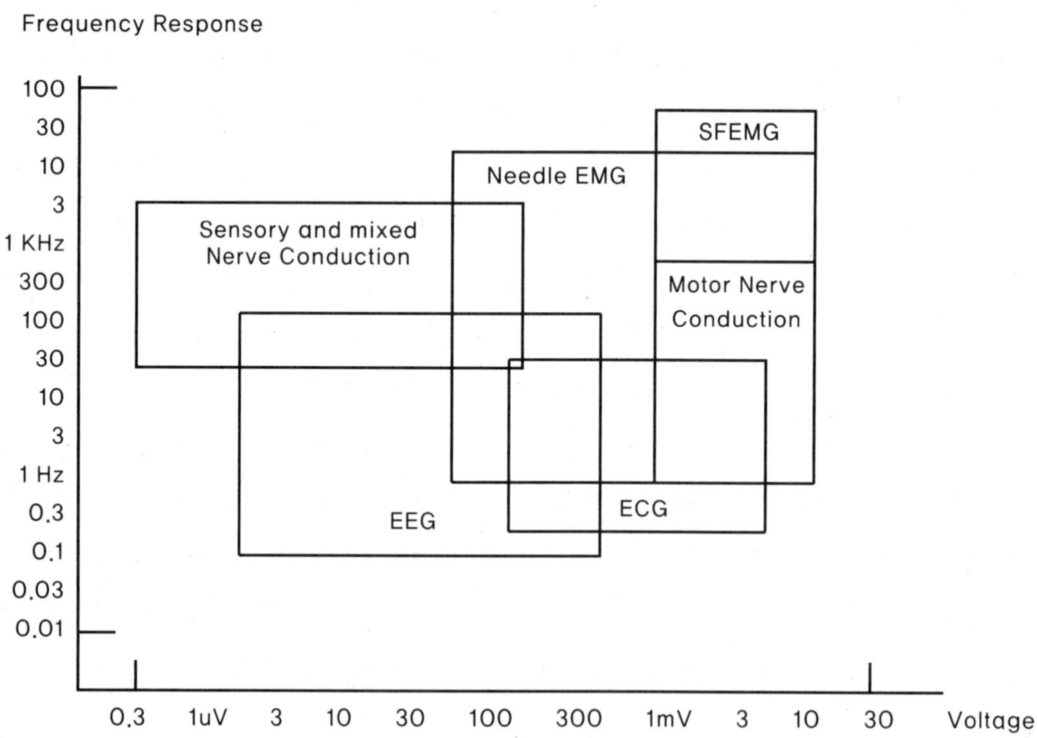

[그림 4-5] 주파수 및 전위의 크기에 따른 다양한 전기진단기기의 검사방법

근전도검사 기기는 신경전도검사, 근전도검사, 유발전위 검사를 모두 수행할 수 있어야 하므로 0.5 ㎶~10㎃ 범위의 전위를 감지하고 1Hz~30㎑ 범위의 주파수에 반응할 수 있어야 한다. 이는 뇌파나 심전도 기기보다 넓은 범위의 전위와 주파수에 해당하며 이들 기기보다 복잡한 특성을 갖는다고 볼 수 있다. 구성요소로는 전극, 증폭기, 여과기, 음극선스피커, 자극기 등이 필요하다.

(1) 근전도 검사의 목적

근전도 검사(electromyography ; EMG)는 넓은 의미로는 신경 · 근육질환의 보조진단법의 하나로 근전도 검사실에서 실시되는 검사를 말한다. 임상 근전도 검사법(clinical electromyog raphy), 신경 · 근육질환의 전기진단법(electrodiagnosis of neuromuscular diseases), 신경 근전도 검사법(electroneuromyography) 등으로 부른다.

각 근전도 검사 항목에는 검사 목적에 따른 해부학적 구조 · 기능이 있다. 그러므로 검사 항목은 검사 목적에 따라 선택된다. 신경 · 근육질환의 스크리닝 검사로는 골격근 상태를 점검하는 일반 근전도, 말초신경 기능을 점검하는 신경 전도속도, 종판 상태를 점검하는 반복 유발 근전도(3㎐ 자극)가 실시된다.

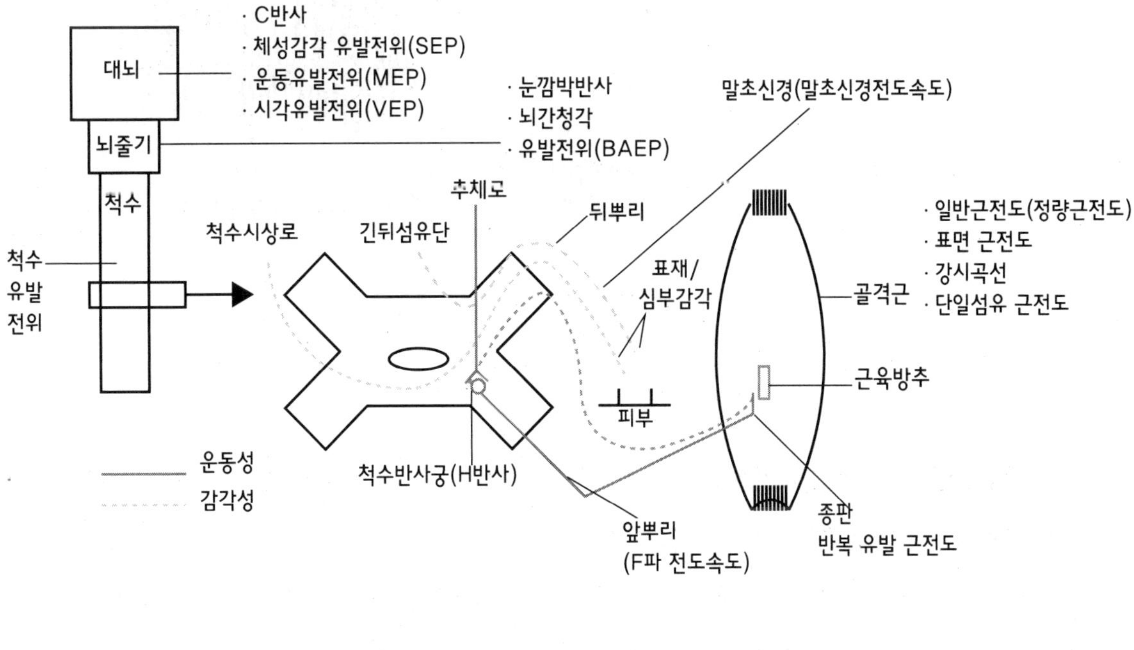

[그림 4-6] 근전도 검사의 목적에 따른 종류 도식도

근전도 검사의 종류는 그림 4-6을 참조하면, 일반 근전도, conventional or routine electromyography ; EMG(침근전도, needle or concentric needle EMG ; CNEMG), 신경 전도속도, nerve conduction velocity ; NCV, F파 전도속도, F wave conduction velocity ; FCV, 강도 · 시간곡선, strength-duration curve ; SD curve, 반복 유발 근전도, evoked EMG by repetitive nerve stimulation (Harvey-Masland test ; 반복자극 검사법, repetitive stimulation test), 단일섬유 근전도, single fiber EMG ; SFEMG, 표면 근전도, surface EMG, H reflex, C reflex & blind reflex, 정량 근전도, quantitative EMG (QEMG), 체성감각 유발전위(SEP), 뇌간청각 유발전위(BAEP), 시각 유발전위(VEP), 운동 유발전위(MEP)가 있다.

일반 근전도 검사에서 알 수 있는 것으로는 침전극을 이용하여 운동단위 상태를 알 수 있다. 운동단위의 주요한 병적상태는 탈신경 근육섬유, 변성 근육섬유, 신경원성 변화, 근원성 변화 등이 있다. 탈신경 근육섬유는 탈신경전위를 나타낸다. 신경원성 변화에서는 신경 지배비의 증대, 운동단위 수의 감소를 초래하고, 근원성 변화에서는 신경 지배비가 감소하며, 운동단위 수는 변하지 않는다. 이러한 질병 상태가 운동단위전위의 크기나 간섭파의 변화로 나타난다.

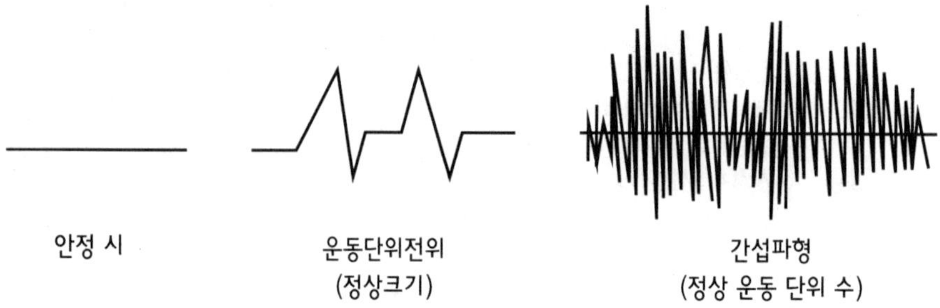

[그림 4-7] 정상 근전도 소견

(2) 안정 시 이상 근전도

근육의 안정상태에서 신경의 자극이나 종말판(lamina terminalis)의 자극에 의한 자발활동이 아닌 근육 섬유의 자발전위는 이상이 있는 것이다.

안정 시 근육에서 나타나는 자발활동은 세동전위, 양성예파, 섬유연축 및 고주파 발사 등이 있다.

① 세동전위(fibrillation potential)

탈신경에 의한 신경지배의 이상으로 근섬유가 변성되어 근육의 자발적인 흥분이 나타나는 것을 말한다.

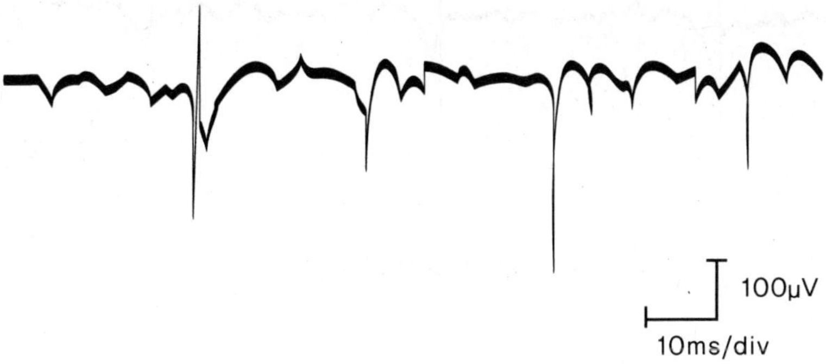

[그림 4-8] 세동전위

② 양성극파(positive sharp wave)

매우 날카로운 기준선에서 양성으로 편위된 전위가 빠르게 나타났다가 음성으로 천천히 회복되는 매우 율동적인 파의 변화를 보인다.

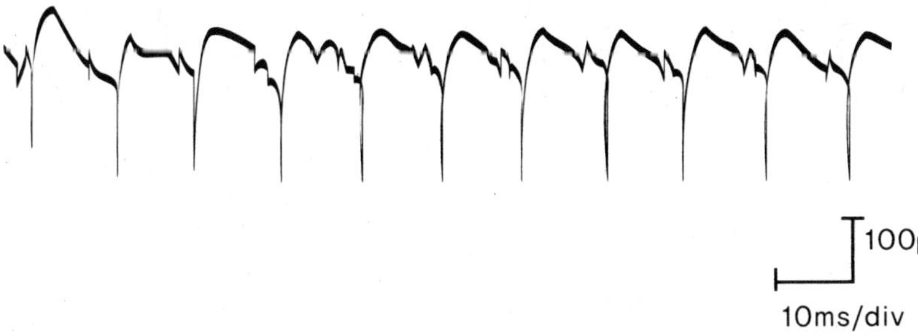

[그림 4-9] 양성극파

③ 섬유속연축전위(fasciculation potential)

전위는 무작위로 나타나며 근육의 이완이 되지 않을 때 일어난다.

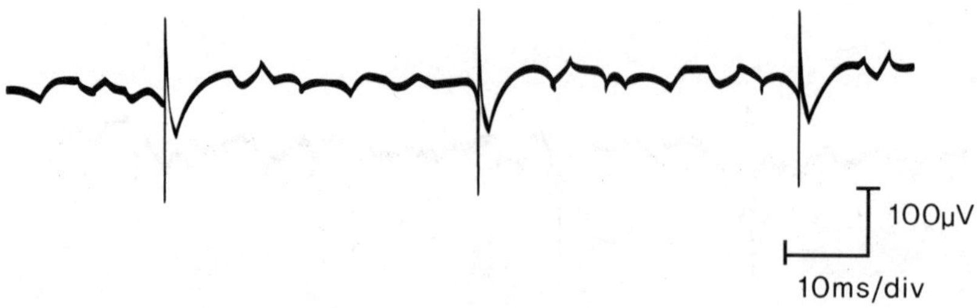

[그림 4-10] 섬유속연축전위

④ 복합적인 반복전위(complex repetitive discharges)

고빈도 반복발사로 빠른 흥분전위의 연속적인 파형이 길게 나타난다.

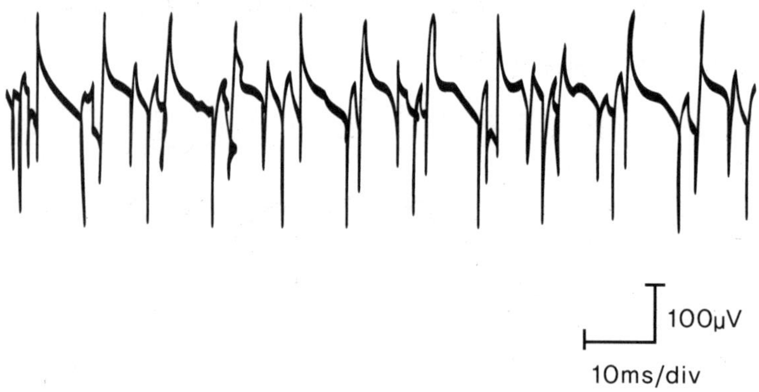

[그림 4-11] 복합적인 반복전위

(3) 근육의 수축 시 이상 근전도

근육이 수축할 때 이상 근전도의 특성으로는 운동단위활동전위 수의 감소, 단지속시간 운동단위활동전위(Short duration motor unit action potential), 다상전위(Polyphasic potential), 고 진폭

전위(High amplitude potential) 또는 거대전위(Giant potential) 등이 있다.

① 단지속시간 운동단위활동전위(short duration motor unit action potential)

근육 질환에서의 근육 수축 시 나타난다.

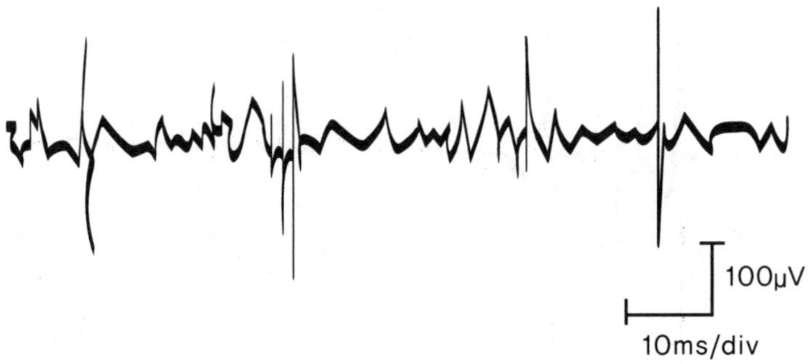

[그림 4-12] 단지속시간 운동단위활동전위

② 다상전위(polyphasic potential)

말초신경 손상 시, 회복의 과정에서 근육이 수축할 때 나타나는 근수축의 복잡한 파형을 말한다.

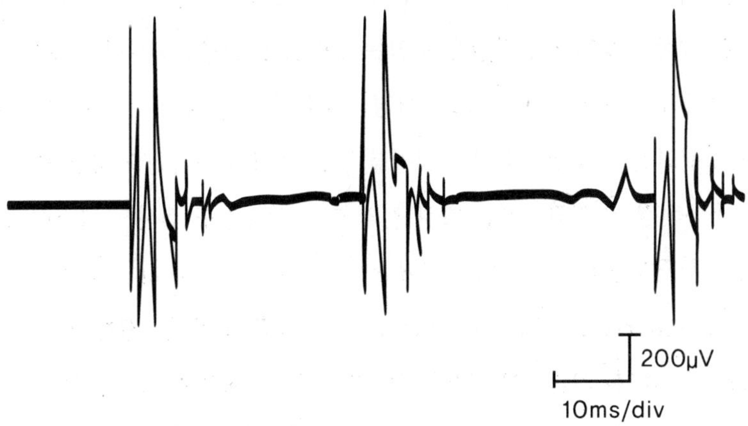

[그림 4-13] 다상전위

③ 거대전위(giant potential)

근육의 수축 시 나타나는 이상전위로 각각 파형의 진폭이 커지는 현상이 보인다.

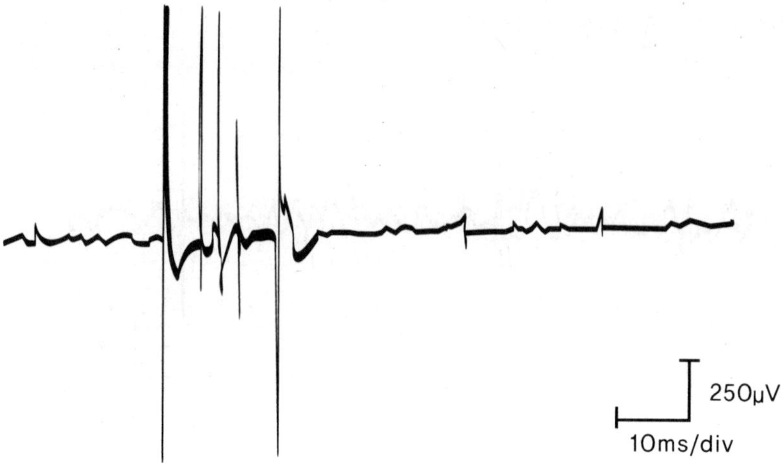

[그림 4-14] 거대전위

(4) 신경전도검사

신경전도 검사는 말초신경을 전기자극하여 말초신경계의 기능을 간접적, 비침습적으로 평가하는 전기진단학적 검사의 한 분야이다. 신경전도검사는 근전도만으로 진단이 어려운 신경병변, 당뇨병성 신경병변 등은 일차적 병변이 신경섬유에 있는 것이므로 신경전도검사가 유용하게 이용된다. 또한 신경의 손상정도의 진단과 손상 후 혹은 신경문합술 후 재생경과 관찰을 하는데 필수적인 검사이다. 신경전도의 원리를 보면 말초신경에 역치를 넘는 전기적 자극을 가하면 활동전위가 발생하고 이 활동전위는 운동신경 및 감각신경을 따라 전파한다. 신경전도 검사는 이러한 생리적 반응을 이용해서, 근육의 복합근육활동전위(compound muscle action potential, CMAP)및 신경의 감각신경활동전위(sensory nerve action potential, SNAP) 혹은 복합신경활동전위(compound nerve action potential, CNAP)를 기록하여 신경의 생리적 기능을 평가하는 검사법이다. 임상적으로 신경전도 검사는 표준화된 방법으로 신경에 전기적 자극을 가하여 유발된 활동전위의 파형인 진폭(amplitude), 기간(duration), 잠복기(latency) 및 전도속도(conduction velocity)를 분석한다. 신경전도검사를 통한 해당 신경의 이상 유무를 확인하여 비정상적일 경우 병변을 국소화 하여 병변의 특성을 유추하고 임상적 소견과 함께 고려하여 신경-근질환의 진단과 그 정도를 평가하는데 그 목적이 있다. 임상적 목적에 따라 다양한 신경에서 신경전도검사를 선택적으로 시행하나 일반적으로 상지의 정중신경(median nerve), 자신경(척골신경, ulnar nerve), 그리고 노신경(요골신경, radial nerve), 하지의 온종아리신경(총비골신경, common peroneal nerve), 정강신경(후경골신경, posterior tibial nerve), 장딴지신경(비복신경, sural nerve) 그리고 얕은종아리신경(표재성비골 신경, superficial peroneal nerve)에서 검사가 시행된다. 이와 함께 후기반응인 F파와 H반사를 시행하여 일반적인 신경전도검사로는 직접적으로 평가하기 어려운 근위부 신경 및 신경근에 대한 정보를 제공한다.

① 운동신경전도검사(Motor nerve conduction studies, MNCS)

운동신경전도검사에서는 운동신경뿐만 아니라 신경근접합부 및 근육의 생리적 반응까지 모두 반영한 결과이다. 검사방법은 힘살(belly)-힘줄(tendon) 방법으로 전극을 부착한 후, 최대상자극을 줘 복합근육활동전위(compound muscle action potential, CMAP)를 기록한다.

신경전도속도는 원위부 및 근위부 자극사이의 거리를 그 잠복기차로 나누어 구할 수 있는데, 이는 가장 빠른 신경섬유의 최대전도속도를 의미한다. 전도속도가 감소되기 위해서는 거의 모든 운동신경섬유가 느려져야 한다. 그러므로 신경병증이 있어도 일부 정상적인 운동섬유가 있으면 전도속도는 정상으로 측정될 수 있다. 신경전도속도가 정상보다 감소되어 있을 경우 이는 탈수초성 병변이거나 가장 빠른 전도속도를 보이는 신경축삭의 소실을 의미한다. 운동신경전도속도를 예를 들면, 보통 상지에서는 약 50m/sec 이상, 하지에서는 약 40m/sec 감소한다. 또한 전도속도는 연령과도 관계가 깊어서 신생아에서는 성인의 약 1/2에 불과하다가 3~5세가 되면 성인 수준에 도달하며 노인에서는 약간 감소한다.

$$\text{운동신경전도속도}(m/s) = \frac{\text{근위부와 원위부 사이의 거리}(mm)}{\text{근위부 잠복기 - 원위부 잠복기}(ms)}$$

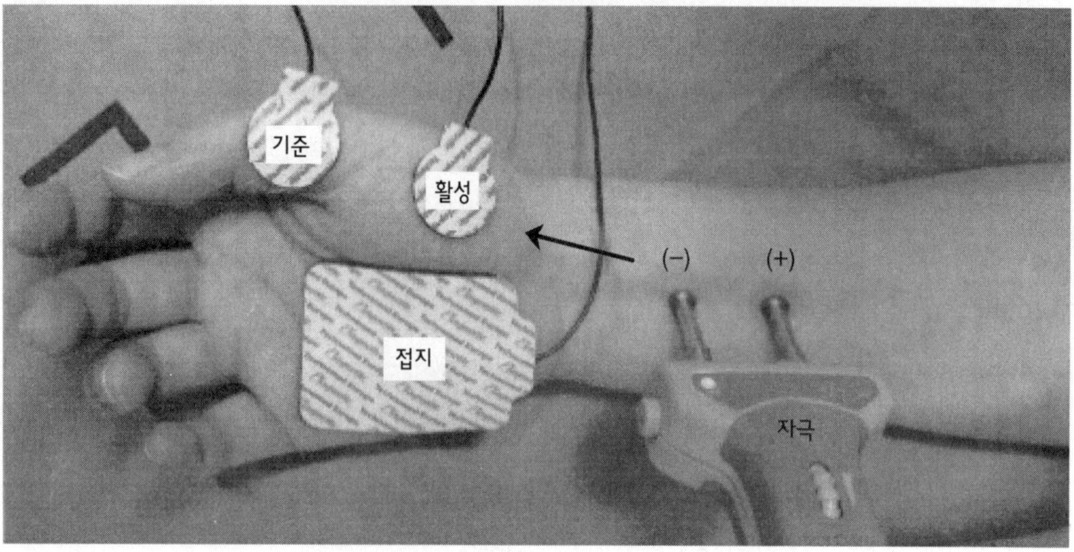

[그림 4-15] 운동신경전도검사

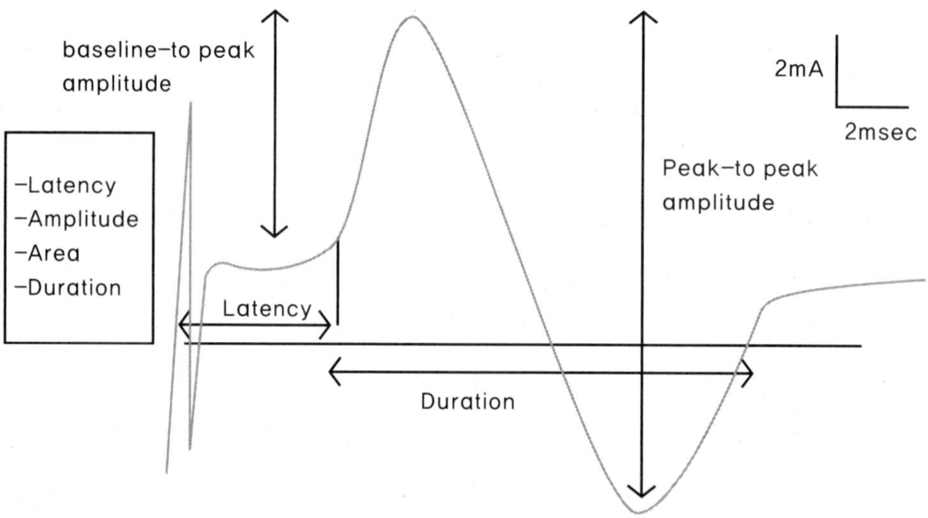

[그림 4-16] 운동신경전도검사의 파형분석 및 지표

· 복합근육활동전위(compound muscle action potential, CMAP, mV) : 운동신경자극 후, 근육에서 기록되는 활동전위, 감각신경의 활동전위보다 지속기간이 길고 진폭도 훨씬 크다.

· 잠복기(latency, ms) : 자극 후, 복합근육활동전위의 최초반응이 일어날 때까지의 시간

· 전도속도(conduction velocity, ms) : 두 자극점 사이의 거리(mm)를 두 자극점 사이의 전도시간으로 나눈 수치

② 감각신경전도검사(Sensory nerve conduction studies)

감각신경활동전위의 기록은 순수감각신경을 자극한다. 또한 순수감각신경에서 기록을 하거나 순수감각신경에서 자극을 하고 혼합신경에서 기록하거나 혼합신경에서 자극하고 순수감각신경에서 기록하는 방법이 있다. 감각신경전도검사법은 두 가지로 나눌 수 있는데, 원위부 신경을 자극하고 근위부 신경에서 감각신경활동전위를 기록하는 법을 순행성 방법이라 한다. 이와는 반대로 근위부 신경을 자극하고 원위부 신경에서 기록하는 법을 역행성 방법이라 한다. 순행성 및 역행성 방법에 의한 감각신경전도검사의 각각 지표값을 비교했을 때, 잠복기는 양 방법에서 차이가 없으나 감각신경활동전위의 진폭은 역행성 방법에서 더 크게 기록된다. 신경전도속도는 최초 양최고점까지의 잠복기를 측정하고 자극점과 기록점의 거리를 잠복기로 나눠주면 해당구간에서의 가장 빠른 신경섬유의 최대 전도속도를 알 수 있다.

$$\text{감각신경전도속도}(m/s) = \frac{\text{활동자극전극과 기록전극사이의 거리}(mm)}{\text{같은분절에서의 잠복기}(ms)}$$

· 감각신경활동전위(sensory nerve action potential, SNAP, μV) : 감각 및 혼합신경 자극 후, 신경에서 기록되는 활동전위

· 잠복기(latency, ms) : 자극 후, 감각신경활동전위의 반응이 일어날 때까지의 시간 또는 두 자극점 사이의 시간

· 전도속도(conduction velocity, m/s) : 자극점 사이의 거리(mm)를 전도시간으로 나눈 수치

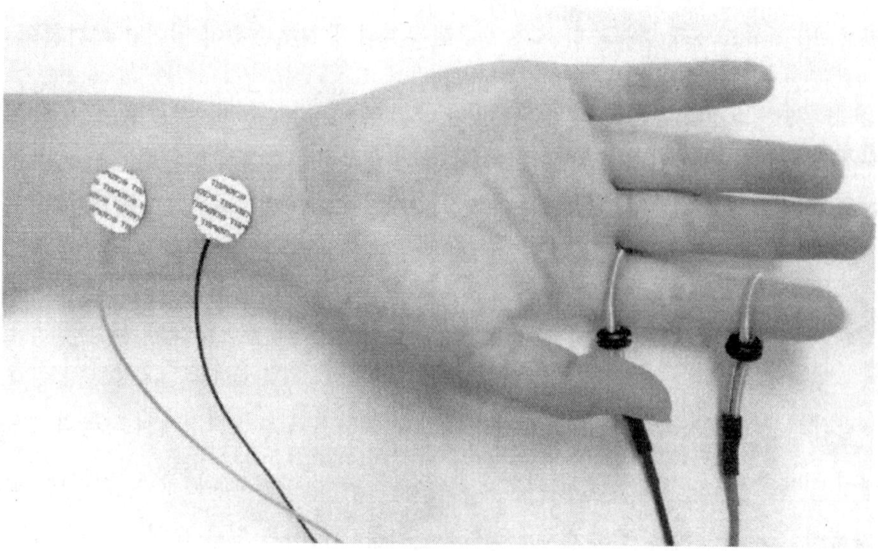

[그림 4-17] 감각신경전도검사

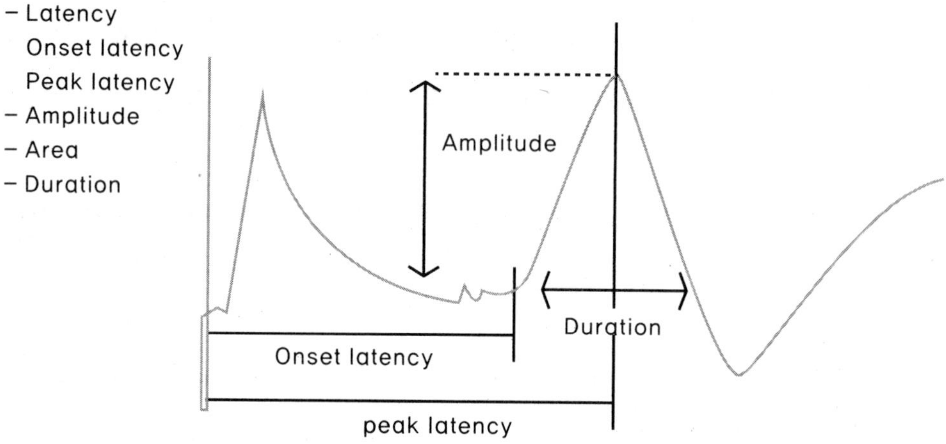

[그림 4-18] 감각신경전도검사의 파형분석 및 지표

③ 신경전도 속도에 영향을 미치는 요인

신경전도속도에 영향을 미치는 요인은 자극강도, 기록전극의 위치, 분석방법등과 그 외에 나이, 신경의 굵기와 신경수초의 유무 등에 따라서도 신경전도속도가 차이를 보인다.

㉮ 온도

㉯ 나이

㉰ 신경의 굵기 및 수초화 유무

㉱ 신경전도속도의 이상

참고문헌

김대식 외(2009). 근전도검사학. 고려의학.

김태열 외(2009). 임상전기생리학. E · PUBLIC.

박래준 외(1999). 전기생리학. 대구대학교 출판부.

박래준 외(2008). 전기치료학 근거중심실무. 정담미디어

박래준 외(2009). 전기치료학. 현문사.

이재형 외(2011). 최신 전기치료학. 대학서림.

Basford JR : Electrical Therapy. In : Handbook of physical Medicine and Rehabilitation. Kottke FJ, Lehmann JF (Ed), 4th ed., WB Saunders, Philadelphia, p. 375-401, 1990.

Basmajian JV, De Luca CJ : Muscle Alive. Their Functions Revealed by Electromyography. Williams & Wilkins, Baltimore, 1985.

Bradley WG : Disorders of Peripheral Nerves. Blackwell Scientific Publications, Oxford, 1974.

Echternach JL : The Use of Conduction Velocity Measurements as an Evaluated Tool. In : Electrotherapy. Wolf SL (Ed). Churchill Livingstone, New York, p. 73-97. 1981.

Goodgold J, Eberstein A : Electrodiagnosis of Neuromusculr Diseases. 2nd ed., Williams & wilkins, Baltimore, 1977.

Harris R : Chronaxy. In : Electrodiagnosis and Electromyography. Licht S (Ed). 2nd ed., Elizabeth Licht, Baltimore, p. 218-240, 1961.

Kimura J : Electrodiagnosis in Diseases of Nerve and Muscle. 2nd ed., FA Davis, Philadelphia, 1989.

Rodriquez AA, Oester YT : Fundamentals of Electromyography. In : Electrodiagnosis and Electromyography. Licht S(Ed). 2nd ed., Elizabeth Licht, Baltimore, p. 286-341, 1961.

Wadsworth H, Chanmugam APP : Electrophysical Agents in Physiotherapy. 2nd ed., Science Press, Marrickville, p. 294-356, 1983.

Chapter 5. 직류를 이용한 전기자극

1. 직류전류

직류는 방향이나 크기가 변하지 않고 일정하게 흐르는 연속직류와 방향이 일정시간 이상의 간격으로 변하는 역전직류, 그리고 크기가 일정한 간격으로 변하는 단속직류가 있다. 단속직류는 처음에는 자극 시, 통증과 불쾌한 느낌을 호소하였으나 점차 전자공학의 발전으로 다양한 파형과 변조를 통하여 부드러운 자극으로 개발되어 마비근 자극이나 전기진단 검사에 사용되고 있다. 직류를 통해 인체는 물리적 효과로서 도체의 저항으로 분자들의 충돌로 인한 열 발생과 전류 통전으로 인체조직의 체액이 전해질이 되어 화학적 변화를 일으키는 전기분해(electrolysis), 생리적 효과로서는 염증성 삼출물의 재용해를 촉진하여 국소 순환증가와 충혈과 진정 작용으로 혈관운동자극, 감각 · 운동신경에 대한 작용 효과가 있으며, 각각의 음극과 양극에 나타나는 극성에 따른 효과로는 표 5-1에 의해 제시되었다.

[표 5-1] 양극과 음극에 나타나는 효과

양극(positive pole)	음극(negative pole)
산소흡인	수소의 흡인
산성반응	알칼리성 반응
조직의 탈수	조직의 액화
혈관의 수축	혈관의 확장
허혈의 원인	충혈의 원인
살균효과 많음	살균효과 적음
진정효과	자극효과
염기나 금속, 알칼로이드에 반발	산이나 산기, 할로겐 원소에 반발
산화에 의한 금속의 부식	금속의 부식 없음
울혈에 이한 통증이 감소	허혈의 경우를 제외하고는 통증의 원인
출혈의 정지	출혈의 원인
신경흥분감소	신경흥분증가
상처발생시 진피와 상피의 이동-회복유도	상처발생시 출혈- 혈관확장으로 인해

1) 직류자극의 임상활용

직류를 이용한 자극을 통해 생리적 반응은 세포 및 조직수준에서의 화학적 변화를 볼 수 있다. 그리고 피부와 표재조직에서는 반사적 혈관확장으로 인하여 수소이온지수(pH)가 변화되고, 피부의 동맥혈류 흐름이 간접적으로 증가된다. 하지만 연속직류일 경우에는 적용되는 총 전류, 전류밀도, 전하밀도와 치료시간에 따라서 피부화상의 위험이 많다.

직류의 통전에 의해 신경 및 근육에 흥분성 반응을 유발시키기 위해서는 전류의 단속이 필요하다. 단속직류를 이용하여 경피적으로 표재성 신경섬유 및 근섬유를 직접 자극한다. 최근에는 유해성 수준의 전기 자극에 의한 통증조절에 효과적으로 사용되고 있다.

전극배치방법으로는 활성전극을 치료부위에 직접 배치하는 단극배치법을 가장 많이 사용하며 임상 적용 시 증상에 따라 극성을 선택하는 것도 매우 중요하다. 음극전기긴장 효과와 양극전기긴장 효과에 따라 전극의 배치가 적절하게 이루어져야 한다.

2) 양극직류치료

치료부위에 적용할 활성전극의 극성을 양극으로 선택하기 때문에 산성반응에 의해 조직이 경화된다. 그리고 신경 세포막의 과분극에 의해 흥분성이 감소되어 감각 역치가 증가되기 때문에 진정효과가 있으며 혈관을 수축시켜 국소 빈혈과 지혈효과를 유발시킨다. 따라서 혈관수축에 의해 염증 및 통증유발물질의 유리가 억제되고 신경종말의 역치가 증가되므로 급성염증 및 통증감소에 효과적이다.

양극은 음극에 비하여 부식성이 약하기 때문에 피부자극이나 전기화상의 위험이 낮으나 전기밀도가 증가되면 위험하다. 일반적으로 전극의 크기를 활성전극인 양극에 비하여 비 활성전극인 음극이 2~2.5배 더 크게 사용한다.

3) 음극직류치료

치료부위에 적용할 활성전극의 극성을 음극으로 선택하기 때문에 알칼리 반응에 의해 조직이 연화된다. 그리고 신경 세포막의 탈분극에 의해 흥분성이 증가되어 감각 역치가 감소되기 때문에 자극효과가 있으며 혈관을 확장시켜 국소 충혈과 출혈효과를 유발시킨다. 따라서 혈관확장에 의해 조직 내에 만성적으로 저류된 염증 및 통증유발물질의 흡수가 촉진되고 전류강도를 증가시키면 과자극 효과에 의해 하행성 통증조절기전이 작동하여 척수수준에서 통증을 억제한다. 교감신경 관련 통증과 같은 만성통증에 효과적이다.

양극직류치료와 다르게 음극은 부식성이 강하기 때문에 피부자극이나 전기화상의 위험이 높으므로 전기밀도를 되도록 낮추어야 한다. 따라서 비활성전극인 양극의 크기를 결정할 때, 매우 신중해야한다. 경우에 따라 활성전극보다 작거나 동일할 수 있다.

4) 치료효과

직류를 이용한 치료효과로서는 위에서 제시한 여러 효과와 비슷하며, 피부혈관운동의 자극과 국소순환(local circulation)작용의 증진, 급성 및 만성 염증의 완화, 허혈 또는 울혈에 의한 통증의 완화, 조직대사작용의 증진, 각 조직에 영양물질의 공급촉진을 들 수 있다.

5) 적응증

(1) 급성 염증성 근골격계 질환

외상에 의한 타박상, 염좌, 좌상, 활액낭염

(2) 만성 염증성 근골격계 및 면역계 질환

관절염, 류머티스성질환(rheumatic conditions)

(3) 신경계 질환

운동신경 마비로 인할 탈신경근, 신경통(neuralgia)

6) 금기증

개방된 피부(open skin), 감염(infection), 뼈돌출부(bone area), 감각상실부위(loss of sensation), 피부병변(skin lesions), 뇌출혈 직후(1-2주 이내)등 출혈 경향이 있는 경우

2. 이온도입치료(Iontophoresis)

이온도입치료는 전기적 자극과 동시에 약물을 인체의 피하조직 안으로 전달하는 경피약물투과 방법이다. 즉 이온화될 수 있는 물질(산, 염기, 염)은 용액 및 혼합연고 형태로 직류전류를 통전하게 되면 그 분자구조가 이온성분으로 쪼개어 지거나 이온화된다. 직류전류에 음극과 양극에 서로 다른 반응이 일어나게 되어 같은 극에 서로 반발하고, 다른 극에서 서로 끌어당기는 전기물리학의 기본 법칙을 이용하여 적용한다. 치료적 효과로는 피부의 약 1~3㎝(땀샘, 모세혈관) 까지 침투해서 약물외용보다 깊이 전달, 피하주사와 동일한 효과를 가져올 수 있다.

1) 이온도입치료의 기본원리

(1) 르뒤크 실험

르뒤크 실험은 이온도입치료의 기본적 원리를 입증해주는 실험이다. 첫째 토끼의 한쪽에 strychnine sulfate를 적신 패드를 대고 이를 양극에 연결하고 다른 한쪽은 물을 적신패드를 대주며, 두 번째 토끼의 한쪽에 물을 적신 패드를 대서 서로 연결한 다음 다른 한쪽은 potassium cyanide를 적신 패드를 대고 음극에 연결한다. 그 다음, 직류를 발생시켜 강도를 40-50㎃ 정도로 올리면 첫째 토끼는 강축경련을 일으키고, 둘째 토끼는 곧 죽게 된다. 그러나 극을 바꾸었을 때 두 토끼에게는 아무런 변화가 없다. 이러한 결과는 같은 극끼리는 반발하는 성질이 있어 첫째 토끼는 strychnine의 침투로 인해 강축경련을 일으켰고, 둘째 토끼는 cyanide 중독으로 죽은 것이다. 그러나 반대의 경우는 다른 극끼리 서로 끌어당기는 성질에 의해 약물 이온이 조직 안으로 이동되지 못해 아무런 변화가 없었다.

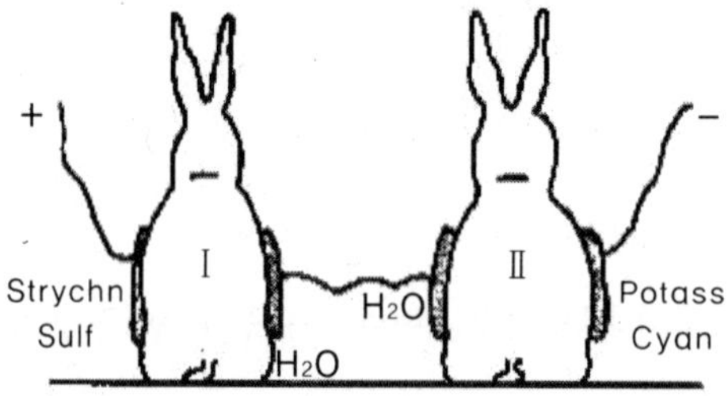

[그림 5-1] 르뒤크 실험

2) 이온도입에 사용되는 약물

약물	약물이온	극성	효과	적응증
Calcium chloride 2% sol.	Calcium	+	자극 역치 안정	근경축, 오십견, 방아쇠수지, 경한 진전
Copper sulfate 1~2% sol.	Copper	+	부식, 방부, 항진균 작용	진균감염, 알러지 비염
Lithium chloride 2% sol. Lithium carbonate 2% sol.	Lithium	+	통풍결절완화	통풍결절
Magnesium sulfate 2% sol.	Magnesium	+	항경련, 진통, 혈관확장	관절염, 신경염, 부종, 유착
Zinc sulfate 1% sol. 2% jelly	Zinc	+	혈관수축	혈관운동성 비염
Zinc oxide 20% onint.	Zinc	+	수렴, 부식, 방부, 치유촉진	궤양, 피부염, 중이염
Potassium iodide 2% sol.	Iodide	−	섬유용해, 방부, 진통	반흔, 유착, 섬유염 유착
Sodium chloride 2% sol.	Chloride	−	섬유용해	반흔, 유착, 신경통, 다한증
Acetic acid 2% sol.	Acetic	−	칼슘흡수 근경축완화	칼슘침착, 화골성근염, 오십견

(1) 초산(Acetic acid) −

· 관절주위의 침착된 칼슘용해 흡수효과 , 초산반응의 효과. 근 경축 완화 효과.

(2) 구리(copper) +

· 국소적 살균효과, 항 진균작용

· 균류감염, 만성 자궁내막염, 손발의 만성균류 감염

(3) 아연(zinc) +

· 국소적 살균효과, 국소혈관수축작용

· 무통성 궤양, 과립성 결막염

(4) Histamine +

· 혈관 확장제

· 강력한 충혈, 피부온도의 3 - 5 ° F정도 상승

· 연부조직의 외상. rheumatism 질환, 관절염, 염좌, 활막염, 건초염, 활액낭염, 섬유 조직염, 근염, 근육통, 말초혈관 질환

(5) 메콜리(mecholyl) +

· atropine과 반대 작용, 혈관 확장제 - 혈액순환증진을 목적으로 부교감신경의 자극, 강력한 국소충혈, 치료부위발한, 혈압감소, 관절염, 말초혈관 질환, buerger 질환, 만성 정맥염

3) 이온도입량의 결정인자

· 전류의 강도(intensity)

· 전류의 밀도(density)

· 통전 시간(duration)

· 이온 농도(concentration)

4) 적용방법

· 약물의 극성을 확인

· Positive로 하전된 것은 anode 밑에

· Negative로 하전된 것은 cathode 밑에

· Solution 2% - 5%(Pad에 충분히 적시고)

· Jelly 1% - 5%(연고는 환부에 바르고)

· 비활성 pad는 활성 pad의 두 배(부식성 NaOH 발생으로 자극 강하다)

· 활성전극보다 비활성 전극을 2배(약물 침투를 용이하게)

· 비 활성전극은 벡터를 설정하여 적용

· 5mA/cm² 이하 강도사용

· 점막 1-3분. 피부 5-20분. 심부 조직 30-60분(보통 15분)

5) 이온도입치료 시 위험 및 주의사항

· 전기화상(전류집중)예방

· 전극의 금속과 피부의 직접 접촉 방지

· 피부의 찰과상이 있거나 박리부분이 있을 때

· 완전히 용해되지 않은 염이 전극에 붙지 않게

· 패드의 불균일한 습기

· 환자의 감각이 마비 시

· 치료부위의 금속 물질제거

참 고 문 헌

김태열 외(2009). 임상전기생리학. E · PUBLIC.

박래준 외(1999). 전기생리학. 대구대학교 출판부.

박래준 외(2008). 전기치료학 근거중심실무. 정담미디어

박래준 외(2009). 전기치료학. 현문사.

이재형 외(2011). 최신 전기치료학. 대학서림.

Chang BK, Guthrie TH Jr, Hayakawa K, Gangarosa LP Sr : A pilot study of iontophoretic cisplatin chemotherapy of basal and squamous cell carcinomas of the skin Arch Dermatol. 129(4) : 425-427, 1993.

Costello CT : Jeske AH : Iontophoresis : Applications in transdermal medication delivery. Phys Ther. 75 : 554-564, 1995.

Downer AH : Physical Therapy Procedures. 4th ed., Charles C Thoma, Springfield, pp. 183-188, 1988.

Glick E, Snyder-Mackler L : Iontophoresis. In : Clinical Electrophysiology ; Electrotherapy and Electrophysiologic Testing. Snyder-Mackler L and Robinson AJ (Ed), Williams & wilkins, Baltimore, p. 245-260, 1989

Harris R : Iontophoresis. In : Therapeutic Electricity and Ultraviolet Radiation. 2nd ed., Licht S (Ed). Elizabeth Licht, New Haven, p. 156-178, 1967.

Kanikkannan N : Iontophoresis based transdermal delivery systems. Biodrugs. 16 : 339-347, 2002.

Wadsworth H, Chanmugam APP : Electrophysical Agents in Physiotherapy. 2nd ed., Science Press, Marrickville, p. 182-198, 1983.

Chapter 6.
저주파를 이용한 전기자극

의용전류의 주파수에 따른 분류에서 저주파는 1,000㎐ 이하의 주파수 대를 말한다.

전류의 종류로는 정현파전류(sinusoidal current), 감응전류(faradic current)가 있으며 열 및 화학적 효과도 있지만 주로 역학적 효과로 치료하는 파형이다. 이러한 전기적 자극은 자극강도, 자극시간, 전류강도의 변화를 고려해야 한다.

저주파를 이용한 전기자극은 정상근과 변성근에 있어서 적용효과와 목적성이 다를 수 가 있다. 정상근에서는 정상적인 근육의 활동과 관계있는 물리적, 화학적 현상의 재현으로 근육의 생리적 활동 회복의 촉진, 혈액과 림프액의 순환유지 및 증진, 유착형성의 예방, 비정상적인 근 경련의 감소, 부종의 감소 및 림프액의 정체현상 방지, 근재교육 또는 급성 질환의 마사지 효과로서 이해할 수 있다. 변성근에서는 근 위축 예방이나 진행속도를 낮추고, 근 수축과 이완에 의한 혈액순환증진, 신경재생이 진행되는 동안 정신적 안정 및 근 수축 감각유지, 근육 구축 시 단백질 성분의 감소방지, 신장성 감소의 방지, 섬유 종 같은 조직변화의 방지 효과로서 각각의 작용 효과를 목적으로 자극을 사용할 수 있다.

정현파전류(sinusoidal current)는 대칭성교류로서 격동 정현파(Surged sinusoidal current)와 비 격동정현파(Un surged sinusoidal current)가 있으며 이 파형들은 역학적 효과가 가장 큰 파형이다. 보통 50㎐, 10msec로 신경이나 근육의 역학적 자극 효과를 얻기 위해 사용하며, 빠른 정현파 전류(1000㎐, 0.00025sec)는 정상 근에 적용하고, 느린 정현파 전류(100㎐, 0.0025㎐)는 부분 정상(부분 변성근)에 적용한다. 생리적 효과로는 운동점을 자극하여 근수축과 이완, 종창이나 염증성 삼출물의 흡수 촉진, 감각신경의 자극으로 인한 충혈효과를 가진다.

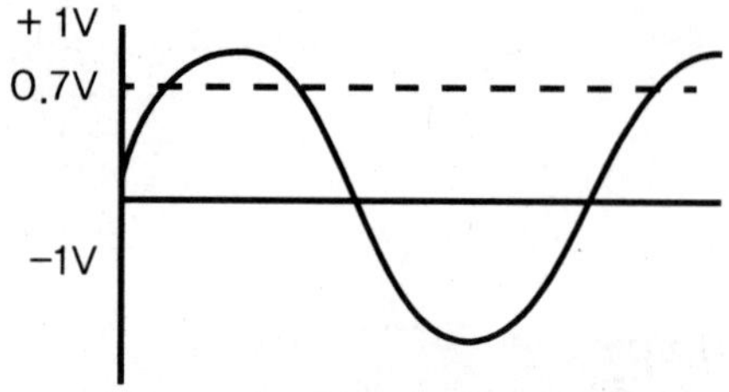

비격동정현파

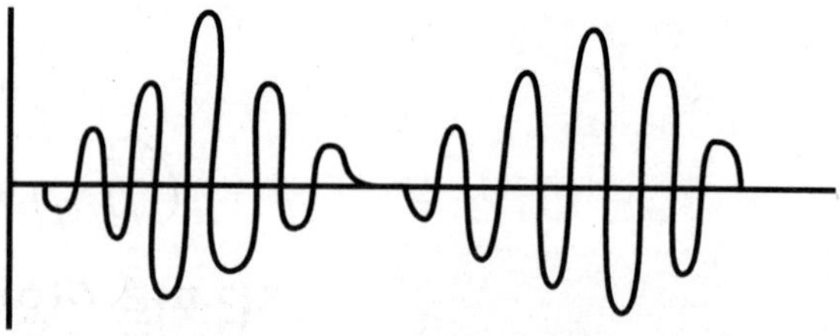

격동정현파

감응전류(faradic current)는 비대칭교류로서 약 50㎐, 1msec로 고정하여 주로 정상 근육 자극에 사용한다. 자극 간격이 너무 짧기 때문에 탈 신경근은 자극시킬 수 없다. 모든 형태의 감응전류는 강축성 수축을 유발한다. 생리적 효과로는 감각 및 운동의 효과로 근육의 수의적 조절과 bio feed back system, 근 위축 예방, 방지 또는 근 재교육과 세포의 조직액과 물질의 이온 변화로 통증이나 부종 감소에 효과를 가진다.

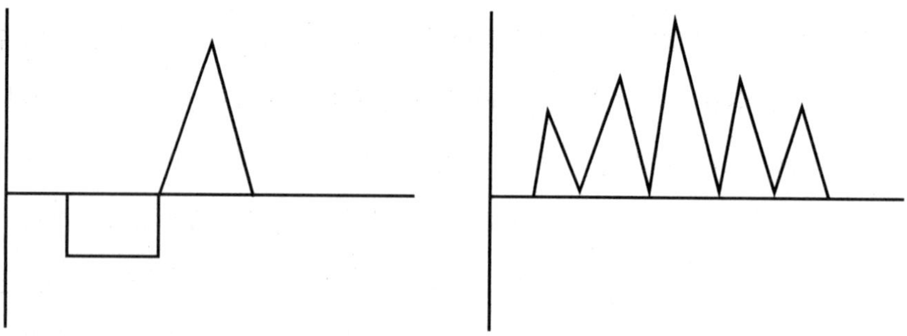

감응전류

1. 경피신경전기자극치료 (Transcutaneous Electrical Nerve Stimulation; TENS)

경피신경전기자극치료는 전기치료의 통증완화 목적에 가장 많이 사용되는 자극 중 하나로서 통증관리를 위하여 감각신경 조절법을 이용한 치료법이라 볼 수 있다. 대부분의 경피신경전기자극 장비들은 통증조절을 하기 위해 출력과 파형에 따른 전류의 조절을 공통적인 특징으로 가지고 있다. 전류생성은 직사각형, 비대칭성, 이상성 맥동전류로 하고, 보통 맥동시간(20~300㎲)과 맥동율(1pps ~200pps)은 조절할 수 있게 다양한 변조 기능을 가지고 있다.

1) 통증의 기본개념

통증은 우리 인체에서 없어서는 안 될 신호이다. 손상에 관련하여 감각적이고 불유쾌한 경험적 요소이다. 하지만 통증은 생체의 이상을 신속히 알리고 경고하는 중요한 방어 기전 중 하나이다. 통증을 일으키는 자극은 기계적 자극, 전기적 자극, 열성자극, 화학적 자극 등 다양하다. 이러한 통증은 생리적, 언어적, 행동적 양상으로 반응이 나타나며 많은 이론으로 설명되어 진다.

통증에 관한 최신 이론은 크게 3가지로 나뉘는데 첫째, 통증은 해부학적, 생리학적인 근거로 신경해부학적인 회로를 포함하면서 유해한 자극의 위치에 설명을 해준다. 둘째, 동기부여와 행동적인 근거로 여러 정서적인 반응뿐만 아니라 환자 개인의 기대치와 목표를 포함한다. 셋째, 정신과적 근거로 환자의 과거 경험을 살펴보고 통증의 감각과 그 의미를 나타낸다. 유해수용기는 일반적으로 자유신경종말(free nerve endings)을 말하고, 이 자유신경종말은 다양한 조직에서 다양한 밀도로 분포되어 있다. 자유신경종말은 활성화되는데 비교적 높은 역치를 필요로 하며, 기계적 자극, 열적 자극, 전기와 화학적 자극과 같은 조직-손상 자극에 민감하게 반응할 수 있다. 자유신경종말은 작은 직경의 구심성 신경섬유로 구성되어 있으며 척수 및 더 높은 수준의 중추신경계로 활동전위를 전달시킨다.

이 같은 구심성 섬유는 5m/s에서 30m/s정도의 신경전도 속도를 가지고 있는 수초화 Aδ섬유, 수초화되어 있지 않으면서 0.2m/s에서 2m/s정도의 전도속도를 가지는 C섬유 두 가지로 나누어진다. 이 두 가지 형태의 구심성 섬유는 '빠른통증(fast pain)', '느린통증(slow pain)'과 관련되어 있고, 이와 같은 통증의 두 가지 양식(modalities)은 일시적 통증감각과 지속적 통증감각의 개념에 기초한다. 일시적 통증이란, 유해자극이 신경섬유를 활성화시키면서 나타나는 가장 먼저 접하게 되는 감각이고 항상 조직의 작은 손상에 동반된다. 짧은 기간 동안 지속되며 장기간 단계를 거치지 않는다. Aδ 구심성 섬유가 이와 같은 일시적 통증과 관련이 되어 있는데, 굴곡도피반사(withdrawal reflex)와도 연관되어 있다. 지속적 통증은 C섬유의 활성화와 연관되어 있으며, 일반적으로 조직의 큰 손상과 동반되어 나타난다. 조직의 세포 손상 시 결과적으로 화학전달물질(chemical mediators)이 유리되는데, 브래디키닌(bradykinin), 물질 P(substance P), 히스타민(histamine), 5-수산기-트립타민(5-hydroxytryp-tamine(5-HT)), 프로스타글란딘(prostaglandins)이 있고, 조직 세포 손상은 결과적으로 세포 자체의 손상뿐만 아니라 유해수용기 신경종말 활성화도 낳는다. 화학전달물질은 유해수용성 신경종말을 직접 활성화시킨다. 또한 이 화학전달물질들은 자유신경종말 전도특성 변화의 자극에 대한 유해수용기들의 반응에도 민감해진다. C 유해수용성 신경종말이 활성화됨에 따라, 화학전달물질들은 조직손상에 대한 염증성 반응도 일으키게 된다.

이러한 유해수용성 구심성 신경섬유들로부터 받아들인 정보들은 반사활동에 영향을 미치는 척수로 전달되거나, 신경로를 통해 더 높은 수준의 고위중추인 뇌로 전달된다. 구심성 유해수용정보들은 척수의 후근을 통해 척수로 들어가 회색질의 후각에 있는 다른 신경원들과 연접을 이루게 된다. 척수의 후각은 위에 언급한 말초의 구심성 유해수용자극과 척수의 사이신경원(interneurons), 그리고 또는 뇌로부터 내려오는 하행 신경원의 각종 정보들이 집합되는 장소이다.

유해수용성 구심성 자극과 관련된 대표적인 반사로는 굴곡도피반사(flexor withdrawal)와 교차신전반사(crossed ex-tensor reflex)가 있다. 이것은 다연접 반사(polysynaptic reflex)로서 여러 척수분절 수준의 조절을 통해 여러 근육그룹이 관여되어 일어나는 반사이다. 유해수용성 입력 신호는 굴곡근육그룹에 연접되어 있는 운동신경원과 연결되어 있는 흥분성 다연접(excitatory poly-synaptic connection)에 입력되고, 신체 동측의 신전근 그룹에 연접되어 있는 운동신경원과 연결된 억제성 다연접(inhibitory polysynaptic connection)이 입력된다. 이 신경로들이 활성화되면, 유해 자극이 주어진 지절 쪽에서는 굴곡이 일어나고 동측 신전근에는 활동 스위치가 꺼지게 된다. 이 작용에 의해서 초기 발생된 유해수용성 자극으로부터 지절이 멀어지도록 해준다.

즉, 잠재적인 손상 가능성에 대한 회피로서 보호적 경향을 가지게 되는 것이다. 같은 시간에, 같은 유해수용성 구심성로부터 전달된 다른 다연접은 신전근 운동신경원이 흥분하고 반대쪽 지절에는 굴곡근 운동신경원은 억제된다. 이 작용으로 인해 동측 지절이 굴곡하고 있는 동안 신체의 안정성을 제공할 수 있게 된다. 유해수용성 구심성 자극은 척수의 회색질로 입력 후 후각에 종지하고, 위에 언급하였듯이 이들은 반사를 일으키는 사이신경원과 연접하거나 또는 이차-명령 신경원(second-order neurons)소위 전달세포(transmission cells)라고 부르거나 또는 T세포]과 연접하게 된다.

정보는 척수의 반대 측에 있는 외측척수시상로(lateral spinothalamic pathways)를 따라서 척수를 가로질러 고위 중추로 전달된다. 이 신경로의 축삭들은 척수 회색질의 교양질(substantia gelatinosa, SG) 또는 가장자리 구역(marginal zone)에 신경원 세포체를 두고 있는 이차-명령 신경원들이라 할 수 있다. 이 이차-명령 신경원들 중 일부는 교차하지 않고 바로 상위의 몇 개 분절간 상행하기도 하나 나머지는 교차하여 상행하게 된다. 이 상행하는 신경섬유들이 시상의 복측핵(ventrobasal nucleus)에 도달하여 3차-명령 신경원(third-order neurons)에 종지하게 된다. 이 신경원들은 유해수용성자극 정보를 대뇌의 피질(cerebral cortex)로 전달시킨다. 게다가, 이러한 정보들은 다연접되어 있는 척수망상로(spinoreticular tract)를 통해서도 고위중추로 상행하게 된다. 이 신경로들은 섬유판속핵(intralaminar nucleus)을 통해 여러 뇌간 종지에서 시상하부, 뇌의 전두엽, 변연계(limbic system)에 투사한다. 이 영역들은 통증에 대한 자율적 반응, 정신적 반응과 정서적 반응을 조절한다.

2) 통증에 대한 가설기전

(1) 특이성 이론(specific theory)

특이성 이론은 통증이 자극되는 수용체의 종류와 그에 따라 나타나는 감각과는 일정한 관계가 있는데, Pacinian 소체가 자극되었을 때 압각을 느끼며 자유신경종말(free nerve ending)이 자극되었을 때 통각을 느낀다. 피부의 감각 수용체와 1 대 1의 지배부위별 관계를 가진다. 하지만 정서적, 정신적 면을 포함한 중추신경계의 통증조절을 고려하지 않은 한계를 가지고 있다.

(2) 양식이론(pattern theory)

통각 및 감각은 신경섬유 크기와 해부학적 다양성에 의해 생긴다. 즉 큰 신경섬유로 전달되는 자극은 촉각이고, 작은 신경섬유로 전달되는 자극은 통증이다. 이 이론은 통증을 감각적인 면에서 고려했고 감각 수용체를 무시 또는 부정함으로써 중추신경계 통증조절은 고려하지 않은 한계점을 가지고 있다.

(3) 관문조절설(gate control theory)

1965년 Melzack과 Wall이 교양질(substantia gelatinosa, SG)에서 통증의 전달과 차단작용이 일어나는 관문조절설을 발표하였다. 직경이 큰 Aδ섬유와 직경이 작은 C섬유가 전달세포(transmission cell)에 반응을 일으켜 관문의 역할을 하는 교양질에 자극을 준다는 것이다.

교양질은 척수 후각의 제II~III층으로 알려졌다. 저역치, 큰 직경의 기계적 자극에 민감한 구심성 섬유는 흥분성 연접을 통해 교양질 세포를 자극해서 유해수용성 구심성 종지에 작용하는 연접 전 억제를 증가시키고 고위중추로 유해성 정보 전달을 막게 된다. 즉, 큰 신경섬유를 통하여 들어오는 입력은 교양질 기능을 항진시켜 관문을 폐쇄하고, 작은 신경섬유를 통하여 들어오는 입력은 교양질 기능을 억제하여 관문을 개방한다. 그렇기 때문에 통증신호의 전달 여부는 큰 신경섬유와 작은 신경섬유의 활동수준에 의해서 결정된다는 것이다. 그러므로 이러한 조절 체계는 구심성 신경원, 척수 후각 내에 신경원의 상호작용, 전달세포, 고위 뇌중추에서 하행성 조절 등 4가지 구성요소로 되어 있다.

관문 자체는 후각의 교양질 내에 있는 작은 억제성 개재 세포와 고위 중추로 정보를 전달하는 T세포로 구성되어 있다. T세포의 활동 수준은 지름이 큰 Aα, β신경원, 그리고 지름이 작은 Aδ와 C 구심성 신경원으로부터의 입력조절에 의해 결정된다. T세포의 활동은 고위 조절 중추로부터 내려오는 하행성 신경원에 영향을 받는다. 지름이 작은 구심성 신경으로부터의 입력은 T세포를 활성화시키고, 이들 지름이 작은 구심성 신경의 지각 영역에서 생긴 통증을 감지한다. 지름이 작은 구심성 신경은 T세포 접합부에서 연접 억제를 감소시킴으로써 개재신경세포를 억제시킨다. 지름이 큰 구심성 신경이 동시에 흥분되면 직접적으로 T세포를 활성화시킨다. 이러한 구심성 섬유는 연접전 억제에 의해 지름이 큰 구심성 신경과 지름이 작은 구심성 신경 양쪽에서부터 T세포로 입력을 감소시켜 작은 교양질 세포를 자극한다. 따라서 지름이 큰 구심성 신경으로부터의 입력은 사실상 관문을 닫고 지름이 작은 구심성 통증신경으로부터의 자극전달을 차단시킨다.

3) 경피신경전기자극의 자극유형

(1) 고빈도-저강도 TENS(conventional TENS)

전통적으로 흔히 사용하는 방법이다. 75-125pps의 높은 맥동빈도와 맥동기간이 100μs 이하로

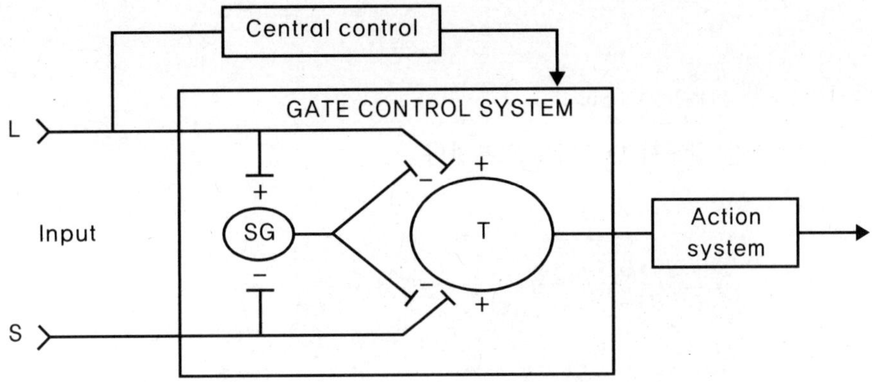

[그림 6-1] 관문조절설

짧게 하며 가시수축이 유발하지 않는 범위에서 한다. 편안한 감을 느끼는 낮은 강도로 15-45분 자극한다. 진통은 빠르게 나타나지만 지속시간이 짧다. 주로 급성 기에 사용한다.

(2) 저빈도-고강도 TENS (acupuncture-like TENS)

10-20 pps 이하로 주로 1-4pps의 낮은 맥동빈도와 맥동기간은 길게 강한 강도로 자극한다. 진통 2-6시간 정도로 지속되고 진통 유발이 느리지만 진통 지속시간이 길다. 엔도르핀 분비가 증가하는 것으로 알려져 있다. 주로 심부 통증과 만성통증에 사용한다.

(3) 고빈도- 고강도 TENS(brief interns TENS)

150pps이상의 높은 맥동빈도를 사용한다. 맥동기간은 200㎲ 이상으로 견딜 수 있는 범위 내에서 근 수축이 일어나도록 매우 강하게 자극한다. 5-15분 이내 진통이 작용하여 자극하는 동안 지속한다. 주로 통증을 매우 빠르게 제거할 목적으로 사용하며, 통증의 근위부 자극과 통증부위에 대한 교차 통전을 한다.

(4) 돌발 TENS(burst TENS)

맥동을 돌발시킨다. 돌발변조를 주로 7개의 맥동으로 묶음으로 만들어 2-4초 간격으로 변조한다. 저강도 돌발 TENS와 고강도 돌발 TENS로 구분한다. 급성통증 및 표면부 통증은 강한 강도로, 만성통증과 심부 통증은 낮은 강도로 사용한다.

(5) 변조 TENS(modulation TENS)

맥동빈도, 맥동기간, 강도를 변조하여 사용한다.

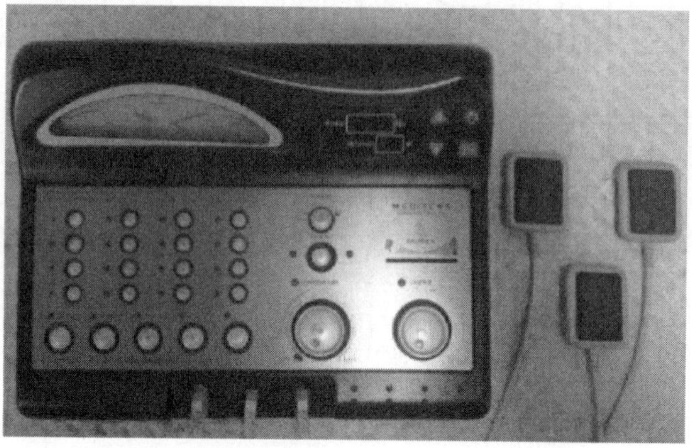

[그림 6-2] 경피신경전기자극 치료기(TENS)

4) 적응증

통증을 동반하는 근골격계통의 각종 질환 및 손상, 신경계통의 각종 질환 및 손상, 수술 후 통증, 암으로 인한 동통, 만성복통, 분만통, 월경통, 불명통을 비롯하여 정신성통증 등을 조절한다.

5) 금기증

부정맥, 금성심근경색증 등의 심장 질환자, 수요형 심장박동조율기를 사용하는 사람, 목동맥 위, 눈 위 또는 주위, 임신부 복부, 감각마비 및 감각과민 부위, 뼈가 돌출된 부위, 전극접촉이 어려운 부위에는 피해야 한다.

2. 고전압맥동전류치료
(High voltage pulsed current stimulation, HVPCS)

고전압맥동전류치료(HVPCS)는 높은 전압(100~500V), 낮은 전류(1.5~2.0mV), 짧은 맥동기간(50~100μs)을 특징으로 하는 짝정점파(twin pulse wave)를 이용한 치료기이다. 자극시간이 매우 짧고 순간전압이 높고 평균전류가 저전류이므로 안전하고 느낌이 부드러우면서 조직 손상 없이 심부조직을 자극 할 수 있다. 다만, 변성근 수축할 수는 없지만 부분 변성근이나 전체 근육들은 반응을 보이기도 한다. 양극이나 음극에서 발생하는 화학적 산물의 생성이 없고 피부의 pH변화 또한 없다.

1) 고전압맥동전류의 특성

고전압맥동전류의 파형 특성(그림 6-3)을 살펴보면 위상이 한 방향에서 형성되며 파형은 순간적으로 정점진폭에 도달했다가 비교적 느리게 감소하는 형태이다. 두 개의 위상이 짝으로 묶여 위상기간이 매우 짧은 한 개의 맥동으로 만들어진 짝정점파(twin-peak wave)를 이루고 있다. 대부분 고전압맥동전류자극기는 맥동빈도를 1~150pps의 범위에서 선택할 수 있도록 만들었고 짝정점파

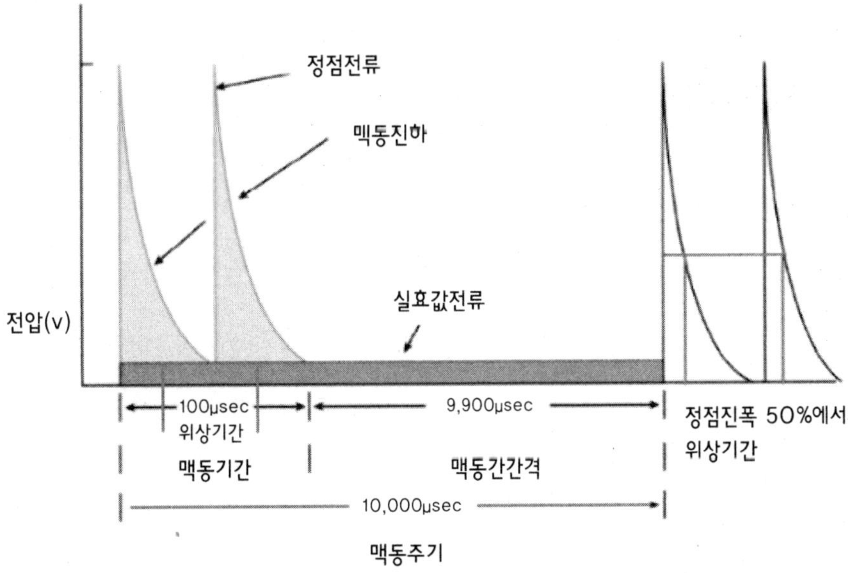

[그림 6-3] 고전압맥동전류의 파형 특성

를 사용하기 때문에 맥동빈도 1초 당 형성된 맥동의 수가 맥동빈도이다. 위상기간은 두 가지 방법으로 표현된다. 그림 6-3에서 위상기간은 각 파형 당 될 수 있고 또한 전류가 0선에서 출발하여 정점에 도달한 후 정점진폭의 50%로 떨어지기까지의 시간으로 표현되기도 한다. 고전압맥동전류자극기의 위상기간은 고정되어 있으며 대부분 100㎲ 이하로 매우 짧다. 이중점점(dual peak)을 사용하는 이유는 한 개의 위상으로는 위상기간이 너무 짧아서 말초신경을 자극할 수 없기 때문에 두 개의 위상을 하나의 맥동으로 만들어 자극한다. 고전압맥동전류의 맥동기간은 두 개의 위상을 짝으로 묶은 한 개의 맥동기간이다(그림 6-3). 맥동기간은 전기자극기에 따라 5~200까지 다양하나 보통 100㎲ 내외를 사용하며 대개는 고정되어 있어 선택할 수 없다. 고전압맥동전류자극기는 맥동기간이 매우 짧고 맥동간 간격은 매우 길다. 이와 같이 맥동기간이 너무 짧기 때문에 전하가 조직에 축적되는 양이 적고 조직에 축적된 전하도 신체의 항상성기전에 의해서 곧바로 중화된다.

고전압맥동전류자극기의 맥동전하의 양은 매우 낮다. 진폭은 정점전류(peak current)와 평균전류(average current)인 실효값전류(RMSa)로 구분한다(그림 6-3). 정점전류를 높이기 위해서는 전압이 높아야 한다. 고전압맥동전류치료기는 대게 높은 전압과 정점전류를 출력하기 때문에 일반적인 저전압 전기자극기보다 매우 높지만 맥동간 간격이 매우 길기 때문에 평균전류, 즉 실효값전류는 1.5~2.0㎃에 지나지 않는다. 실제로 조직에 영향을 주는 실효값전류가 너무 높으면 조직손상이 유발되지만 고전압맥동전류의 실효값전류가 매우 낮기 때문에 안전하다.

2) 고전압맥동전류의 효과

고전압맥동전류의 효과는 여러 방면에서 사용되고 있다.

(1) 통증완화

(2) 관절가동성 증가

(3) 말초순환의 증가

· 간헐성 근수축으로 근육의 펌핑 효과

· 교감신경흥분억제

· 근육의 혈액요구증가

(4) 조직치유

· 세포활성 증가

· DNA합성 증가, 세포이동 촉진, 세포증식 촉진, 아교질합성 및 축적증가

· 상피화 촉진, 혈관신생과 혈류 증가, 조직 산소공급 증가

· 세균성장억제, 괴사조직제거, 흉터형성 감소

(5) 부종감소

· 근육의 펌핑작용

· 림프계자극

· 체액이동증진

3) 위험 및 주의사항

일반적인 전기자극의 금기증과 같다.

· 심장박동조율기 사용하는 사람

· 임신한 여성의 배

· 목동맥위, 악성종양 부위, 출혈이 있는 상처, 표면 금속매입 부위, 월경 때 아랫배 부위

3. 기능적전기자극(Functional Electrical Stimulation; FES)

기능적전기자극은 인체의 기능적인 움직임을 만들어 내기 위해서 전기적으로 근수축을 유발한다. 상운동원신경원의 기능장애로 더 이상 수의적으로 조절할 수 없게 된 근육의 운동점에 전기자극을 가하여 근육수축을 유발함으로써 기능적인 동작을 유용하게 할 수 있게 해주는 치료법이다. 최근 임

상에서는 주로 편마비, 뇌성마비, 척수손상 환자 등에 적용하고 있다. 여러 가지 형태의 파형들이 이용되지만 기본적으로 대칭성 및 비대칭성 양상성 직사각형파가 가장 많이 사용된다. 이들 두 형태의 파는 양상성이라 전기 화학적 효과도 크지 않고 피부의 자극 또한 거의 없다. 단상파에 비해 동일한 전류강도에서 더 큰 근력을 생성하고 좀 더 편안한 감각을 느낄 수 있다. 자극 강도는 보통 0~100㎃ 범위에서 환자마다 피부 저항이 다르기 때문에 차이가 날 수 있으므로 환자에게서 나타나는 근육반응과 환자가 참을 수 있는 감각의 범위 내에서 전류강도를 조절하면서 치료해야 한다. 맥동기간은 일반적으로 사용하는 기능적전기자극 20~500㎲ 사이의 맥동기간을 가지고 있으며, 200~400㎲ 사이의 맥동기간이 가장 적절하다고 알려져 있다.

주파수의 특성은 보통 주파수가 높을수록 동원되는 운동단위의 수가 많아져 근피로가 쉽게 일어나는데 임상적으로는 신경근접합부 수준에서의 신경근 피로를 줄이기 위해서 목적에 따라 주파수를 적절하게 제한하면서 적용하는 것이 바람직하다. 기능적전기자극 시, 근 피로에 영향을 미치는 또 다른 자극 매개변수는 순환주기 또는 통전-단락비율이다. 단락시간이 너무 짧으면 근피로의 원인이 된다. 대부분의 기능적전기자극기에는 수축시간과 이완시간이 통전시간과 단락시간으로 표시되어 있다. 그러므로 통전-단락비율에 따라 적용 효과가 달라질 수 있다. 편마비 환자를 대상으로는 보통 1 : 5 비율이 1 : 1 또는 1 : 3 비율에 비해 효과가 좋다고 보고되어지고, 정형외과적으로 문제가 있는 환자에게는 1 : 3, 근력증강이나 지구력 증강을 위해서는 1 : 1의 비율을 적용하는 것이 효과적이다.

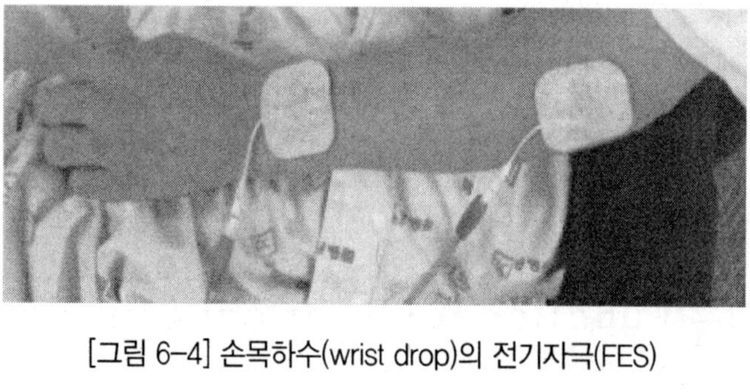

[그림 6-4] 손목하수(wrist drop)의 전기자극(FES)

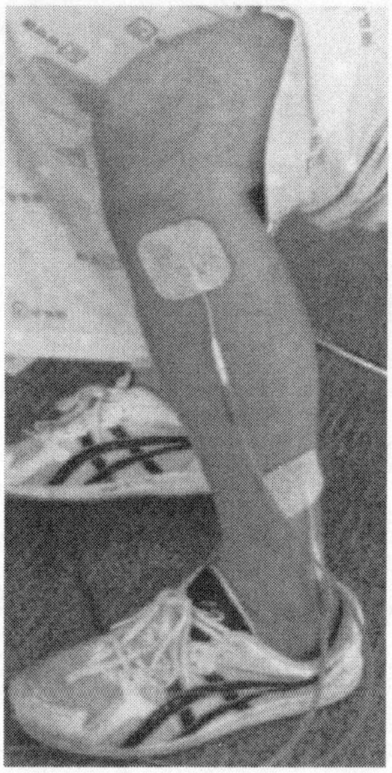

[그림 6-5] 발목하수(ankle drop)의 전기자극(FES)

(1) 치료효과

· 근재교육과 자율운동 기능의 촉진

· 근 경련성 관리

· 관절가동범위의 유지 및 증가

· 편마비 환자의 기립 및 보행훈련

· 어깨관절 아탈구

· 수의적 운동조절을 바르게 수행할 수 없는 환자에게 보조기 대용으로 사용

· 통증완화

· 중추신경계 장애환자의 감각능력을 증가

(2) 금기증

· 관절불안정

· 골다공증

· 다발성 경화

· 이완성 마비

· 근육병

4. 은침형 전극자극치료(Silver spike point; SSP)

인체의 피부 표면에 경혈점, 압통점, 운동점, 발통점 등에 은침형 전극을 부착하여 낮은 주파수(1~15Hz)의 전류를 통전하는 전기자극 치료법이다. 초기 목적은 마취 유도로 시작해서 한의학의 침 삽입에 따른 통증, 공포, 감염 등의 문제점을 개선하기 위해 일본에서 개발하였고, 임상에서는 대부분 사용하기 편하도록 흡입식 전극으로 되어 있다. 변조방식은 맥동빈도와 진폭이 일정하게 지속적으로 내보내는 연속방식의 변조, 1~2s 간격으로 통전-비통전을 반복하는 단속변조, 일정기간(1~2s) 동안 3pps의 맥동빈도를 내보낸 다음 일정기간(1~2s)동안 15pps의 맥동빈도를 내보내는 맥동빈도변조 방식이 있다.

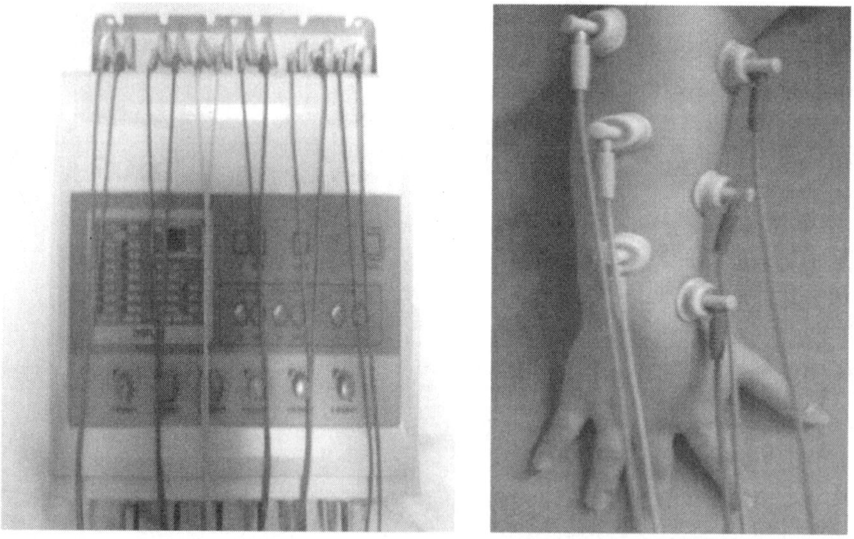

[그림 6-6] SSP 치료

(1) 적응증

· 마취
· 근골격계 질환의 통증완화
· 변비, 설사, 기관지염 등
· 불면증

(2) 금기증

· 심장박동조율기 착용 환자
· 열성질환
· 임신부
· 혈전증 환자
· 개방 상처 및 피부질환자

5. 역동전류(Diadynamic current)

역동전류는 교류 정현파를 정류한 형태의 정현 맥동전류로 율동적이고 힘 있는 전류를 의미한다. 역동전류의 특성은 교류전류, 정현파 전류를 사용하고 파형은 단상원형파를 연속적으로 사용한다. 대개 맥동빈도는 50~100pps, 위상기간은 10㎳, 위상전하는 최대 50μC, 실효값전류는 25~50㎃로 맥동빈도, 진폭, 시간을 변조하면서 사용한다.

역동전류의 파형과 변조방식은 다양하다(그림 6-7).

(1) 완파장 고정파(DF; diphasic fixed)

주로 순환장애 및 통증 치료에 사용한다.

(2) 반파장 고정파(MF; monophasic fixed)

주로 만성통증, 환상통 등에 사용한다.

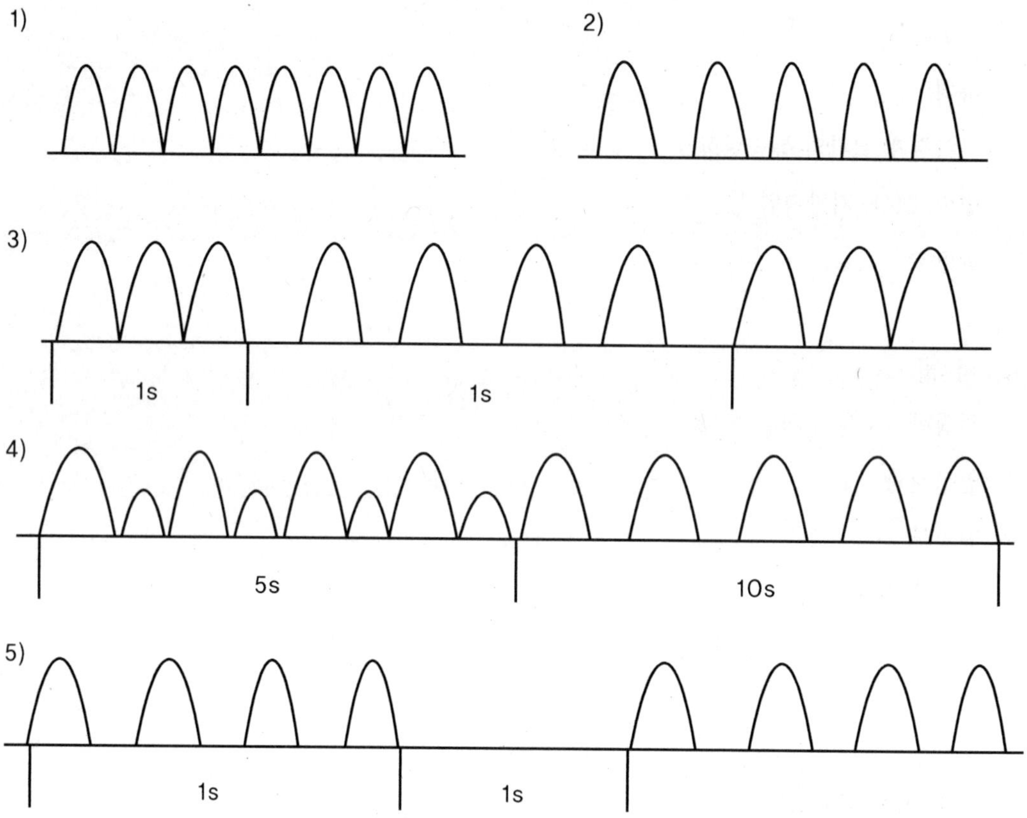

[그림 6-7] 역동전류의 파형 특성

(3) 짧은 교대파(CP; courtes periodes, short periods)

주로 급성손상, 부종, 외상으로 인한 통증, 신경통 등에 사용한다.

(4) 긴교대파(LP; lomg periods)

주로 근육통에 사용한다.

(5) 반파장단속파(RS; rhythm syncopal)

근수축이 유발되는 강도로 자극한다.

(6) 역동전류의 효과

· 통증완화

· 순환증진(혈관운동 증진)

· 염증 및 부종 완화

· 조직치유 촉진

· 근 수축 유발, 근력 증진, 근재교육

(7) 금기증

· 급성패혈증

· 악성종양

· 열성질환

· 피부질환

· 혈전증

· 심장박동조율기 착용자

· 임신부

6. 미세전류자극치료(Microcurrent electrical stimulation)

미세전류자극은 일반적으로 조직치유에 가장 많이 사용하며, 1㎃ 아래의 낮은 전류를 이용하는 전기자극이다. 미세전류자극의 특성으로는 맥동전류, 시간변조 전류, 단상 직사각형, 이상 대칭 직사각형을 사용한다. 파형은 연속전류로 맥동빈도는 0.1~1,000pps, 맥동기간은 50~200㎲, 1.5~500㎳, 순환주기는 50%, 위상전하는 최대로 0.9~300μC, 실효값 전류는 25~600㎂, 변조방식은 교대로 경사변조로 통증점, 압통점, 운동점에 필요에 따라 적용한다. 특히 조직치유의 생리적 효과로서 세포활성의 증가, 아교질합성 증가, 뼈 형성 촉진, 대사증가, 미세순환 증가, 통증 완화, 불면증, 우울증 등에 효과를 가지고 있다.

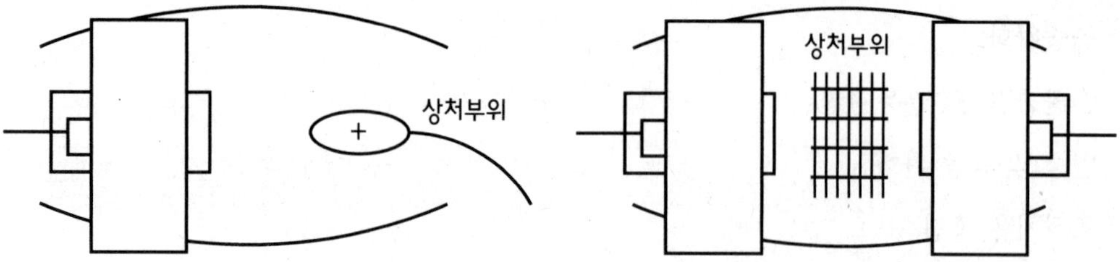

[그림 6-8] 상처부위에 대한 전극 배치

(1) 적응증

· 피부상처, 궤양, 화상, 흉터, 섬유증

· 골절

· 근골격계 손상 및 질환

· 신경계통 손상 및 질환(신경염, 대상포진, 반사교감신경이상증)

· 불면증, 우울증

(2) 금기증

· 심장박동조율기 착용자

· 악성종양

· 임신부

· 목동맥 위

· 눈 위

· 출혈 부위

7. 탈신경근의 전기자극

탈신경근이란 말초신경의 손상으로 신경이 정상적으로 근육을 지배하지 못하는 상태를 말한다. 탈신경 근육은 운동단위의 손상으로 근육의 흥분성이 소실되어 수의적으로나 반사적으로 수축을 하지 못하게 됨에 따라 구조적, 기능적 변화가 일어난다. 이에 따라 근육이 약화되고 탈신경 위축(denervated atrophy)이 야기되기 때문에 말초신경이 재생되어 근육수축 능력이 회복될 때까지 수동운동, 전기자극 등으로 근육수축을 유발시켜야 한다.

1) 탈신경근육의 원인

[표 6-1] 신경손상 분류(Seddon HJ, 1943)

	신경차단	축삭절단	신경절단
축삭	건재	변성	변성
신경집	경한 변성	건재	변성
마비	운동마비	감각 및 운동마비	완전마비
전기반응	가능	초기 음성, 후기 양성	음성(2주 후)
근전도	경한 변성	잔떨림전위(2~3주 후)	퇴행성 변화
회복	완전회복(6주내)	회복	불량
예후	매우 양호	양호	불량

[표 6-2] 신경손상 분류(Sunderland S, 1990)

	1도 손상	2도 손상	3도 손상	4도 손상	5도 손상
신경전도	일시적 차단	차단	차단	차단	차단
축삭	건재	단절	단절	단절	단절
신경집	건재	건재	단절	단절	단절
신경속막	건재	건재	단절	단절	단절
신경다빌막	건재	긴재	긴재	단절	단절
신경바깥막	건재	건재	건재	건재	단절
신경다발	건재	건재	단절	단절	단절
회복	완전	양호	부분양호	불량	불량

말초신경은 압박, 견인, 절단 등과 같은 외상, 감염 등에 의해 신경손상을 받는데, 각 손상의 정도에 따라 세든(Seddon HJ. 1943)과 선더랜드(Sunderland S. 1990)의 분류법으로 구분하였다.

(1) 신경손상의 분류

① 신경차단(neuropraxia)

신경차단은 가벼운 타박상(contusion), 압박(compression) 또는 당김(traction) 등의 원인으로 신경전도의 기능이 일시적으로 차단된 상태이다. 특징은 축삭은 건재하고 신경집이 가벼운 부종이나 국소적 손상으로 가볍게 차단되어 있으며 감각소실보다는 운동마비가 잘 나타난다. 전기자극에 반응이 나타나기도 하며 회복은 빠르게 이루어지고 거의 완전한 회복이 가능하다, 예후는 아주 양호하다.

② 축삭절단(axonotmesis)

축삭절단은 신경차단보다 강한 외상으로 생기며 신경집은 건재하나 축삭이 차단된 상태이다. 감각 및 운동마비가 나타나고, 2~3주 지나 원위부에서 왈러변성(Wallerian degeneration)이 진행되면서 근전도에서 잔떨림전위(fibrillation)가 나타난다. 초기에는 전기자극에 반응이 나타나지 않지만 후기에는 반응이 나타난다. 신경집이 건재하기 때문에 대개는 만족할 만큼 회복이 되나 몇 개월에서 몇 년, 경우에 따라서는 3년에 걸쳐 이루어지며 예후도 양호한 편이다.

③ 신경절단(neurotmesis)

신경절단은 열상(laceration)에 의해 신경이 완전히 절단되거나 심한 찢김 손상, 장시간 국소 저혈증, 높은 농도의 화학약품 등에 의해서 축삭과 신경집이 단절 또는 변성되어 신경전도의 기능이 완전히 차단된 상태로 신경손상 중 가장 심한 손상이다. 특징은 축삭과 신경집이 모두 차단되고, 지배근육의 완전마비 및 감각소실이 나타나며 2주 후부터는 전기자극에 반응하지 않는다. 근전도상 전형적인 퇴행성 변화를 보이고 회복 및 예후는 불량하다.

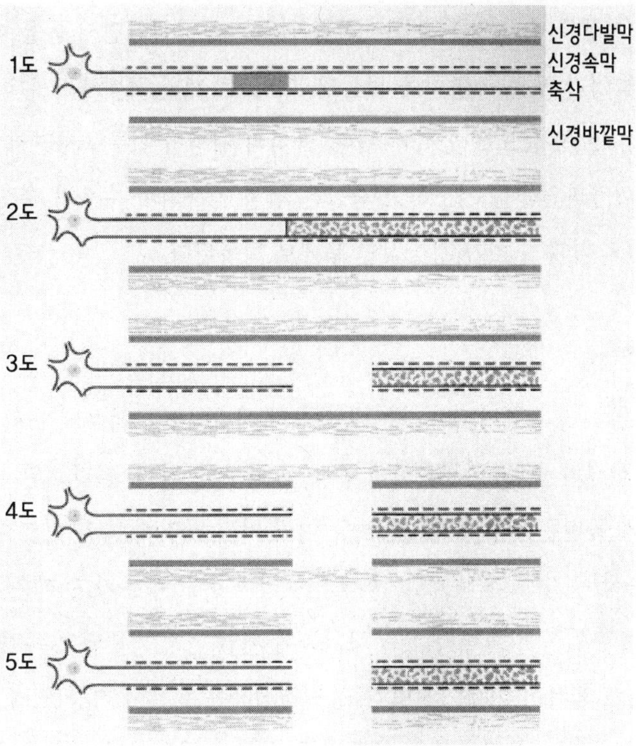

[그림 6-9] 신경손상 분류(Sunderland S, 1990)

(2) 신경손상의 병리학적 변화

신경이 완전 절단되면 몸 쪽 끝(proximal end)과 먼 쪽 끝(distal end)이 서로 수축하여 절단부위에서 틈(gap)이 생긴다. 시간이 흐름에 따라 몸 쪽 끝에서는 축삭과 주위의 결합조직막이 증식되어 둥글게 팽창된 큰 신경종(neuroma)이 생기고 먼 쪽 끝에서는 몸 쪽 끝에서 생기는 것 보다는 적지만 축삭이 증식 없이 슈반세포 및 주위의 결합조직의 증식으로 슈반종(Schwannoma) 또는 신경아교종(glioma), 거짓신경종(pseudoneuroma)이 생긴다.

신경손상 후, 시간이 지나면 신경의 먼 쪽 끝에서 왈러변성이 일어나는데 때로는 몸 쪽 끝의 말단부위에서 나타나기도 한다. 신경절단 후, 처음 3일까지는 자극이 전달되며 대개 3일에서 7일 또는 경우에 따라서 14일 후에 축삭과 수초의 변성이 일어나고 슈반세포(Schwann cell)가 증식하기 시작한다. 축삭은 점차로 자극전도 기능이 상실되고 굵기도 가늘어진다. 신경손상 후 시간이 흐름에 따라 먼 쪽 끝에서 슈반세포가 계속 증식하여 슈반종을 만들고 몸 쪽 끝에서는 축삭이 재생되기 시작한다. 몸 쪽 끝에서 재생되기 시작한 축삭이 점점 원위부로 증식하면서 틈을 메우고 먼 쪽 끝의 신경섬유 내초 안으로 들어가 새로운 축삭을 만든다. 이때 한 개의 축삭에서 여러 개의 축삭싹(axon bud)이 자라나서 점점 먼 쪽 끝으로 향하게 된다. 축삭의 재생이 이루우지면서 큰 포식세포가 증가하여 축삭 파편과 말이집파편들을 청소하고 축삭은 점점 성숙되며 수초가 축삭을 싸게 된다. 대개는 21~24개월에 걸쳐 축삭과 수초가 정상적인 두께로 회복된다.

(3) 신경의 재생 및 회복

말초신경이 손상되면 재생과정이 일어나는데 축삭의 재생속도는 하루에 1㎜(1~2㎜) 정도이다. 신경의 재생 및 회복은 신경의 종류, 신경손상의 종류, 손상부위, 나이, 절단부위, 절단단의 간격, 절단단의 상태, 연부조직의 동반손상 유무 및 정도 등 여러 가지 조건에 따라 다르다. 신경의 회복은 신경손상 초기가 신경손상 후기 보다 빠르고, 축색의 굵기가 굵고 수초가 두꺼운 신경이 축색이 가늘고 수초가 얇은 신경보다 회복이 불량하다. 통각기능이 제일 먼저 회복되고 촉각, 고유수용성감각을 담당하는 섬유의 순서로 회복이 이루어지며, 운동신경섬유는 회복이 가장 느리고 불완전하다. 운동신경과 감각신경이 함께 있는 혼합신경은 예후가 좋지 않고 단일신경은 예후가 좋다. 따라서 지골신경은 예후가 좋지만 좌골신경은 말초신경 중 예후가 가장 좋지 않다.

2) 탈신경근육의 특성

말초신경의 병변 및 손상으로 신경의 연속성이 단절되면 근육의 신경지배가 이루어지지 않아 신경지배근과는 달리 수의적으로나 반사적으로 수축을 하지 못하게 된다. 이로 인해 근육의 무게, 섬유직경, 섬유형태의 변화와 같은 구조적인 문제뿐만 아니라 표재반사나 심부건 반사의 감소 및 소실과 같은 기계적 자극에 대한 변화 및 탈신경근된 운동단위의 수에 따른 근력의 감소 및 소실 등의 기능적 변화를 동반하게 된다. 또한 혈관의 문제로 인한 자율신경계의변화, 탈신경 상태에서 나타나는 아세틸콜린의 과민반응 등의 생화학적 변화, 그리고 전기생리학적 변화로 전기적 변성반응, 신경전도속도의 감소, 이상 근전도 활동 등의 전기 신경흥분성 감소와 같은 변화가 일어나기 때문에 근전도나 다양한 전기진단법을 통한 손상의 정도를 진단하는 전기치료적 접근 또한 중요하다고 할 수 있다.

(1) 근육의 구조변화

탈신경근의 구조적 변화로는, 운동단위 상실로 인한 근위축이 가장 큰 변화로서 나타난다. 또한 근섬유의 변화, 초미세구조 변화(사립체의 수 및 체적이 감소), 근육무게(weight) 감소, 근육섬유직경 감소, 횡단면 감소가 나타난다.

(2) 마비

말초신경이 손상되면 손상부위의 아래에서 운동마비, 감각마비, 혈관운동마비가 나타난다.

(3) 변성

신경손상 후, 시간이 흐름에 따라 탈신경근육은 변성(degeneration)되고 섬유증이 일어난다. 변성과 섬유증이 비가역적(irreversible) 근육기능 상실을 일으키기 때문에 변성과 이에 따른 섬유증은 가장 큰 문제가 된다. 탈신경근육의 변성은 근육, 신경손상 경과 시간 등에 따라 다르다. 일반적으로 신경손상 70일 후부터 시작되어 수개월 동안 진행 된다. 탈신경근육은 정상근육보다 외상에 대한 감수성이 높아서 조금만 강한 자극이 가해져도 쉽게 손상을 입게 된다. 또한 근육이 손상을 받아도 정상근육은 빠르게 회복되지만 영양공급이 좋지 않은 탈신경근육은 회복이 어렵다. 탈신경근육은 쉽게 손상 받을 뿐 아니라 작은 손상(minor trauma)이 가중되어 시간이 흐를수록 근육의 퇴행을 증폭시킨다.

(4) 생리적 변화

탈신경근의 생리적 변화에는 자발적 근수축이 유발되는 근육섬유 잔떨림이 나타난다.

(5) 전기적 변화

말초신경이 손상되면 정도에 따라 신경의 흥분성이 감소되고 신경의 전기전도 능력이 상실되기 때문에 신경을 통한 자극전달이 이루어지지 못하고 근육섬유 자체가 직접 전기자극에 반응하여 근육수축이 일어난다. 따라서 탈신경근육에서는 여러 가지 전기적 특성이 신경지배근과는 다르게 나타난다. 신경손상의 정도에 따라 다르지만 탈신경근육은 맥동기간이 짧은 감응전류에 반응하지 않고 맥동기간이 충분히 긴 단속직류전류에만 느리게 수축하거나 반응하지 않는다. 정상근은 시치가

1ms 이하이나 탈신경근육은 시치가 올라간다. 신경손상 10~14일 후 정상의 50~100배까지 올라 25 ms에 이르고 신경손상 21일째에는 최고에 도달했다가 서서히 떨어져 100배에 머무르다 회복이 시작되면 30~40일에 이르러 15ms 정도로 떨어진다. 탈신경근육은 특히 10~1ms의 통전시간부터는 문턱값 강도가 가파르게 높아져 강시곡선이 상향 우편향된 연속성을 유지하는 포물선을 갖게 된다. 이 외에도 극성공식의 반전이 나타나기도 하고, 직류강축률이 변화하며, 흥분성이 감소되는 등 전기적 변화가 나타난다.

(6) 막의 변화

탈신경근육은 아세틸콜린 괴민반응(acetylcholine hypersensitivity)이 나타난다.

3) 탈신경근육의 전기자극 효과

(1) 근육위축 지연 또는 예방

(2) 근육섬유형의 변화

(3) 효소활성 변화

① ATPase 활성 증가

② SDH 활성 증가

③ NADH-TR 활성 증가

④ 인산화효소(phosphorylase, PH) 활성 증가

(4) 단백질 합성능력 증진

(5) 초미세구조의 변화

(6) 모세혈관 분포 및 혈류량의 증가

(7) 기계적 특성의 변화

탈신경근육의 전기자극은 근육수축력 및 근피로지수를 증가시키고, 근육수축시간 및 골격근의 기계적 특성을 정상과 유사하게 회복시킨다. 이러한 변화는 인공적인 근육수축으로 근육의 호기성대사가 활발해져 근육의 혈류량, 산소소모량, 포도당 소모량이 증가되고 젖산생성이 감소되기 때문인 것으로 보인다.

(8) 정맥순환 증진

4) 탈신경근육의 전기자극전류와 종류

탈신경근의 전류의 선택은 탈신경근육의 전기자극에 중요한 조건이다. 따라서 탈신경근육 전기자극의 전류는 신경손상 정도, 맥동기간, 파형, 정점진폭에 도달하는 시간, 근육수축을 유발시키는데 필요한 전류강도 등을 고려하여 선택한다.

이러한 근육전기자극(EMS)에는 단속직류전류(IDC), 교류전류(AC), 맥동전류(PC)를 사용한다. 전통적으로 단속직류전류를 사용했으나 불편감이 많고 또한 화상의 위험이 있다. 정현파 교류전류와 맥동전류는 탈신경근육의 시치보다 맥동기간이 길어야 한다. 정현파 교류전류는 주파수를 낮게 하면 맥동기간이 길어진다. 맥동기간이 μs 단위로 고정된 전기자극기는 근육전기자극에 사용할 수 없지만 ms 단위에서 조절할 수 있는 전기자극기는 탈신경근육을 자극할 수 있다. 파형은 신경손상의 정도에 따라 선택한다. 대개 신경차단은 직사각형파, 경한 축삭절단은 삼각형파, 또는 부등사변형파, 축삭절단 및 신경절단은 삼각형파 또는 톱니형파, 신경재생 때에는 직사각형파를 사용한다.

5) 탈신경근의 전기자극 적용방법

탈신경근의 전기자극을 위해서는 평가 및 진단검사 후, 자극을 결정해야 한다.

일반적인 탈신경근을 자극할 때 전기자극 양식 및 전극으로 파형은 직사각형파 및 톱니형파로 주파수 1pps 내외, 맥동기간은 충분한 근반응을 일으키는 최소한의 맥동기간 $1ms$~$300ms$ 내의 범위에서 최소통증과 최대 근반응을 일으키는 전류 및 자극강도로 표면 전극 및 탐침 전극을 사용하여 적용한다.

(1) 주요 신경손상의 전기자극

① 얼굴신경마비(안면신경마비; Bell's palsy)의 전기자극

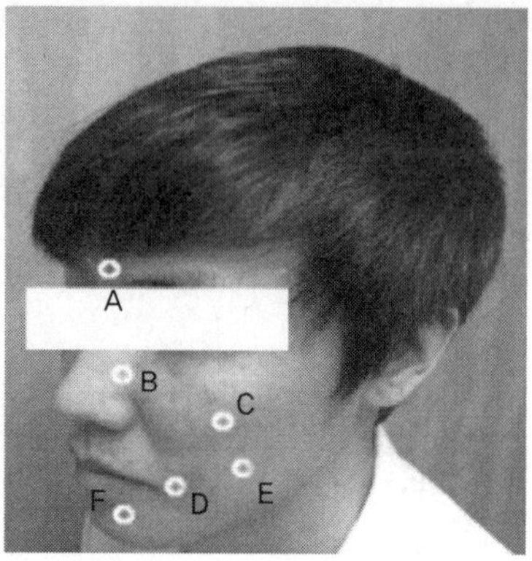

A : corrugator
B : procerus
C : zygomaticus major
D : orbicularis oris
E : buccinator
F : depressor labii inferioris

② 겨드랑신경(액와신경, Axillary nerve) 손상의 전기자극

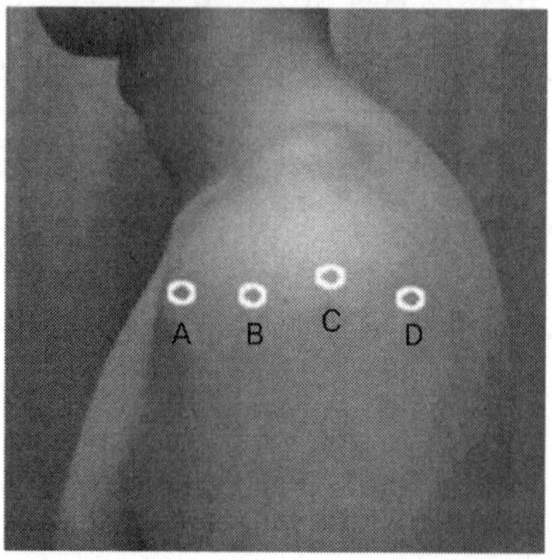

A : deltoid anterior fiber
B : deltoid middle fiber
C : deltoid posterior fiber
D : teres minor

③ 근피신경손상의 전기자극

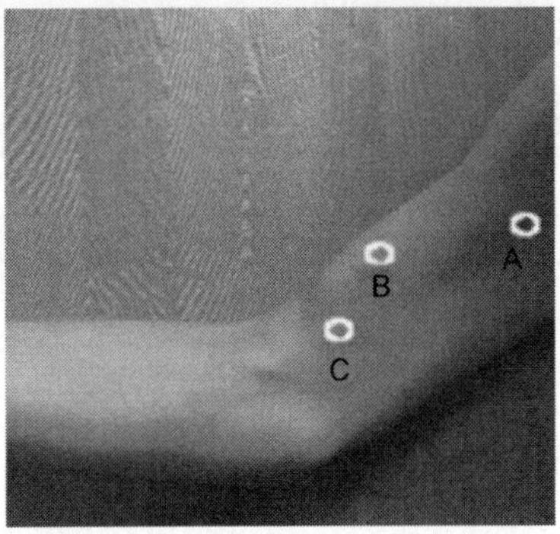

A : coracobrachialis

B : biceps brachii

C : brachialis

④ 노신경(요골신경, Radial nerve)손상의 전기자극

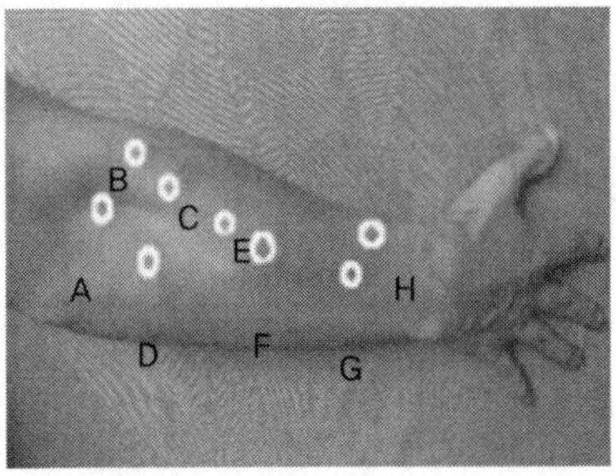

A : anconeus

B : brachioradialis

C : extensor carpi radialis longus

D : extensor carpi ulnaris

E : extensor carpi radialis brevis

F : extensor digitorum communis

G : extensor pollicis longus
extensor pollicis brevis

H : abductor pollicis longus

⑤ 자신경(척골신경, Ulna nerve) 손상의 전기자극

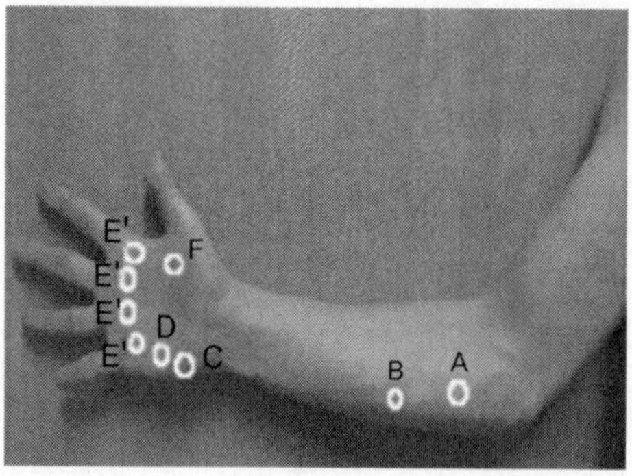

A : flexor carpi ulnaris

B : flexor digitorum profundus

C : abductor digiti minimi palmaris brevis

D : flexor digiti minimi brevis opponens digiti minimi

E′ : medial lumbricales palmar interossei

F : adductor pollicis flexor pollicis brevis

⑥ 정중신경 손상의 전기자극

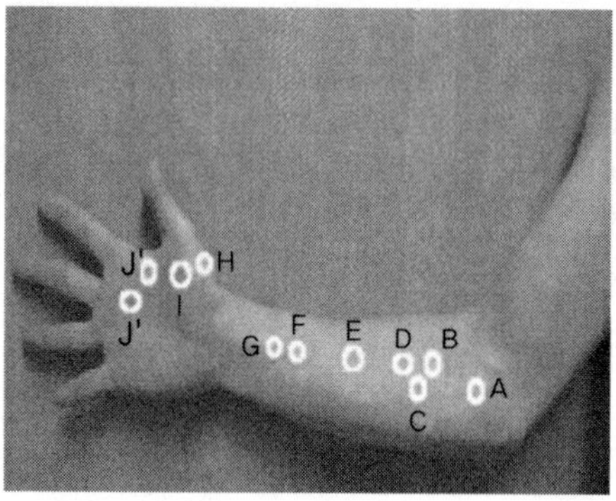

A : pronator teres

B : palmaris longus

C : flexor digitorum profundus

D : flexor carpi radialis

E : flexor digitorum sublimis

F : flexor pollicis longus

G : pronator quadratus

H : abductor pollicis brevis

I : opponens pollicis superficial head of flexor pollicis brevis

J′ : lumbricalis

⑦ 넙다리신경(대퇴신경, Femoral nerve) 손상의 전기자극

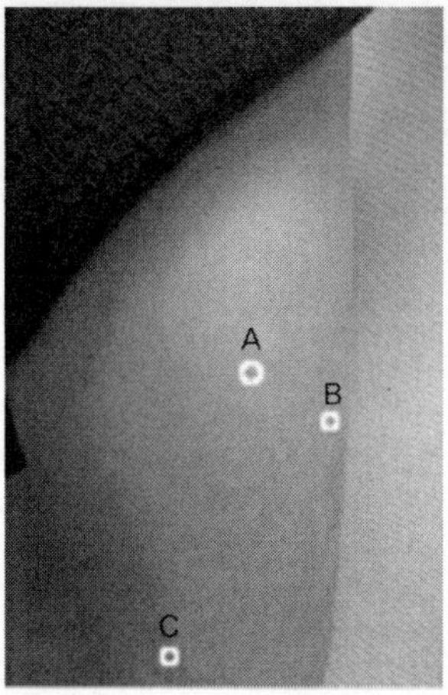

A : rectus femeris

B : vastus lateralis

C : vastus medius

⑧ 폐쇄신경 손상의 전기자극

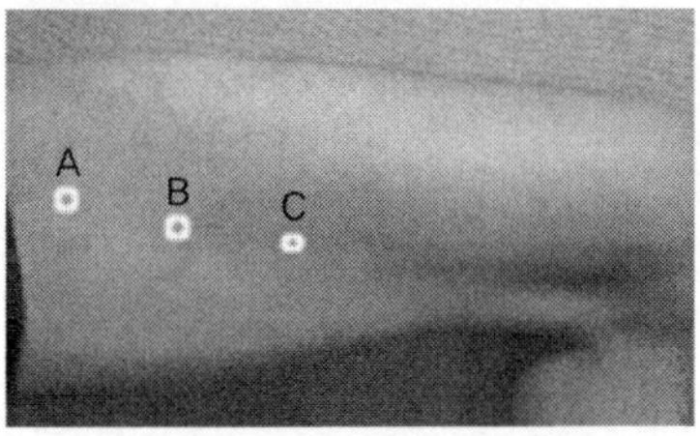

A : pectineus , adductor brevis

B.C : adductor magnus , adductor longus , gracilis

⑨ 온종아리신경(Common peroneal nerve injury)의 전기자극 치료

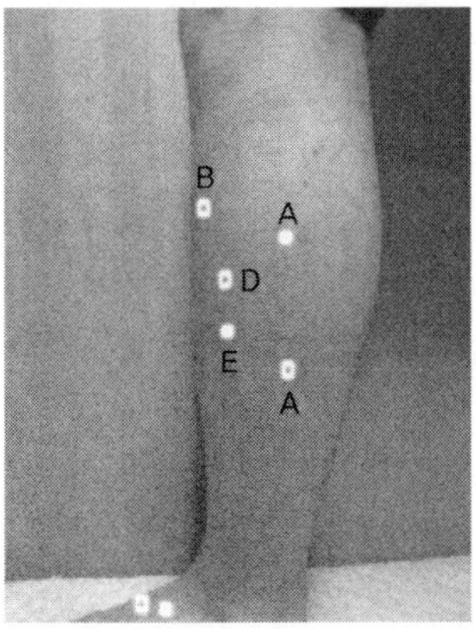

A : lateral gastrocnemius

B : medial gastrocnemius

C : soleus

D : flexor hallucis longus

E : flexor digiti longus

⑩ 정강신경 손상(Tibial nerve injury)의 전기자극 치료

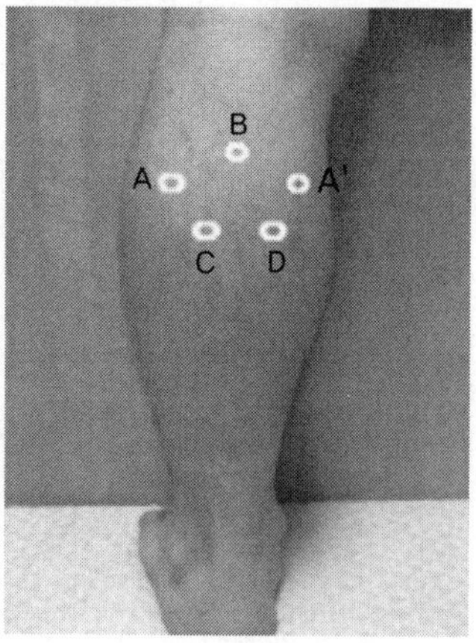

· superficial peroneal nerve 손상시

A : peroneus longus

A′ : peroneus brevis

· deep peroneal nerve 손상시

C : tibialis anterior

D : extensor digiti longus

E : extensor hallucis longus

F : extensor digiti brevis

참 고 문 헌

김태열 외(2009). 임상전기생리학. E · PUBLIC.

박래준 외(1999). 전기생리학. 대구대학교 출판부.

박래준 외(2008). 전기치료학 근거중심실무. 정담미디어

박래준 외(2009). 전기치료학. 현문사.

이광식, 김용호, 민경호, 유희구, 황영희, 정춘근, 박동호, 김완식 : Silver Spike Point에 의한 수술 후 통증 관리의 임상적 연구. 대한마취과학회지 18(1) : 63-70, 1985.

이재형 외(2011). 최신 전기치료학. 대학서림.

이재형, 박춘서, 강정구 : 고빈도-저강도 경피신경전기자극이 혈장β-endorphin 농도에 미치는 영향. 대학물리치료학회지 5(1) : 39-46, 1993.

이재형, 송인영, 제갈승주, 강정구 : Naloxone 투여가 경피신경전기자극으로 유발된 진통작용에 미치는 영향. 대학물리치료학회지 12(2) : 85-94, 1991.

이중휘, 김유진, 이은주, 조지숙 : 침형 경피신경 전기자극과 은침 전기자극 치료가 압통 역치에 미치는 효과. 한국전문물리치료학회지 2(2) : 66-71, 1995.

Alon G : High Voltage stimulation. A Monograph. Chattanooga Corp., 1984.

Alon G : Principles of electrical stimulation. In : Clinical Electrotherapy. Nelson RM, Currier DP (Ed). Appleton & Lange, Norwalk, p. 51-54, 1987

Basford JR : Electrical therapy. In : Krusen's Handbook of physical Medicine and Rehabilitation. Kottke FJ and Lehmann JF (Ed). 4th ed., WB Sunders, Philadelphia, p. 375-401, 1990.

Benton LA, Bajer LL, Bowman BR, Waters RL : Functional Electrical Stimulation. Rancho Los Amigos Rehabilitation Engineering Center, Downey, CA, 1981.

Binder SA : Applications of low-and high-voltage electrotheraspeutic currents. In : Electrotherapy. Wolf SL (Ed). Churchill Livingstone, New York, p. 1-24, 1981

Bolel K, Hizmetli S, Akyuz A : Sympathetic skin responses in reflex sympathetic dystrophy. Rheumatol Int 26(9) : 788-791, 2006.

Cummings JP : Electrical Stimulation of Denervated Muscle. In : Electrotherapy in Rehabilitation. Gersh MR (ed), F A Davis, Philadelphia, p. 269-290, 1992.

Delitto A, Robinson AJ : Electrical stimulation of muscle. In : Clinical Electrophysiology ; Electrotherapy and Electrophysiologic Testing. Snyder-Mackler L and Robinson AJ (Ed), Williams & wilkins, Baltimore, p. 128-131, 1989.

Friedenberg ZB, Andrews ET, Smolenski BI, Pearl BW, Brighton CT : Bone reaction to varying amounts of direct current. Surg Gyne Obstet 131(5) : 894-899, 1970.

Gersh MR : Applications of Transcutaneous Electrical Nerve Stimulation in the Treatment of Patients with Musculoskeletal and Neurologic Disorders. In : Electrotherapy. Wolf Sl(Ed), New York, Churchill Livingstone, p. 155-177, 1981.

Hamalainen Om Kemppainen P : Experimentally induced ischemic pain and so-called di-aphase fix current. Scand J Rehabil Med 22(1) : 25-27, 1990.

Huckfeldt R, Flick AB, Mikkelson D, Lowe C, Finley PJ : Wound closure after split-thick-ness skin grafting is accelerated with the use of continuous direct anodal microcurrent applied to silver nylon wound contact dressings. J Burn Care Res 28(5) : 703-707, 2007.

Joplin RE, Franchi LL, Salmons S : Changes in the size and synthetic activity of nuclear populations in chronically stimulated rabbit skeletal muscle. J Anat 155 : 39-50, 1987.

Kahn J : Principles and Practice of Electrotherapy. Churchill Livingstone, New York, pp. 127-152, 1987.

Klein J, Pariser D : Transcutaneous Electrical Nerve Stimulation. In : Electrotherapy. Nelson RM and Currier DP(Ed), Appleton-Century-Crofts, East Norwalk, p. 209-230, 1987.

Lampe GN : Introduction to the use of transcutaneous electrical nerve stimulation devices. Phys Ther. 58(12) : 1450-1454, 1978.

Lee BY, Wendell K, Al-Waili N, Butler G : Ultra-low microcurrent therapy : a novel approach for treatment of chronic resistant wounds. Adv Ther 24(6) : 1202-1209, 2007.

Lee JH, Song IY, Kim JK : Acceleration of wound healing and collagen deposition in rat skin by high voltage pulsed current stimulation. J Korean Soci Phys Ther 15(4) : 745-754, 2003.

Long DM : Transcutaneous electrical stimulation in the treatment of chronic and acute pain. In : Pain Management. Symposium on the Neurosurgical Treatment of Pain. Lee JF(Ed), Williams & Wilkins, Baltimore, p. 54-64, 1977.

Low J, Reed A : Electrotherapy Explained, Principles and Practice. 3rd ed., Butterworth Heinemann, Oxford, p. 63-64, 121, 2000.

Maenpaa H, Jaakkola R, Sandstrom M, Von Wendt L : Does microcurrent stimulation increase the range of movement of ankle dorsiflexion in children with cerebral palsy? Disbil Rehabil 26(11) : 669-677, 2004.

Mannheimer JS : Electrode placements for transcutaneous electrical nerve stimulation, Phys Ther 58(12) : 1455-1462, 1978

Masayoshi Hyodo, Toshikatsu Kitade : A Guide to Silver Spike Point (SSP) Therapy. The Silver Spike Point Study Group. Tokyo, Japan, 1980.

Ohira Y : Effects of denervation and deafferentation on mass and enzyme activity in rat skeletal muscles. Jpn J Physiol 39 : 21-31, 1989

Paxton SL : Clinical use of TENS. A survey of physical therapists. Phys Ther 60(1) : 97-105, 1980.

Peters EJ, Lavery LA, Armstrong DG, Fleischli JG : Electric stimulation as an adjunct to heal diabetic foot ulcers : a randomized clinical trial. Arch Phys Med Rehabil 82(6) : 721-725, 2001.

Santiesteban AJ : Applications of Transcutaneous Electrical Nerve Stimulation for Postoperative, Cardiopulmonary, and Obstetrics Patients. In : Electrotherapy. Wolf SL(Ed), Churchill Livingstone, New York, p. 179-197, 1981.

Selkowitz DM : Electrical Currents. In : Physical Agents in Rehabilitation, From Research to Practice. Michelle H. Cameron, W B Saunders, Philadelphia, p. 345-427, 1999.

Spielholz NI : Electrical Stimulation of Denervated Muscle. In : Clinical Electrotherapy. Roger M. Nelson RM, Hayes KW, Currier DP (Ed), 3rd ed., Appleton & Lange, Norwalk, p. 411-446, 1999.

Sugimoto K, Konda T, Shimahara M, Hyodo M, Kitade T : A clinical study on SSP (Silver spike point) electro-therapy combined with splint therapy for temporomandibular joint dysfunction. Acupunct Electrother Res 20(1) : 7-13, 1995.

Sussman C, Byl N : Electrical Stimulation for Wound Healing. In : Wound Care. A Collaborative Practice Manual for Physical Therapists and Nurses. Sussman C, Bates-Jensen BM(Ed), Aspen Publishers, Gaithersburg, p. 357-388, 1998. Theron EJ, Vermeulen AM ; The utilization of transcutaneous electric nerve stimulation in postoperative ileus. S Afr Med J 63(25) : 971-972, 1983.

Tseng KL, Liu HJ, Tso Ky, Woung Lc, Su YC, Lin JG : A clinical study of acupuncture and SSP (Silver spike point) electro-therapy for dry eye syndrome. Am J Chin Med 34(2) : 197-206, 2006.

Wadsworth H, Chanmugam APP : Electrophysical Agents in Physiotherapy. 2nd ed., Science Press, Marrickville, p. 269-271, 1983.

Wall PD, Melzack R : Textbook of Pain, Churchill Livingstone, Edinburgh, 1984.

Weiss DS, Eaglstein WH, Falanga V : Exogenous electric current can reduce the formation of hypertrophic scars. J Dermatol Surg Oncol 15(12) : 1272-1275, 1989.

Wieder DL : Microcurrent therapy ; wave of the future? Rehab Manag 4(2) : 34-35, 1991.

Woolf CJ : Transcutaneous and Implantes Nerve Stimulation : Textbook of Pain.

Ylipaavalniemi P. Perkki K, Taube S, Oikarinen VJ : The effect of immediate combined cold, ultrasound and diadynamic current therapy on swelling after wisdom tooth removal. Proc Finn Dent Soc 80(2) : 55-57, 1984.

Chapter 7.
중주파를 이용한 전기자극

중주파(medium frequency current)치료에서 주파수의 범위는 생리적 효과의 차이에 따라 분류한다. 1000㎐ 이상에서는 신경이 활동전위를 만들지 못하고, 100,000㎐ 이상의 교류전류에서는 열이 발생되기 때문에 1,000㎐에서 100,000㎐ 사이의 교류전류를 중주파 전류의 범위로 삼는 것이 타당하다. 일반적으로 치료목적으로 사용되는 중주파 전류의 범위는 3500~5100㎐이며 흔히 사용되고 있는 주파수는 4,000㎐~4,100㎐, 4,000㎐~4,150㎐이다. 이러한 중주파 치료의 종류로는 간섭전류(Interferential current)와 러시안 전류(Rusian current)가 있다.

1. 중주파 전류의 전기생리학적 특성

1) 자극-비동시성 탈분극(Asynchronous depolarization)

저주파 전류는 적용 시 저주파-동시성 탈분극이 일어나서 근피로가 발생할 수 있는데, 중주파 전류는 각 맥동에 대해서 자극시간이 짧고 곧바로 탈분극이 일어나지 않는 특징을 지닌다. 가중의 원리로 필요한 수축력의 크기에 따라 운동단위의 흥분률을 단계적으로 조절하는 자극-비동시성 탈분극 현상이 일어난다. 약한 수축 시 피로에 강한 작은 운동단위가 먼저 흥분하고, 강한 수축 시 피로를 쉽게 느끼는 큰 운동단위가 흥분을 일으켜서 저주파 전류 자극보다는 근피로가 적게 발생한다.

2) 웨덴스키 억제(Wedensky inhibition)

모든 신경섬유들은 각각의 최대 탈분극빈도를 가지고 있다. 이러한 신경섬유에 1,000㎐ 이상의 전류를 자극하면 탈분극 빈도도 증가된다. 상대불응기를 거쳐 재분극까지 원활한 이동이 일어나야 하는데 높은 주파수로 자극하게 되면 재분극되기가 어려워 안정전위로 회복되는 기간이 길어져 신경섬유는 물론 운동종판에까지 피로가 올 수 있다. 이와 같이 신경섬유에 1,000㎐ 이상으로 자극했을 때 재분극이 일어나지 못하고 불응기가 계속 되어 반응이 억제되거나 상실되는 효과를 웨덴스키 억제라 한다.

3) 길데마이스터 효과(Gildemeister effect)

중주파 전류로 신경섬유를 자극할 때 신경섬유의 탈분극 빈도는 전류의 주파수나 신경 섬유들의 탈분극 빈도도 아닌 가중의 원리(summation principle)에 의해서 결정된다. 이것을 길데마이스터 효과라 한다.

4) 운동종판 피로(Motor end-plate fatigue)

운동종판의 피로는 자극의 주파수가 높아질수록 증가한다. 피로상태에서 운동종판은 탈분극 시킬 수 없다. 중주파는 일정한 간격을 두고 단속시키므로 효과적으로 탈분극이 일어난다. 따라서 웨덴스키 억제와 운동종판의 피로를 방지하기 위해서는 매 탈분극 후, 중주파 교류전류를 율동적 단속(rhythmic interruption)을 시켜야 한다.

5) 헤테로다인 방식(Heterodyne)

간섭전류치료는 두 개의 서로 다른 변조되지 않은 중주파 교류가 쌍을 이루어 전극을 통해 조직에 적용된다. 전류가 교차하는 곳에서 45도 방향으로 헤테로다인이 생성되는데 먼저, 4000㎐와 4,100㎐를 각각 제 1, 2회로 교차로 적용하면 결합된 전류가 생성되는데 이 부위를 헤테로다인 부위라고 한다. 이렇게 생성된 전류는 전극방향에 따라 0~100%까지 간섭효과가 나타나며, 교차되는 45도 방향에서 최대 100%로 가장 큰 효과가 일어난다.

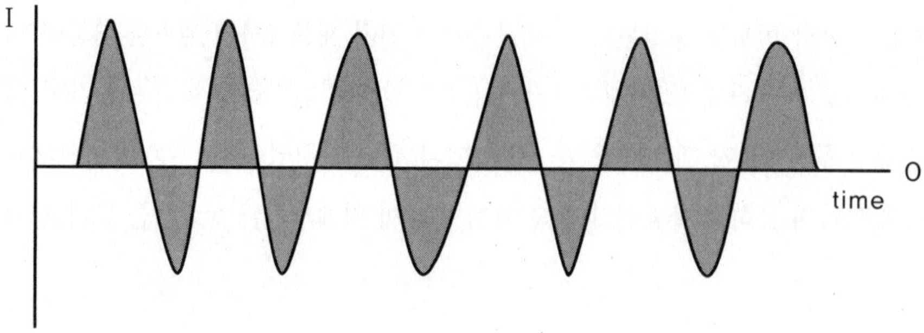

[그림 7-1] 중주파 교류의 파형

2. 러시안 전류(Russian current)

러시안 전류는 중주파 주파수 대역대 2500㎐의 분리된 돌발파로 맥동기간과 맥동간격이 각각 10㎳로 구성되어 있다. 이러한 돌발파는 25개의 주기로 0.2㎳ 맥동기간의 50개의 위상으로 되어 있고 운동선수의 근력증진 및 근재교육에 많이 사용되고 있다.

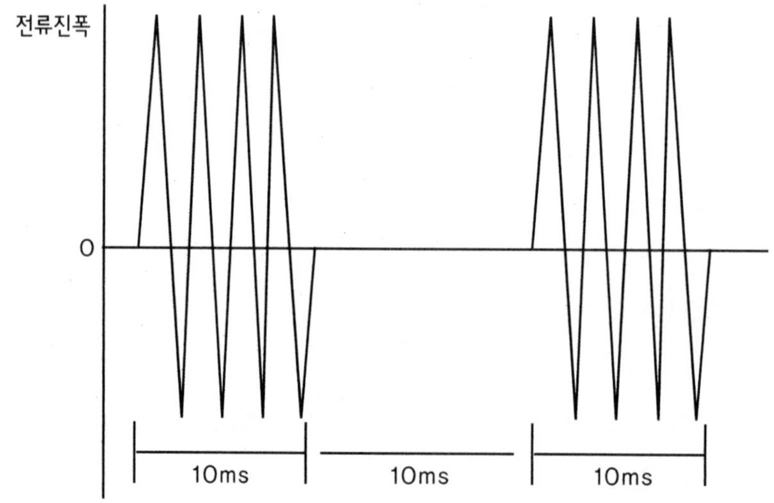

[그림 7-2] 러시안 전류의 파형

3. 간섭전류(Interference current)

치료적으로 중주파 전류를 사용하는 이유는 피부에서는 효과가 적고 전류의 깊이 효과가 큰 전류를 선택해야 하는데 있다. 신경, 근육, 힘줄, 윤활주머니, 뼈막 등의 심부조직을 효과적으로 자극하기 위해서는 피부 임피던스가 높으면 전류의 심부침투가 방해를 받는다. 중주파 전류로 간섭현상을 이용하면 저주파 교류의 통전 시 발생되는 피부저항과 근 피로를 최소화시키고 심부 조직에 투과도를 증가시켜 효과적으로 자극할 수 있다.

물리적 특성으로는 파의 진행이 한 지점에서 일어나 차례로 규칙적으로 전달되어 가면서 반대 방향의 두 파가 만나면 겹치는 곳에서 파형이 달라진다. 이 때 두 개의 파형이 같은 방향이면 서로 보강되어 커지고, 반대방향이면 상쇄되어 작아지는 중첩의 원리가 발생한다. 또한 파의간섭 부분은 두

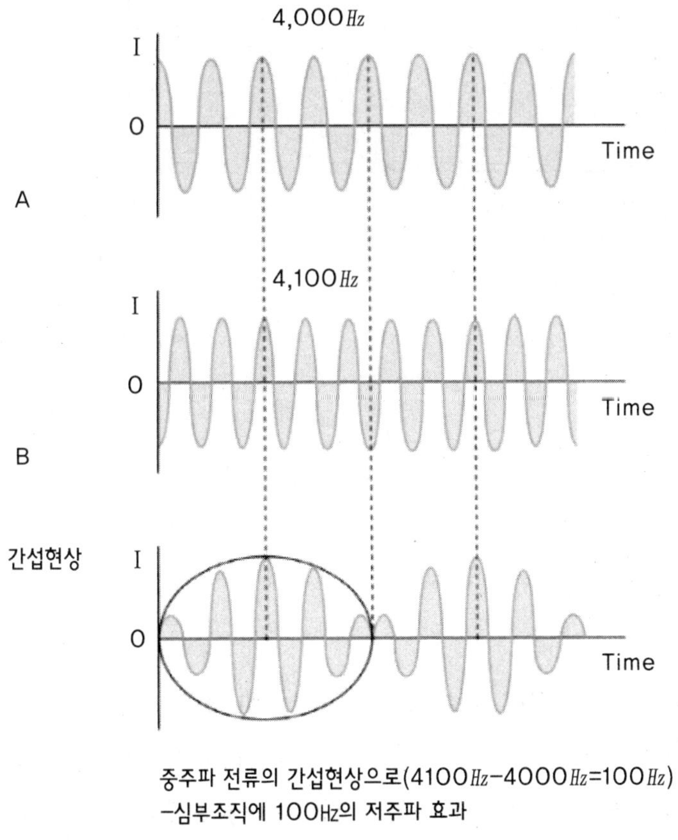

[그림 7-3] 중주파 전류와 간섭전류

개의 파동이 한 매질에서 전파되다 중첩될 때 강해지는 부분(보강간섭)과 약해지는 부분(상쇄간섭) 이 생긴다.

1) 주파수의 최대간섭효과

중주파 교류의 두 개 전극들에서 생성된 기전력에 의해 조직에서 이온운동을 유발한다. 그런데 각 채널의 두 전극 사이를 연결하는 전류선들을 양분하면서 교차하는 방향량에서 최대 이온운동이 유발된다. 이 때 두 쌍의 전극들 사이의 45도 방향에서 최대 이온운동이 일어나는 것을 최대 정적간섭 효과라 한다.

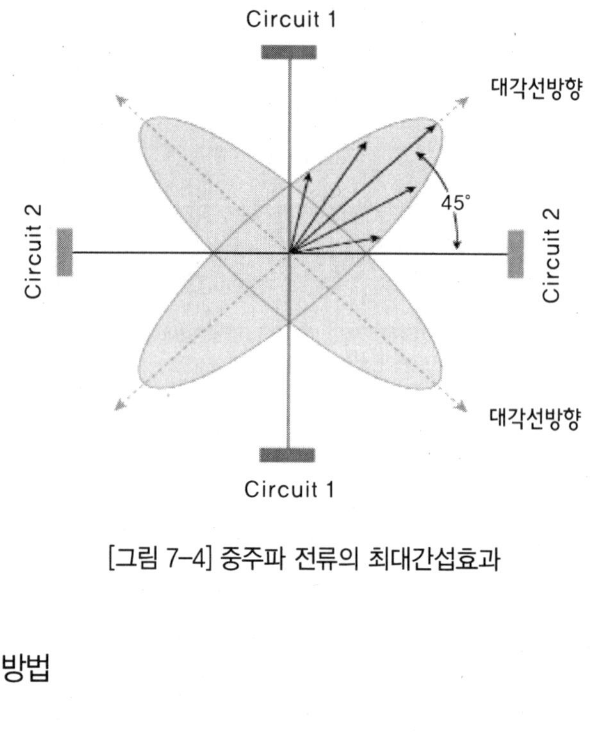

[그림 7-4] 중주파 전류의 최대간섭효과

2) 주파수별 치료 방법

① 100㎐ 고정주파 : 교감 신경계의 억제, 혈관 확장, 동통의 경감 효과

② 1~10㎐ 고정주파 : 조직의 이온 이동과 근육(정상근)의 수축, 자극느낌 좋음

③ 1~100㎐ 리듬주파 : 세포내 이온 운동 촉진, 조직의 율동적인 흥분과 이완을 교대하여 정맥과 림프관의 흐름 증가, 부종의 경감, 치유 과정의 촉진

④ 90~100㎐ 리듬주파 : 15초의 박자로 변하는 90~100~90㎐의 자동적인 주파수의 변화로 진동, 혈관 확장의 효과, 편두통과 상완 신경통 같은 신경통형의 동통에 효과

⑤ 1~10㎐ 리듬주파 : 운동신경과 조직에 대한 자극 효과, 혈관 확장, 삼출물의 흡수효과

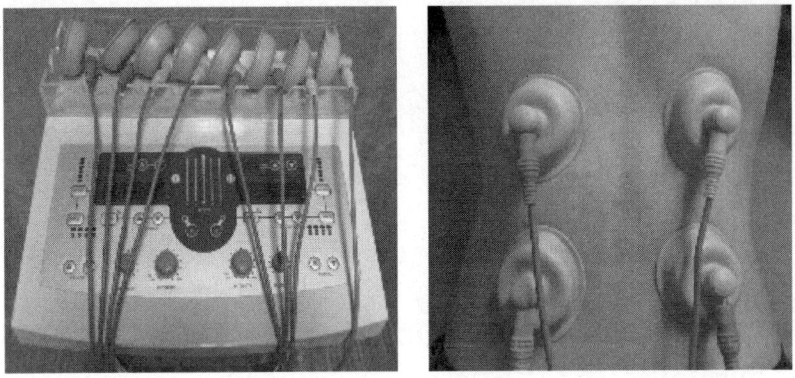

[그림 7-5] 간섭파 전류 치료기

4. 간섭전류의 치료효과

간섭전류의 일차적인 치료효과는 진통작용이다. 이차적인 치료효과로는 근육수축, 이완효과, 혈류량증진, 부종 및 혈종흡수, 염증완화, 치유과정의 촉진, 배뇨촉진 등이 있다.

1) 통증조절

2) 근육수축

3) 근육이완

4) 혈류량 증진

5) 부종, 혈종 흡수

6) 염증 완화

7) 상처치유 촉진

8) 요실금 개선

5. 금기증

1) 심장박동조율기를 착용한 사람
2) 색전을 형성하는 동맥질환 및 심장질환
3) 급성 혈전정맥염
4) 감염질환 및 열질환
5) 결핵
6) 피부질환
7) 악성종양 위
8) 임신부

참 고 문 헌

김태열 외(2009). 임상전기생리학. E · PUBLIC.

박래준 외(1999). 전기생리학. 대구대학교 출판부.

박래준 외(2008). 전기치료학 근거중심실무. 정담미디어

박래준 외(2009). 전기치료학. 현문사.

이재형 외(2011). 최신 전기치료학. 대학서림.

De Domenico G : Basic guidelines for Interferential current. Theramed Books, Sydney, p. 43-45, 1981.

De Domenico G : New Dimensions in Interferential Therapy. A Theoretical and Clinical Guide. Reid Medical Australia, Sydney, 1987.

Hogenkamp M, Mittelneijer E, Smits I, van Stralen C : Interferential Therapy. BV Enraf-Nonius, Delft, 1985.

Kloth L : Interference Current. In : Clinical Electrotherapy. Nelson RM and Currier DP (Ed). Appleton & Lange, Norwalk, p.183-207, 1987.

Low J, Reed A : Electrotherapy Explained Principles and Practice. Butterworth Heinemann, Londeon, p.85-90, 1990.

Nikolova L : Treatment with Interferential Current. Churchill Livingstone, Edinburgh, 1987.

Rennie S : Interferential Current Therapy. In : Current Physical therapy. Peat M (Ed). BC Decker Inc., Toronto, p. 196-202, 1988.

Wadsworth H, Chanmugam APP : Electrophysical Agents in Physiotherapy. 2nd ed., Science Press, Marrickville, p. 275-293, 1983.

Chapter 8.
고주파를 이용한 전기자극

전기치료에서 사용되는 고주파 전류는 대게 10만㎐ 이상으로, 의료용 고주파 전류는 1㎒ 이상의 충분한 강도의 전류를 통전해서 열을 발생시킨다. 이렇게 고주파 전류의 전기장과 자기장을 이용해서 조직 내에 열을 발생시키는 치료 방법을 투열치료라고 한다.

고주파 전류는 장파, 단파, 극초단파로 분류하지만 장파는 현재 사용하지 않아 제외하겠다. 각각의 주파수와 파장은 다음과 같다.

[표 8-1] 고주파의 파장과 주파수

투열기	주파수	파장
Short wave diathermy	13.66㎒	22m
	27.12㎒	11m
	40.98㎒	7.5m
Micro wave diathermy	433.9㎒	69㎝
	915㎒	33㎝
	2456㎒	12.25㎝

고주파 전류의 특성은 조직에 고주파 전류를 통전시킬 때 진동 폭이 매우 짧아 이온운동이 거의 일어나지 않고 전기 화학적 반응 또는 전기분해현상이 없으며 또한 빠른 진동전류에너지는 그 경로 안에서 열에너지로 변환되는 특징이 있다. 고주파전류의 맥동기간이 매우 짧아 보통 정상근을 자극할 수 있는 맥동기간은 1㎳ 정도인데 고주파 전류의 맥동기간은 0.001㎳로 감각신경 및 운동신경을

자극하지 않기 때문에 불편감이나 근육수축을 일으키지 않으면서 신체조직 안의 특정부위를 가열할 수 있다. 그래서 조직의 특정 부위에 진동에 의한 에너지를 전달하여 열을 발생시키기 때문에 체적가열(volume heating)이라고 한다.

1. 고주파 전류의 물리적 · 생리적 특성

고주파 전류의 효과는 앞서서 설명한대로 심부 열 효과를 생각해 볼 수 있다. 조직에서 어떠한 물리적 특성으로 에너지가 열을 발생시키는지 이해해야 한다.

먼저, 조직을 구성하는 분자는 이온분자, 분극분자, 비분극분자의 세 가지 형태로 구분한다. 조직에 고주파 전류가 가해지면 분자들이 진동하면서 서로 마찰하여 열에너지로 전환 된다. 분자운동에 의해 발생되기 때문에 전환열(conversive heat)이라고도 한다.

1) 이온분자(ionic particle)

고주파전류를 통전시키면 한 방향으로 이온운동이 일어났다가 곧바로 반대방향으로 이온이동이 일어나며, 이온들이 순간적으로 앞뒤로 이리저리 운동할 때 인접한 다른 분자들과 충돌하여 열이 발생된다. 고주파전류는 맥동기간이 0.001㎳에 지나지 않아 전기화학반응이 일어나지 않기 때문에 감각신경섬유나 운동신경섬유를 자극하지 않고 열을 발생시킬 수 있다.

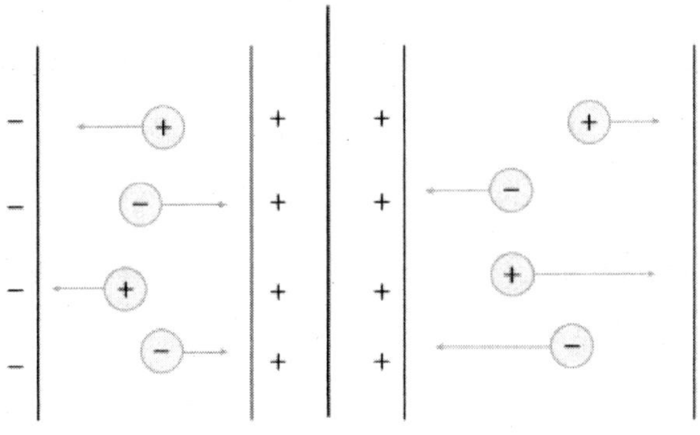

[그림8-1] 고주파 전류에 의한 이온의 운동

2) 분극분자(polar molecule) 회전

분극분자들이 회전운동을 하면서 분자끼리 또는 인접한 분자들과 마찰되어 열이 발생되는데, 인체 조직은 대부분이 물로 구성되어 있다. 물과 같은 분극분자 전체는 전기적으로 중성이지만 한쪽은 양전하를, 다른 한쪽은 음전하를 띠고 있는 쌍극자(dipole)이다. 쌍극자에 전기장이 작용하면 양전하는 음극 쪽으로, 음전하는 양극 쪽으로 끌려가는 분극현상이 일어나고, 전류의 방향이 바뀔 때마다 회전운동을 한다. 이러한 분자의 진동은 특히 물을 많이 함유한 조직에서 전형적으로 일어난다.

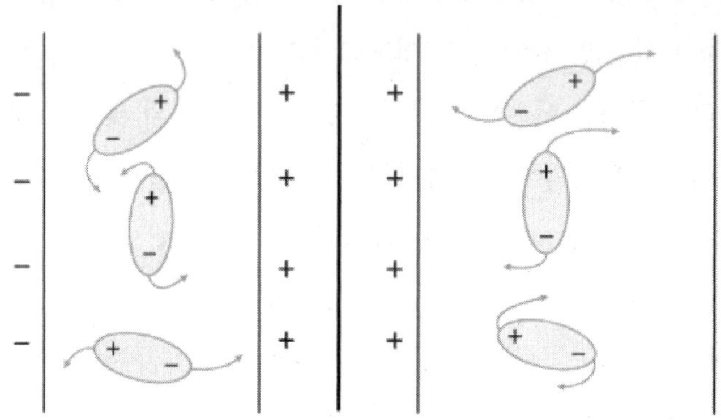

[그림 8-2] 고주파 전류에 의한 분극분자의 회전

3) 비분극분자(nonpolar molecule)

빠르게 진동하는 전장에 영향을 받아 전하를 띠지 않고 있는 원자나 분자도 궤도를 돌던 전자가 뒤틀리게 된다. 전장의 방향변화에 따라 한쪽은 음전하를 띠고 다른 한쪽은 더 양전하를 띠게 되며, 양극에서는 전자를 끌어당기고 음극에서는 밀어내기 때문에 전자구름(electron cloud)이 이동하게 된다. 이 때 원자나 분자가 직접 열을 발생시키지는 않지만 바로 옆에 있는 분자들과 상호작용을 일으켜서 분자들을 더욱 뒤틀리면서 운동이 일어나 열이 발생한다. 이러한 비분극분자의 뒤틀림은 가장 적은 효율의 변환을 가져온다.

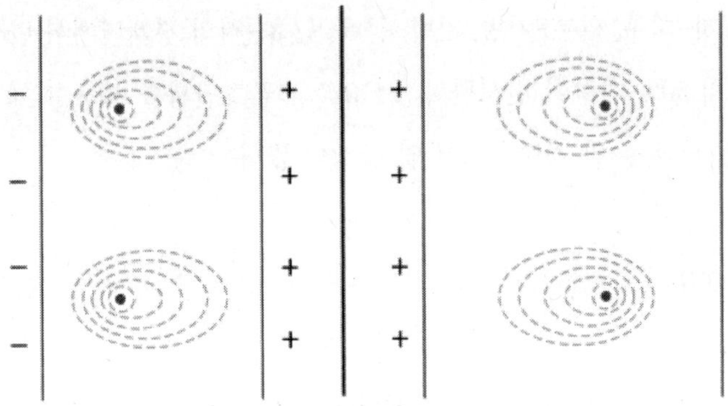

[그림 8-3] 고주파에 의한 비분극 분자의 뒤틀림

4) 유전체(dielectric substance)

사람의 조직은 전기장과 자기장에서 가변 정전용량기의 역할을 하는데 거리를 두고 두 개의 전극을 배치하고 전류를 흘리면 전기장이 형성된다. 그리고 도체에 전류가 흘러 자기장이 발생하며 자기장 안에서 맴돌이전류가 발생한다. 이 때 공명회로를 만들어 회로 내의 조직에서 열이 발생한다. 전기장 안에 유전체를 넣으면 진공일 때보다 전기장의 세기가 커져서 정전용량을 증가한다. 자기장 안에 팔다리와 같은 유전체를 넣으면 인덕턴스가 증가하여 맴돌이전류가 크게 발생한다. 정전용량은 유전률, 조직의 물 함량에 비례하고 주파수와 온도에 반비례한다. 따라서 주파수 외에 조직의 특성에 따라 열 발생이 다르게 된다. 유전율은 우리 몸의 조직에 전기를 저장할 수 있는 능력으로 액체가 풍부한 조직일수록 유전율과 전도성이 높아져 열 효과가 크다(혈액>근육>뇌>지방>피부>뼈). 비저항은 각 조직이 가지는 주파수에 따른 여러 가지 저항치를 말하고 주파수가 높아질수록 저항치가 낮아진다(골수>지방>피부>간장>근육).

5) 반사(reflection)

전자기파의 반사는 주파수, 조직의 유전율, 비저항, 정도도, 비열 등 조직의 전기적 및 물리적 특성, 밀도, 피부 밑 지방의 두께 등 조직의 구조적 특성에 따라 다르다. 주파수가 올라가면 유전율이 낮아지고 전도도는 높아져 반사가 증가한다. 단파보다 극초단파에서 반사가 현저하게 일어난다. 극초단파 에너지는 공지-피부, 피부-지방, 지방-근육, 근육-뼈의 경계면에서 반사하며, 특히 공기-피부사이에서 에너지의 50% 가량이 반사한다. 2450㎒의 극초단파를 사용할 때 지방-근육 경계면에서 반사가 많기 때문에 피부 밑 지방층에서 열 발생이 많다.

6) 굴절(refraction)

전기장 안에 유전체가 있을 때 유전체의 경계면에서 전기력선이 휘어지는 굴절 현상이 나타나 전기력선의 밀도가 증가한다. 굴절은 물질의 유전율과 전도도가 달라지는 경계면에서 일어난다. 특히 임상적인 면에서 전기장 안에 금속매입 부위를 넣으면 금속의 표면에서 심한 굴절이 일어나 전하가 많이 축적되어 열이 과도하게 발생하여 인접 조직에서 화상 및 괴사가 일어날 수 있다.

7) 전파(transmission)

전자기파는 진공이나 공기 속을 빛과 같은 속도인 300,000km/s의 속도로 전파하지만 매질을 만나면 전파속도가 느려지며 매질 속의 전파속도는 매질의 전자기파 에너지 흡수정도에 영향을 받는다.

8) 흡수(absorption)

전자기파 에너지의 흡수는 매질의 양과 밀도, 주파수, 매질의 전기물리적 성질에 따라 다르다. 유전율이 높고 전도도가 낮고 수분함량이 많은 근육이 지방이나 뼈보다 에너지 흡수량이 많아 골격근육에서 온도상승을 시킬 수 있다.

9) 침투깊이(penetration)

침투깊이는 주파수와 물 함량이 낮을수록 깊다. 전자기파의 에너지가 거리에 따라 지수함수적으로 감소하기 때문에 피부 밑 지방의 두께가 얇으며 침투깊이가 깊다.

그러므로 표면조직에는 극초단파심부투열치료, 심부조직의 치료에는 단파심부투열치료가 적합하다.

2. 단파 심부 투열치료(shortwave diathermy, SWD)

1) 단파 심부 투열치료기의 형태

단파발생장치는 전원공급회로, 진동회로, 증폭기, 공명회로의 네 가지 요소로 구성되어 있다.

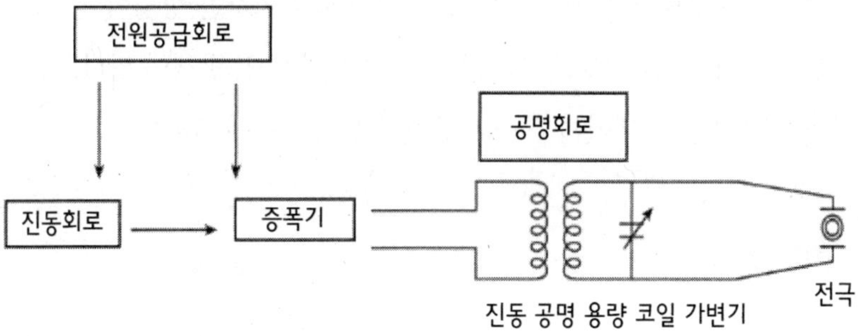

[그림 8-4] 단파 심부투열 치료기의 구성

(1) 전기장전계법(electric field heating method)

두 개의 전극을 피부와 일정한 거리를 두고 배치한 후 전극을 통해 고주파전류를 흐르게 하면 두 전극사이에서 전기장이 형성되어 사이에 있는 인체가 전지장의 영향을 받게 된다. 정전장전계변(electrostatic field), 콘덴서전계법(condenser field), 용량전계법(capacitance technique)이라고도 한다. 열이 피부 밑 조직과 표피 근육 층에서 발생하는 경향이 있다.

(2) 전자기장전계법(electromagnetic field heating method)

유연하고 두꺼운 절연 케이블을 이용해 장치의 회로에 환자를 직접적으로 위치하지 않고, 규칙적으로 감은 코일(coil)에 고주파 교류전류를 흘려보내면 코일에서 전자기장이 형성되고 인체가 전자기장의 영향을 받게 된다. 일차 온도증가는 근육의 표피층과 중간층까지 발생한다. 코일전계법(coil field heating method) 또는 유도전계법(inductothermy)이라고도 한다.

2) 단파 심부 투열치료기의 전극 배치 방법

전자기장의 형성에 영향을 미치는 요인으로는 피부-전극 사이의 거리, 금속, 공기, 전극의 크기, 전극의 위치 등이다.

(1) 대면법(contraplanar or transverse application)

두 개의 전극을 치료부위를 사이에 두고 서로 마주보게 배치하는 방법이다. 같은 크기의 전극을 서로 다른 거리를 두고 배치했을 때에는 거리가 가까운 쪽에서 열 발생이 많다. 서로 크기가 다른 전극을 같은 거리를 두고 치료할 때에는 작은 전극 쪽에서 열 발생이 많다.

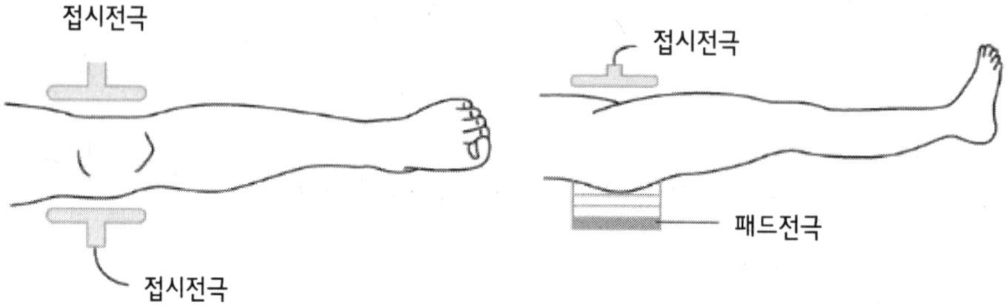

[그림 8-5] 대면법

(2) 공면법(coplanar application)

두 개의 전극을 치료부위 표면에 평행하게 배치하는 방법이다. 한쪽을 가열하는데 적합하며 종공면법 및 횡공면법을 사용한다.

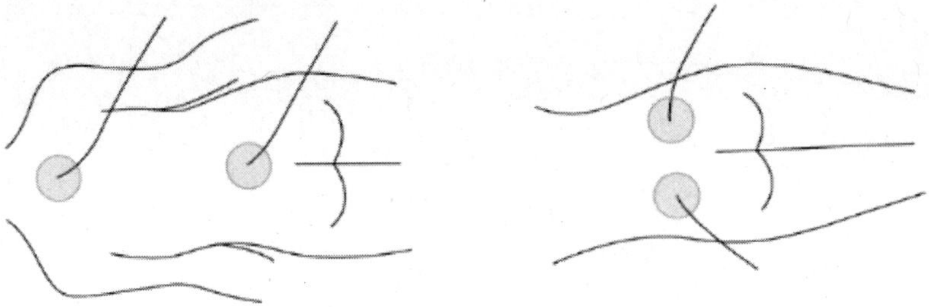

[그림 8-6] 공면법(종/횡공면법)

(3) 교차법(cross-fire application)

같은 치료부위에 대면법으로 한번 치료하고 대각선(X)또는 열십자(+)로 전극의 방향을 90도로 바꾸어 치료하는 대면법을 응용한 치료방법이다. 주로 부비동과 같이 공기가 있는 공간, 자궁 등과 같은 내장기, 엉덩관절(hip joint) 및 무릎관절 등과 같은 심부조직의 열 치료에 적합하다.

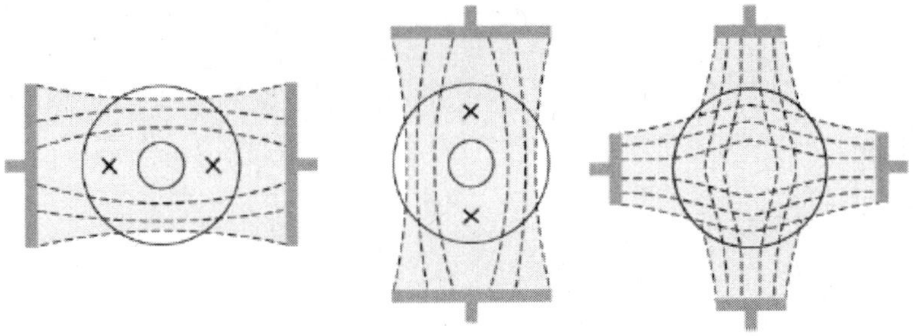

[그림 8-7] 교차법

(4) 케이블 또는 코일법(application of coil electrode)

코일법 중 많이 이용되는 방법 중의 하나인 코일감기(coil wrap)는 팔이나 다리에 원통꼴로 코일을 말아 감는다. 코일의 감는 횟수는 3회 이상 되어야 하며, 일정한 간격으로 케이블 간 너무 가까우면 열 집중으로 인해 화상을 일으킬 수 있으니 유의해야 한다. 코일의 간격은 2.5㎝ 이상으로 한다. 표면조직의 가열에 적합하다.

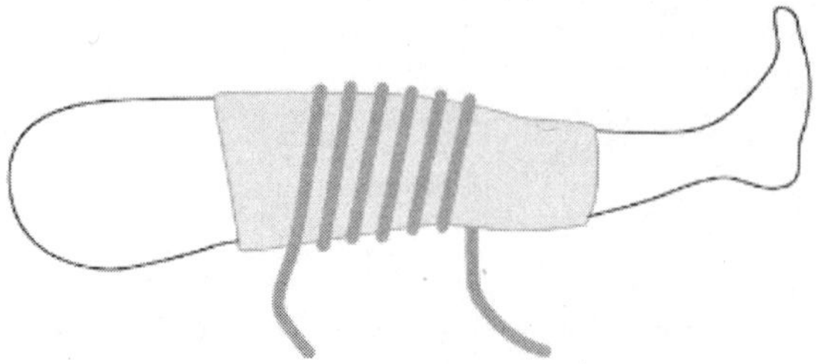

[그림 8-8] 코일법

3) 적응증

(1) 근육골격계 손상 및 질환
(2) 만성 염증질환
(3) 운동치료 전

4) 금기증

(1) 악성종양 위
(2) 허혈부위 및 순환장애 부위
(3) 부종
(4) 드레싱 위
(5) 금속

전자기장 안에 금속이 있으면 전자기장이 집중되어 금속 주위 조직의 화상 또는 조직파괴가 유발된다. 따라서 금속이 매입되어있으면 안되고, 자궁내금속피임장치(IUD)를 사용하는 여성의 경우 허리, 골반, 배를 치료해서는 안된다. 또한 목걸이, 반지, 쇠테안경 등 외부 금속도 빼내어 전자기장의 영향이 미치지 않는 곳에 두어야 하며 쇠로된 의자, 침대 등도 사용해서는 안된다.

(6) 심장박동조율기 착용자

(7) 출혈부위

(8) 관절결핵

(9) 열 감각장애가 있는 부위

(10) 진통제사용 직후

감각이 저하되어 안전한 치료강도를 선정하는데 어려움이 있을 수 있기 때문에 진통제의 효과가 없어질 때까지는 열 치료를 하지 않는다.

(11) 최근 방사선치료

(12) 열 감각 과민반응

(13) 급성 염증 및 감염

(14) 피부질환

(15) 혈압이상

(16) 혈전정맥염

(17) 임신부 배

(18) 생식기 위

3. 극초단파 투열치료(microwave diathermy, MWD)

극초단파 투열치료기는 단파 투열치료기와 비슷한 물리적 · 생리적 특성과 효과를 가지고 있지만 치료적 범위는 더 얇은, 표면조직에 심부 열 작용을 가진다. 전기장은 극초단파 심부투열치료기가 더 우세한 반면, 자기장은 단파 심부투열치료기가 우세하다. 또한 극초단파 투열치료기는 고함수 조직에서 선택적으로 흡수하는 성질을 이용하여 특정조직을 선택적으로 가열하는 방법인데 특히 지방층에 몰리기 때문에 지방층을 투과하지 못해 단파 심부투열치료기의 효과 깊이의 약 1/3 지점에서만 발생한다.

의학적으로 사용되는 극초단파의 주파수와 파장은 다음과 같다(표 8-2).

[표 8-2] 의학적 용도의 극초단파의 주파수와 파장

주파수(㎒)	파장(㎝)
2,450	12.245
915	32.79
433.9	69.14

1) 극초단파 투열치료의 구성

극초단파의 파장 또한 물질의 성질에 따라 여러 조직 경계면에서 반사, 굴절, 흡수의 작용이 나타난다. 고출력 장치와 관련된 극초단파 심부투열치료기의 구성은 주전원공급장치로부터 마그네트론이라고 불리는 출력장치에서 고속전자 운동의 진동전류를 만들어 동축케이블을 따라 안테나로 모이게 된다. 고주파 전류의 자극에서 중요한 동축케이블은 적당한 전기용량을 제공하기 위해서 또한 고주파 전류의 최대의 효율성을 가지고 있다.

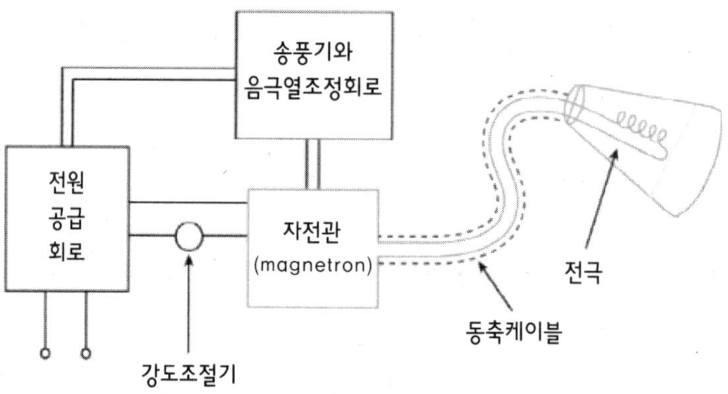

[그림 8-9] 극초단파 투열치료기의 구성

2) 극초단파 투열치료기의 특성

극초단파 심부투열치료기 또한 인체의 심부 열 효과를 주기 위해 열을 사용하는 것이다.
다른 전자기파와 마찬가지로 빛과 같은 속도로 진행하면서 반사, 산란, 굴절 흡수하는 성질을 가지고 있다. 극초단파는 특히 조직 경계면에서 반사가 일어나는데 근육-지방, 뼈-근육 경계면에서 열 집중이 많아진다. 또한 반사열이 정상파(standing wave)를 만들 수 있기 때문에 주의해야 한다.

임상적으로 사용되는 극초단파 중에 2450㎒는 지방과 피부 두께에서 50~75%가 반사되어 피부 밑 조직의 온도상승이 높고 915㎒는 투과성이 커서 좀 더 깊은 부위 조직 가열에 훨씬 더 효과적이다. 극초단파를 조사하고 온도변화를 관찰한 결과 지방-근육 경계면에서 반사가 일어나고 지방보다는 근육에서 에너지 흡수가 많이 됨을 알 수 있다.

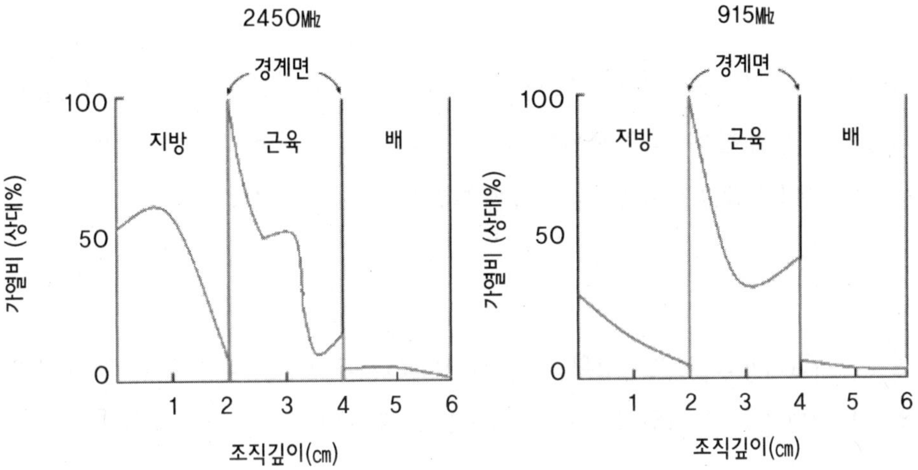

[그림 8-10] 극초단파의 흡수형태(지방-근육-뼈)

3) 극초단파 투열치료기의 전극

극초단파의 전극은 대개 신체 영역에 따라 크기와 모양이 달라진다.

자전관에서 발생된 극초단파를 신체로 보내며 안테나와 반사경으로 구성되어 있다.

(1) A형 전극(A type director)

1극 안테나와 직경이 약 9.3㎝인 반구형 반사경으로 구성되어 있다. 빔의 형성 모습은 원형의 도넛 형태(ring shape pattern)이며 도넛의 중심부에서 2배의 강도인 최대강도가 형성된다. 효율적인 치료면적은 치료부위의 직경이 약 10㎝ 정도 이다. 불규칙하고 볼록한 부위 및 좁은 부위의 치료에 적합하다.

(2) B형 전극(B type director)

B형 전극은 반사경의 크기만 다를 뿐 A형 전극과 같다. 불규칙하고 볼록한 부위 및 좁은 부위의 치료에 적합하다. 전극의 구성, 형태, 빔 형성의 양상이 모두 A형 전극과 같으나 반사경의 크기가 크고 치료 부위가 좀 더 크다는 점이 다르다.

(3) C형 전극(C type director)

C형 전극은 파장이 6.1㎝인 반파장의 2극 안테나와 11.25×12.5㎝ 정도 되는 직사각형 반사경으로 구성되어 있다. 빔의 형성모습은 타원형(oval shape pattern)이며 강도는 타원의 중심부로 갈수록 커진다. 치료부위가 좁고 평편하거나 오목한 부위의 치료에 적합하다.

(4) D형 전극(D type director)

D형 전극은 파장이 6.1㎝인 반파장의 2극 안테나와 13×53㎝ 정도 되는 직사각형 반사경으로 구성되어 있으며 최대 강도 및 가열의 분포는 C형 전극과 같으나 거의 사용되지 않는다.

(5) E형 전극(E type director)

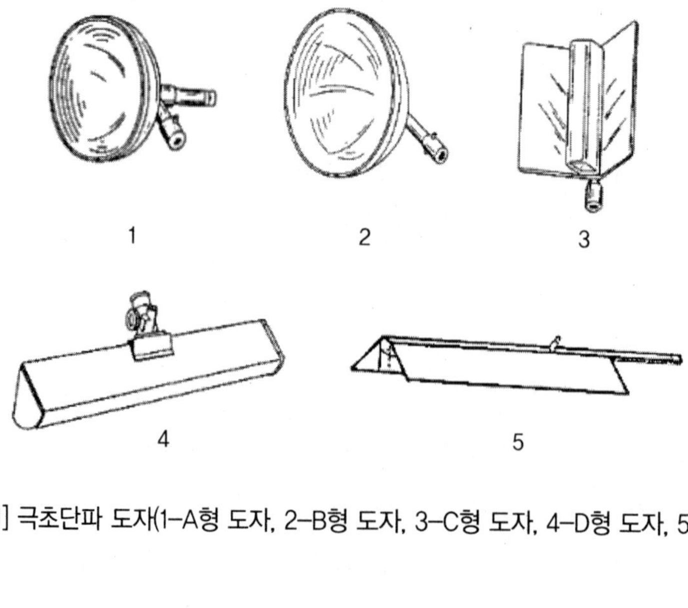

[그림 8-11] 극초단파 도자(1-A형 도자, 2-B형 도자, 3-C형 도자, 4-D형 도자, 5-E형 도자)

E형 전극은 파장이 12.2㎝인 완파장의 2극 안테나와 직사각형 반사경으로 구성되어 있다. 빔의 형성 모습은 타원형이며 강도는 타원의 중심부로 갈수록 커진다. 크기는 C형 전극보다 크지만 빔의 형성은 오히려 좁게 형성된다. 평편하거나 오목한 부위의 치료에 적합하다.

[표 8-3] 극초단파 도자의 종류와 특징

도자	안테나	파장	반사경		빔의 형성	최대강도	치료부위
A형	1극		반구형	9.3㎝	원형도넛	링	약 10㎝
B형	1극		반구형	15.3㎝	원형도넛	링	약 20㎝
C형	2극	6.1㎝	직사각형	11.25×12.25㎝	타원형	중심부	
D형	2극	6.1㎝	직사각형	13×53㎝	타원형	중심부	
E형	2극	12.2㎝	직사각형		타원형	중심부	

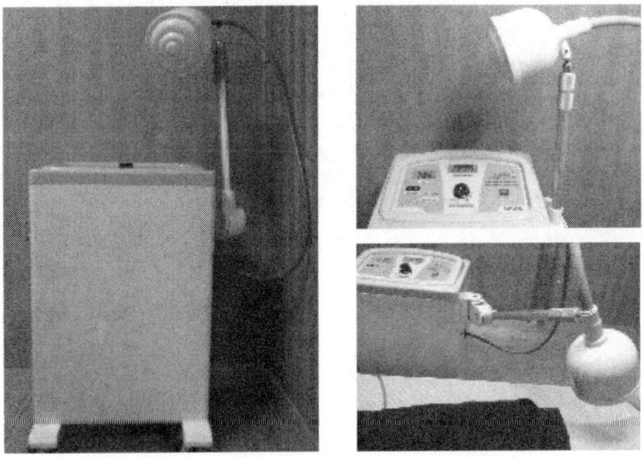

[그림 8-12] 극초단파 심부투열치료

피부-전극거리가 가까울수록 출력을 낮게 하고 거리가 클수록 출력을 높여준다. 좁은 부위를 치료할 때에는 피부-전극거리를 가깝게 하고 15~20%의 매우 낮은 출력으로 하고, 큰 부위를 치료할 때에는 피부-전극거리를 크게 하고 100% 정도의 매우 높은 출력을 사용한다. 치료강도는 일반적으로 쾌적한 온감을 느끼는 강도를 사용하나 환자 및 질병의 상태에 따라서 약간씩 차이를 둘 수 있다. 그러나 중등도의 쾌적한 온감 이상의 강도는 안되며 특히 화상의 위험이 있기 때문에 어떠한 경우에도 뜨거운 감각(hot sensation)을 느껴서는 안된다.

4) 적응증

단파투열치료와 같다.

5) 금기증 및 주의

단파투열치료와 같다.

6) 위험

(1) 화상

① 뼈가 돌출된 부위

② 피부 밑 지방층

(2) 쇼크

① 남성생식기

② 눈 부위

참 고 문 헌

Griffin JE, Karselis TC : Physical Agents for Physical Therapist. 3rd ed., Charles C Thomas, Springfield, p. 167-202, 1988.

Guy AW : Biophysics of High Frequency Currents and Electromagnetic Radiation. In : Therapeutic Heat and Cold. Lehmann JF(Ed), 3rd ed, Williams & Wilkins, Baltimore, p. 199-277, 1982.

Kahn J : Principles and Practice of Electrotherapy. Churchill Livingstone, New York, p. 7-32, 1987.

Lehmann JF, de Lateur BJ : Therapeutic Heat, In : Therapeutic Heat and cold. Lehmann JE(Ed). 3rd ed., Williams & Wilkins. Baltimore, p. 405-567, 1982.

Lehmann JF, de Lateur BJ : Diathermy and Superficial Heat, Laser, and Cold Therapy. In : Krusen's Handbook of physical Medicine and Rhabilitation. Kottke FJ, Lehmann JF(Ed), 4th ed., WB Saunders, Philadelphia, p. 347-350, 1990.

Licht S : History of Therapeutic Heat and Cold. In : Therapeutic Heay and Cold. Lehmann JF(Ed). 3rd ed., Williams & Wilkins, Baltimore, p. 23-25, 1982.

Long C : Physical Medicine and Rehabilitation, In : Medical Engineering. Ray CD(Ed), Year Book Medical Publishers, Chicago, p. 536-541, 1974.

Wadsworth H, Chanmigam APP : Electrophysical Agents in Physiotherapy. 2nd ed., Marrickville, Science press, p. 50-92, 1983.

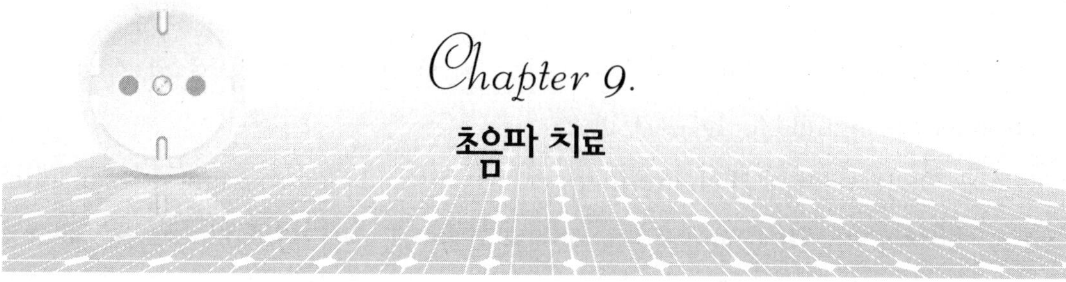

Chapter 9.

초음파 치료

초음파(Ultrasound)는 의학 임상현장에서 다양하게 사용되고 있다. Curie(1880), Langevin(1910), Wood와 Loomis(1927) 등 학자들의 역사적, 이론적 연구를 토대로 초음파의 생물학적 효과에 대한 연구들이 지속되어 현재까지 의학적 이용으로 진단, 치료, 수술 등에 사용되고 있다. 물리치료에서는 주로 저강도 저주파 초음파(low frequency ultrasound)와 저강도 고주파 초음파(high frequency ultrasound)를 사용한다. 1952년에 미국 물리의학협의회에서 초음파를 공식 물리치료 요소로 채택한 이래 통증, 구축, 염증질환, 상처치료, 골 형성 촉진(골절 치유)에 사용되고 있다.

사람의 귀로 들을 수 있는 가청 주파수 범위는 20㎐~20,000㎐인데, 초음파는 이런 가청주파수보다 높은 20,000㎐ 이상으로 높은 주파수 영역대의 종축 압박 파동의 형태로 된 진동음파를 말한다. 치료목적으로 사용되는 주파수는 0.75, 0.87, 1, 1.5, 3㎒ 범위이며, 일반적으로 1㎒, 3㎒를 많이 사용한다.

1. 초음파의 발생원리

고주파 교류전류가 역압전 효과에 의해서 기계적인 진동으로 전환되어 초음파가 발생한다. 여기서 역압전 효과는 압전재에 기계적 압력이 가해지면 전류가 발생하는 압전효과와 같이 설명되어지는데, 압전재에 교류전류를 통전시키면 결정체가 압축과 팽창을 반복하여 기계적인 진동이 일어나 초음파를 발생시키는 것을 말한다.

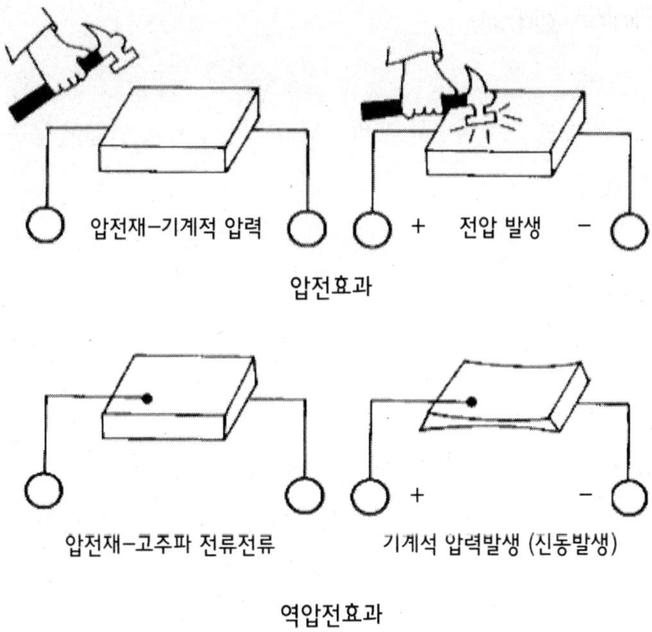

[그림 9–1] 초음파의 압전효과 및 역압전효과

2. 초음파 치료기의 구성

초음파 발생장치는 전원공급회로, 진동회로, 변환기로 이루어져 있다.

1) 전원공급회로(power supply circuit)

전원공급회로는 완파장 정류기와 여과기로 이루어져 있으며, 진동회로에 안정된 출력을 공급해 준다.

2) 진동회로(oscillatory circuit)

진동회로에서는 교류전류를 고주파전류로 바꾸고 고전압정류로 만들어 동축케이블을 통해 변환기의 금속전극에 전달한다.

3) 변환기(sound head, probe)

변환기는 동축케이블을 통해 들어온 변환된 고주파 교류전류로 초음파를 발생하는 부위로 금속전극과 금속판사이에 두께 2~3㎜, 직경 10~30㎜로 잘게 쪼갠 압전재를 두고 덮개로 싸서 만들었다. 변환기의 압전재에 고주파 교류전류가 전달되면 압전재가 변형되면서 압축과 팽창이 반복적으로 일어나 전극의 두께가 1~2㎛ 전도 변화되어 진동을 발생시킨다.

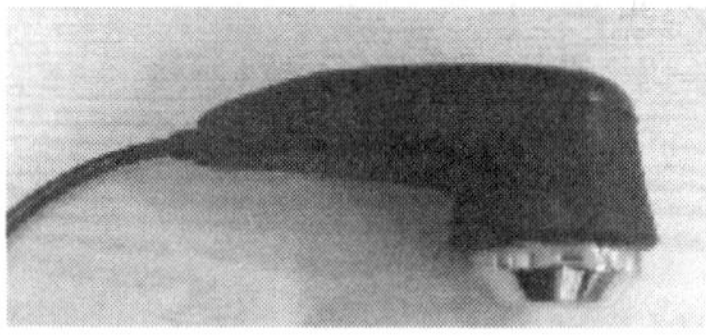

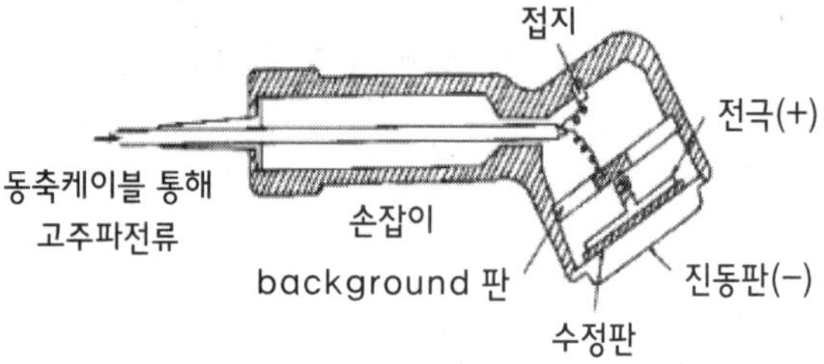

[그림 9-2] 초음파 변환기의 구조

3. 초음파의 물리적 특성

1) 주파수(Frequency)

주파수는 인체 조직의 흡수계수와 감쇠에 관계가 있는데, 주파수가 낮으면 표면조직에서 초음파 에너지의 흡수 및 감쇠가 적어서 깊이 들어가고, 주파수가 높으면 표면조직에서 흡수 및 감쇠가 높아서 얕게 들어가기 때문에 1㎒는 심부조직 치료(약2.3~5㎝)에, 3㎒는 표면조직 치료(약1.6㎝)에 효과적이다.

2) 파장(Wavelength)

초음파의 파장은 전달되는 방향에 따라 다양한 사인 곡선이 형성되며, 분자의 진동으로 매질의 분자운동방향에 따라 종파와 횡파로 나뉜다. 주파수와 파장은 서로 반비례 관계에 있다.

(1) 종파(longitudinal wave)

초음파가 매질에 도달하면 매질 속에서 분자가 앞뒤로 진동하여 매질의 분자운동방향과 초음파의 진행방향이 평행한 종파가 발생한다. 즉, 입자농도가 증가되는 압축(compression, condensation) 부분과 입자농도가 감소되는 희박(rarefaction, expansion)부분이 계속 반복되는 희박압축파로 원통형 빔의 축에 평행하게 전파한다.

(2) 횡파 (transverse wave)

초음파의 진행방향에 수직으로 매질분자가 상하 진동하는 파동을 횡파라 한다. 횡파는 고체에서만 발생한다. 따라서 연부조직에서는 횡파가 나타나지 않고 뼈, 특히 뼈막-뼈 경계면에서 발생하며

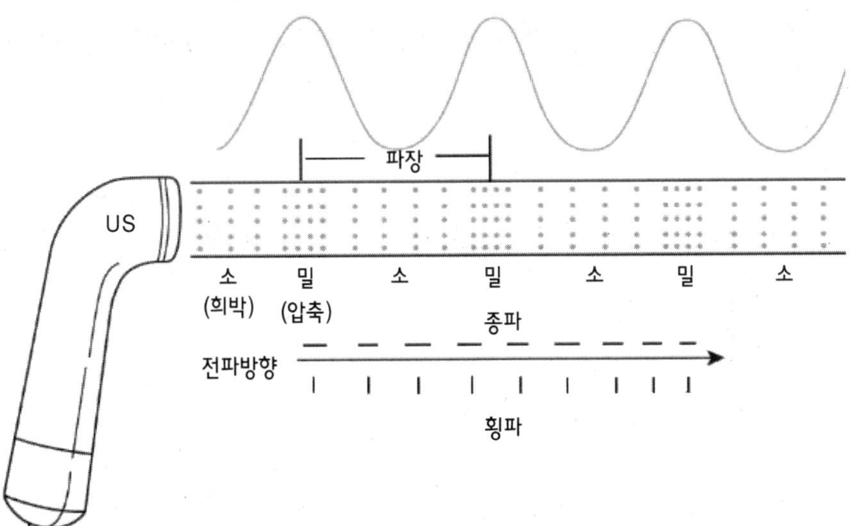

[그림 9-3] 초음파의 파장과 전달방향

이를 전단파(shearing wave)라 한다. 초음파가 밀도가 높은 조직에 도달하면 반사를 하는데 입사파와 반사파가 간섭하여 음파의 진행이 멈추게 되며 이를 정상파라 한다.

3) 초음파의 전파속도(propagation velocity of ultrasound)

초음파는 전도하는 매질에 따라 전파속도가 다르다. 주파수와 파장, 매질의 밀도, 매질의 온도 등에 따라 전파속도가 다르다. 온도가 높고, 밀도가 높을수록 음파의 전파속도가 빨라진다. 일반적으로 온도가 1℃ 변화함에 따라 음파의 속도는 60m/s 정도 변화하며 물이나 연부조직 내에서는 1,500 m/s 정도이다.

4) 초음파의 음장(ultrasound field)

(1) 근위장(near field, Fresnel region)과 원위장(far field, Fraunhofer region)

초음파는 매질에 따라 분자운동이 전달 방향과 평행으로 발생하고 이러한 변환기에 의해 생성되는 초음파 도자의 빔은 진공상태에서는 발생되지 않고 매개물질의 존재에 따라 다르게 나타난다. 근위장은 변환기에 가장 가까운 초음파 빔의 영역이고, 원위장은 초음파 에너지가 변환기로부터 멀리 전파될 때 파장이 분기되기 시작하는 영역이다.

실제로 치료목적에 사용하는 초음파에너지는 변환기에 평행하게 진행하다가 일정한 거리에 도달

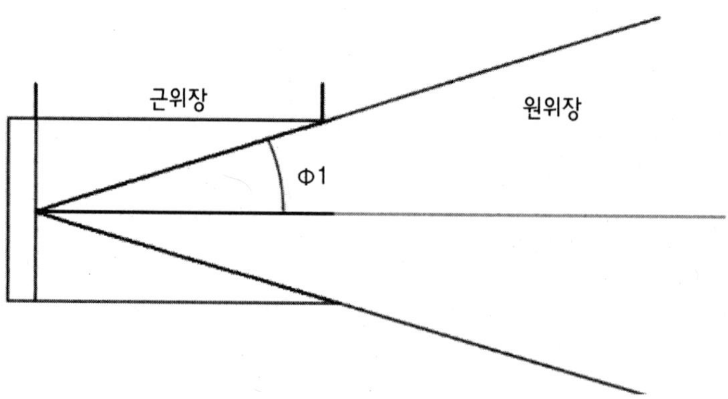

[그림 9-4] 초음파의 음장

해서 급속히 넓게 확산되어 변환기에 평행하게 진행하는 부위인 근위장이다. 그리고 확산되어 진행하는 부위가 원위장이다.

주파수가 높을수록 근위장의 길이가 길어지고, 변환기의 직경이 클수록 근위장이 길어진다.

(2) 간섭장(interference field)

초음파의 변환기에서 발생되는 간섭장으로 근위장에서는 강도가 불규칙하게 나타난다. 이러한 간섭현상으로 초음파의 강도가 5~10배 때로는 30배 이상 증가하여 열반점(hot spot)이 생겨 조직손상이 생길 위험이 있기 때문에 변환기의 이동은 매우 중요하다.

상쇄간섭은 A지점 및 B지점에서 발생한 초음파가 P지점에 도달하는 시간이 서로 달라 P지점에서 상쇠간섭이 일어나 강도가 감소된다. 그러나 A-R의 거리와 B-R의 거리가 같을 때에는 R지점에 도달한 초음파가 상보간섭이 일어나 강도가 증가된다.

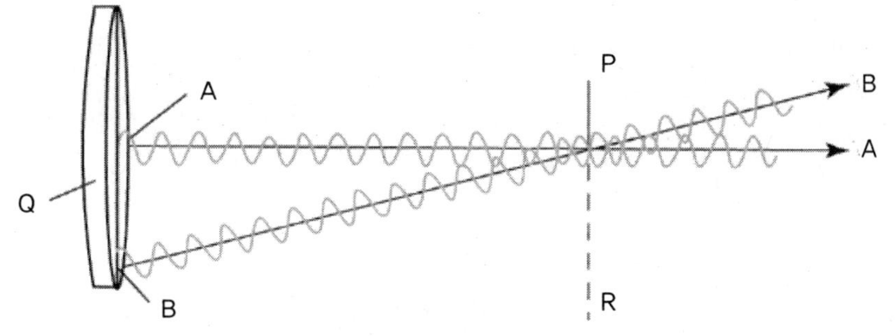

초음파의 간섭장(상쇄간섭)

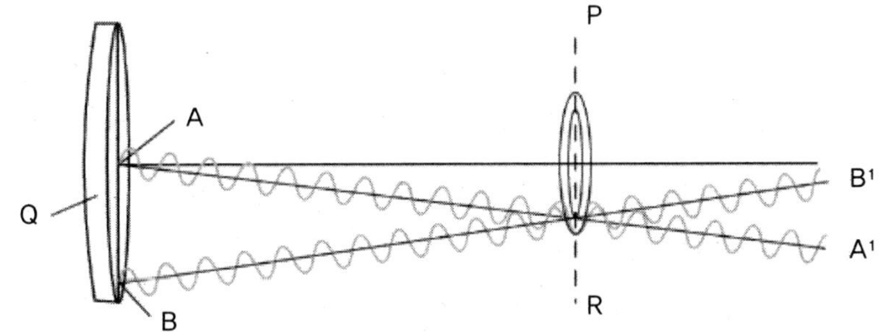

초음파의 간섭장(상쇄간섭)

[그림 9-5] 초음파의 간섭장

5) 방산각 (Divergence angle)

초음파 변환기에서의 방사는 변환기의 직경과 초음파의 파장에 영향을 받는다. 방산각은 초음파 빔이 진행하면서 옆으로 퍼지는 각도로 변환기 직경(r)에 대한 파장(λ)의 비율이다. 방산각(γ)은 파장에 비례하고 변환기의 크기에 반비례한다. 변환기의 직경이 크고 파장이 짧을수록, 즉 주파수가 높을수록 방산각이 작아지고 근위장 및 원위장의 형성이 길어진다.

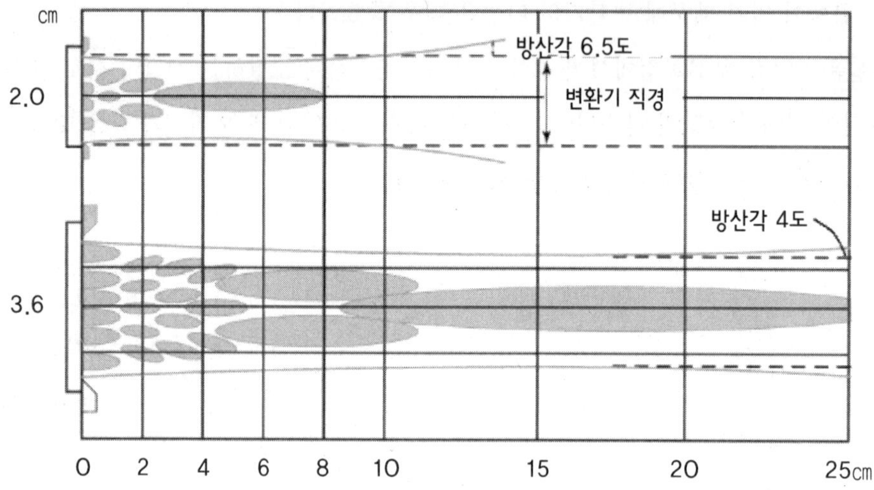

[그림 9-6] 초음파의 방산각

6) 초음파의 흡수

초음파를 인체에 적용하면 조직에서 음파진동에너지를 흡수하여 열에너지로 전환된다. 조직에서 이러한 음파에너지를 흡수하는 데 있어서 영향을 미치는 요인으로는 주파수, 반사(공기, 입사각, 전단파), 굴절, 산란(감쇄)등 물리적 특성과 조직의 밀도, 단백질함량, 점성도, 조직의 음향 임피던스 등 조직의 특성에 따라 영향을 받는다.

[표 9-1] 주파수에 따른 조직의 흡수계수

주파수(MHz)	흡수계수(db/cm)		
주파수(MHz)	근육	지방	혈액
1	0.12	0.04	0.18
2	0.24	0.10	0.40
3	0.36	0.16	0.58
4	0.48	0.30	0.80

7) 반사(Reflection)

초음파는 인체 조직을 통과하면서 서로 다른 매질의 경계면에서 반사한다. 반사량은 조직의 음향임피던스, 입사각, 공기 유무에 따라 결정된다. 조직의 음향임피던스는 서로 다른 경계면에서 반사한다. 연부조직과 뼈의 경계면에서는 에너지의 약 30% 이상이 반사한다.

초음파에너지는 입사각과 같은 각도로 반사한다. 입사각이 45~60° 일 때 뼈막과 뼈 사이에서 초음파가 횡으로 진행하는 전단파가 발생한다. 전단파의 발생으로 에너지 흡수가 증가하여 열발생이 높아진다. 혈관분포가 적은 뼈막은 열을 분산시킬 능력이 매우 약해서 열 집중이 일어나 뼈막통증(periosteal pain)이 유발되고 화상이 생길 위험이 있다. 공기는 초음파의 반사경 역할을 한다. 조직-공기 경계면에서 반사량이 매우 많아서 과도한 열 발생으로 열통증(heating pain)이 일어날 수 있다. 특히 손바닥 같이 얇은 부위에서 초음파가 조직을 통과하여 반대쪽의 공기와 만나 에너지가 반사되어 변환기의 반대쪽 피부에서 통증을 느낄 수 있다. 또한 변환기를 피부에 잘못 접촉시켜 공기가 들어가면 초음파 에너지가 변환기로 반사되어 변환기가 뜨거워져 피부에서 통증 및 화상이 생길 수 있고 변환기가 망가질 수 있다.

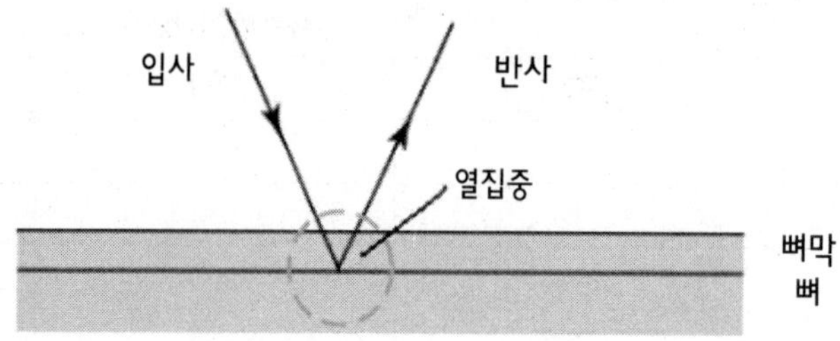

뼈막, 뼈 경계면에서의 반사와 열집중

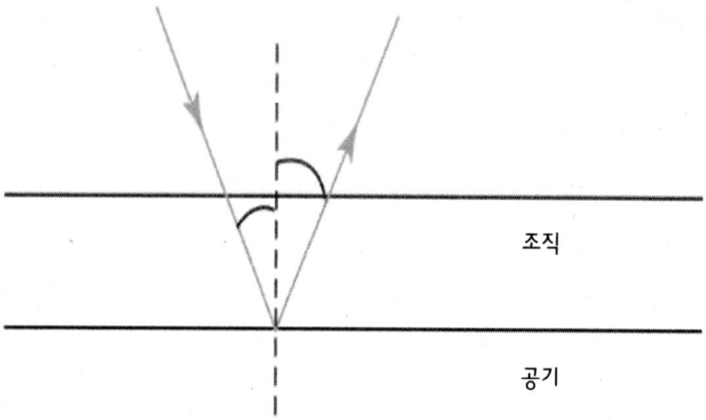

조직과 공기 경계면에서 반사와 열집중

[그림 9–7] 초음파의 반사

8) 굴절(Refraction)

초음파가 조직의 경계면에 도달하면 음파의 진행방향이 굽어지는 굴절현상이 나타난다. 초음파의 임계 입사각은 15°이다. 입사각이 10°일 때 50°의 각도로 굴절되고, 입사각이 15°일 때 굴절각이 90°로 형성되어 조직의 경계면에 평행하게 되어 전반사가 일어난다. 굴절은 힘줄이 뼈에 부착하는 부위에서 많이 생겨 힘줄부착 부위에서 열 발생이 높아진다. 따라서 초음파 변환기를 조직에 수직으로 대고 치료해야 한다.

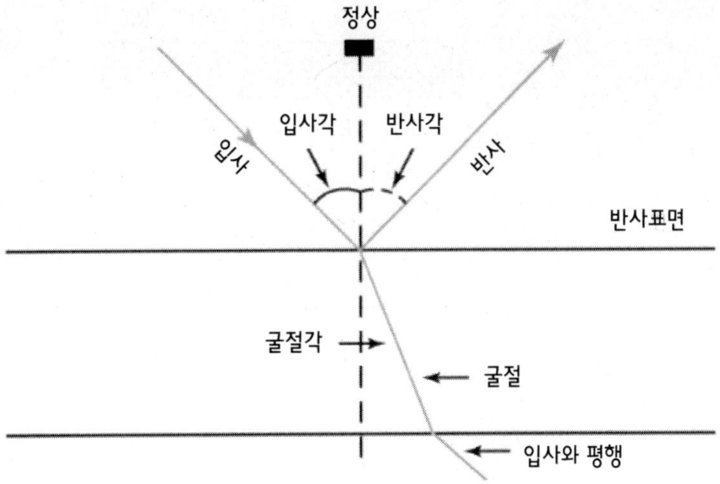

[그림 9-8] 입사각에 따른 초음파의 반사와 굴절

9) 감쇄(Attenuation)

초음파에너지가 조직을 통과하면서 흡수되고 열로 전환될 뿐만 아니라 산란에 의해 강도와 진폭이 점점 감소되는 경향을 감쇄라고 한다. 감쇄는 초음파의 전파거리, 주파수, 조직의 성질에 따라 영향을 받는다. 초음파의 강도가 원래 강도의 반으로 감쇄하는 깊이를 반가층 깊이(half-value depth, D1/2)라 한다. 주파수가 낮을수록 반가층 깊이가 길다. 지방, 피부는 반가층 깊이가 길어서 초음파 에너지가 잘 통과한다. 주파수가 낮을수록 심부조직을 효율적으로 가열하기 좋으며, 주파수가 높을수록 흡수율이 커지기 때문에 반가층이 작아진다.

초음파의 전파길이가 길수록 감쇄가 빠르게 나타나며, 변환기에서 멀리 떨어질수록 초음파의 강도가 감소된다. 또한 초음파의 감쇄는 주파수에 비례한다. 초음파 변환기에서 10㎜ 떨어진 곳에서 초음파 에너지가 0.87㎒는 18%, 1㎒는 21%, 3㎒는 50% 감소하여 주파수가 높을수록 감쇄가 커진다. 1~3㎒의 초음파는 1㎜당 약 2~5%씩 에너지가 감소한다.

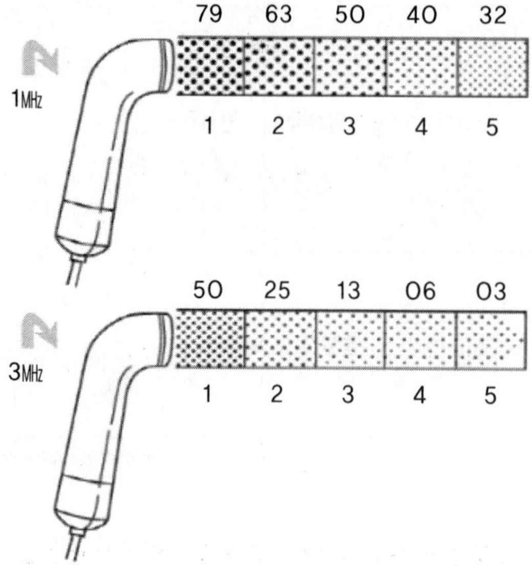

[그림 9-9] 주파수에 따른 초음파의 반가층

4. 초음파의 생리적 특성

1) 열 발생(heat production)

초음파를 통한 조직에서 발생되는 열은 초음파 에너지의 흡수계수, 주파수, 강도, 치료시간, 조직의 특성, 전파매질의 온도 등에 영향을 받는다. 열 발생율은 조직의 초음파에너지 흡수계수와 비례한다. 흡수계수는 아교질함량이 많을수록 높다. 따라서 아교질함량이 많은 힘줄, 인대, 관절주머니, 근막, 흉터조직 등이 근육보다 열 발생이 많다. 근육은 지방조직보다 초음파에너지의 흡수량이 2~3배 정도 높고, 뼈는 연부조직보다 초음파에너지를 10배 이상 많이 흡수한다. 그러나 근육-뼈 경계면에서는 초음파에너지의 약 30% 이상이 반사하고 특히 뼈막-뼈 경계면에서는 70%가 반사한다. 또한 뼈 경계면에서 전단파가 발생할 수 있다. 전단파는 근육에서 거의 전파하지 못하고 흡수계수가 아주 높은 반면 뼈에서는 전파속도가 매우 높고 흡수를 거의 하지 못한다. 따라서 심부근육에서 열발생이 많다.

초음파는 모든 열 치료 도구 중에서 매우 강하고 효과적으로 인대, 관절주머니, 윤활액 등 관절 및 주위조직을 비롯하여 심부근육을 가열한다. 또한 금속매입 부위에도 초음파가 금속에 부딪히면 현저하게 반사가 일어나 정상파가 발생하고 집속(focusing)이 형성되어 열 집중이 일어난다. 그러나 금속은 열전도가 매우 높아서 열이 빠르게 분산되고 정상파에 의한 열 집중도 곧바로 조절되어 치료범위의 온도를 유지한다. 따라서 초음파는 금속매입 부위를 안전하게 치료할 수 있다.

2) 기계적 효과(mechanical effect)

초음파 에너지가 조직 내로 들어가면 희박압축파가 조직 내에서 기계적인 일을 하게 됨에 따라 긴장, 압력, 심부 조직 세포의 요동과 분산이 일어나 조직의 가속유동이 일어남에 따라 공동형성(cavitation formation), 음향흐름과 미세흐름(acoustic streaming and microstreaming), 미세 마사지(micromassage), 정상파(standing wave) 등의 기계적 효과가 나타난다.

공동형성은 초음파의 기계효과로 인해서 나타나는 조직의 파괴반응이다. 초음파에너지가 조직에 전달되면 혈액이나 조직액 등에서 일시적으로 가스를 함유한 ㎛ 크기의 작은 기포 또는 공동(cavity)이 형성된다. 특히 가스공동의 발생은 조직의 특성, 초음파의 특성, 조직온도에 영향을 받는데 원인으로는 너무 높은 강도, 정상파 발생, 부적절한 치료기술, 결함이 있는 치료기사용 등이다. 미세흐름은 크기가 작은 진동하는 분자가 ㎛ 단위로 소용돌이를 이루는 현상이다. 분자의 소용돌이는 진동하는 공동 또는 가스 기포 주위에서 발생하여 액체를 국소에서 한 방향으로 이동시킨다. 음향흐름은 초음파의 기계적 압력에 의해서 세포막의 경계면을 따라 액체가 끊임없이 이동하는 현상이다. 음향흐름은 세포막을 손상시키지 않고 세포막의 구조를 일시적으로 변화시켜 투과성을 증가시키며, 이차전령계를 활성화 시킨다. 음향흐름은 세포막의 투과성을 변화시켜 물질 확산을 일으키기 때문에 조직치유와 약물전달 촉진의 치료가치가 있다. 미세 마사지는 초음파의 희박압력의 반복에 따라 기계작용으로 휘젓기효과(stirring effect)에 따른 세포내 마사지가 일어나는 효과가 나타난다. 정상파는 입사파가 반사될 때 입사파와 반사파가 중첩되어 발생하는 파동이다. 정상파는 불안정공동의 원인이 되며, 정상파의 골에서는 혈액세포들이 모여 띠를 이루어 흐름이 멈추고 혈관벽에 혈소판이 많이 쌓이게 되어 혈류정체를 일으킬 수 있다. 혈류의 정체와 혈구의 침착은 혈전을 형성하게 되는데 고정적용 때와 특히 큰 동맥위에서 평행이동치료를 할 때 많이 발생할 수 있다. 따라서 혈전

형성을 예방하기 위해서는 이동치료를 해야 하며 큰 동맥 위에서 동맥과 평행하게 이동치료해서는 안 된다.

3) 화학효과(chemical effect)

초음파는 당 및 과포화용액의 결정화(crystalization), 가수분해, 산화, 당의 전환, 전분이나 고무 등과 같은 물질을 해축(depolymerisation)시키는 등의 효과가 있다. 이와 같은 효과는 화학적 효과 이외에도 열 효과, 기계적 효과가 같이 작용하여 혈관을 확장하고 세포의 투과성을 증가시킴으로써 면역방어기전에도 도움이 된다.

4) 전기효과(electric effect)

초음파로 인해 고체와 전해질 경계면에서 얇은 이온층에 영향이 나타나는 효과이다. 조직에 초음파를 조사하면 압력을 받는 단백질, 셀룰로오스 등 거대 분자들이 압전효과에 의해서 전하를 띠게 되어 압전기가 발생된다. 이와 같은 전기적 효과는 허혈이나 통증이 있는 부위에서 전하를 띠고 있는 단백질을 끌어당기기 때문에 대사산물을 끌어당겨 확산시키고, 허혈이나 통증제거에 효과가 있다.

5. 초음파의 치료적 효과

초음파치료의 일차적이 효과는 조직온도의 상승 즉, 열 효과이다. 조직온도 상승에 따라 혈류량 증진, 염증반응 유발, 생체막 투과성 증가, 신진대사 증가, 교원조직의 신장력 증가, 통증문턱값 증가, 근육연축 완화, 신경전도속도 변화, 효소활성 증가, 골격근육의 수축력 변화 등과 같이 생리학적 반응이 나타난다.

1) 연부조직의 신장성 증가(increase extensibility of soft tissue)
2) 관절뻣뻣함의 감소(reduce joint stiffness)

3) 통증 및 근육연축 완화(relief pain and muscle spasm)f

4) 염증복구 촉진(accelerate repair of inflammation)

5) 상처치유 촉진(accelerate wound healing)

6) 힘줄치유 촉진(accelerate tendon healing)

7) 골절치유 촉진(accelerate fracture healing)

8) 칼슘침착의 흡수(absorb calcium deposit)

9) 혈류증가(increase blood flow)

10) 조직파괴(tissue destruction)

6. 초음파 전파매질

초음파 에너지를 적용할 때는 반드시 매개물질(coupling media)이 필요하다. 즉 조직에 전파되기 위해서는 초음파 변환기 표면과 치료부위의 피부사이에 전파매질(coupling media)이 있어야 한다. 공기 중에서는 초음파에너지가 현저하게 감쇄되고 공기-피부 경계면에서 거의 100%가 반사된다. 따라서 초음파 변환기와 피부사이에 공기층을 없애 반사를 최소화 하고 투과율을 높이기 위해서 투과매질을 사용해야한다. 이러한 투과매질은 초음파에너지의 투과율(transmissivety)이 좋아야하고, 흡수력(absorptivity)이 거의 없어야 하며, 치료 중 피부에 지속적으로 체류할 수 있는 점착성이 충분하고, 접촉이동 시 초음파변환기의 이동이 원활하도록 윤활성이 좋아야 하며 빨리 건조되지 않아야 한다. 또한 피부자극이 없어야 하며 값이 싸고 구하기 쉬워야한다.

1) 물 (water)

물은 초음파의 흡수계수가 0.0022에 지나지 않아 초음파의 투과율이 가장 뛰어나다. 미세한 기포만 있어도 초음파의 반사가 현저하게 일어나기 때문에 물을 끓여 가스를 완전히 제거한 탈가스물(boiled degassed water)을 사용해야 한다. 물은 점착성이 낮기 때문에 접촉이동치료의 매질로 사용하기 부적당하지만 수중 치료에서는 가장 좋은 매질로 사용할 수 있다.

2) 초음파풀(ultrasound gel)

초음파풀은 투과율이 우수하고 점착성 및 윤활성이 좋아 접촉이동치료 및 완충치료의 가장 효과적인 초음파 매질이며 보온통(warm box)에 보관하여 사용하는 것이 바람직하다.

3) 글리세롤(glycerol)

글리세롤은 투과율이 비교적 양호하고 점성도 및 윤활성이 좋으며 피부에 대한 친화성이 좋고 수용성이어서 상품화된 초음파 풀의 대용품으로 활용한다.

4) 미네랄오일(mineral oil)

미네랄오일은 점성도나 윤활성이 좋지만 국소적으로 과도하게 열이 발생되는 경향이 있고 투과율에 대한 보고가 극단적이다.

5) 아크릴겔(polyacrylamide agar gel)

투명하고 유연한 얇은 겔 판으로 96%가 물로 이루어져 있으며, 창상 및 상처부위 드레싱용으로 사용된다.

7. 초음파의 적용방법

1) 접촉이동치료(contact stroking application)

초음파 변환기를 피부에 직접 접촉하고 끊임없이 이동하는 방법으로 일반적인 방법이다. 이동방향에 따라 수직이동(perpendicular stroke), 평행이동(parallel stroke), 회전이동(circular stroke)

방법이 있다. 변환기는 25~40㎜/s의 속도로 느리게 이동하며 변환기의 접촉면이 50%씩 겹치도록 한다. 변환기는 피부와 직각을 유지해야 하고 누르는 압력도 너무 세거나 약하지 않게 적절하고 일정해야 한다. 변환기에 피부에 초음파 풀을 충분히 발라야 한다. 평편하고 압박을 잘 견딜 수 있는 부위에 치료에 적합하다.

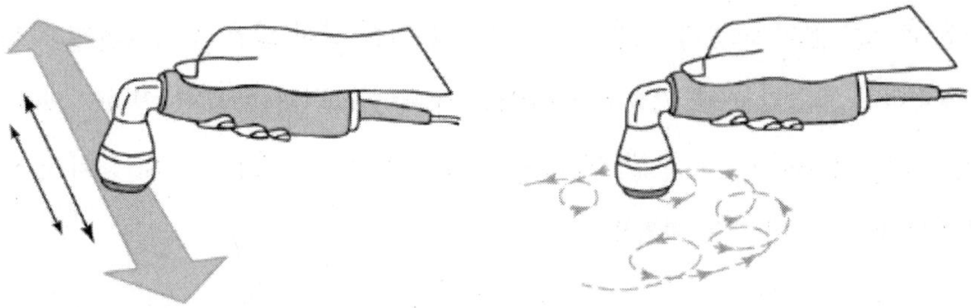

[그림 9-10] 초음파 적용 이동법

2) 수중치료(underwater, subaqueous application)

물속에서 초음파치료를 시행하는 방법이다. 치료부위를 완전히 물에 담근 다음 변환기도 물속에 집어넣어 치료부위와 직각이 되도록 한다. 변환기는 치료부위에 피부로부터 10~20㎜ 정도 거리를 둔다. 물은 기포가 완전히 제거되어야 한다. 따라서 물을 끓인 다음 23.9~33.9℃까지 식힌 미온수(tepid water)를 사용하는 것이 바람직하다. 수중치료는 뼈가 돌출되어 볼록한 부위, 치료면이 불규칙한 부위, 압박을 견디기 어려운 부위의 치료에 적합하기 때문에 팔굽관절부위, 손과 손목, 발과 발목, 신경종 등에 사용하기 좋다.

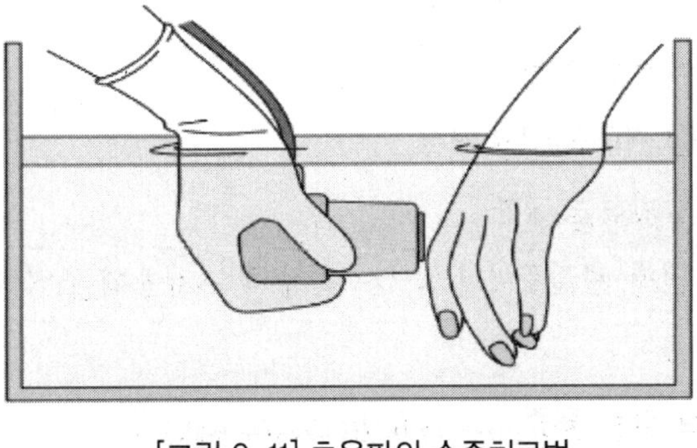

[그림 9-11] 초움파의 수중치료법

3) 완충치료(coupling cushion application)

초음파 변환기와 피부 사이에 완충 물주머니를 끼우고 초음파치료를 시행하는 방법이다. 완충 물주머니는 열에 잘 견디는 얇은 고무나 플라스틱주머니 또는 풍선 등을 사용하여 만든다. 주머니 안에 공기가 없는 물을 80% 정도 채워서 사용한다. 치료부위에 완충 물주머니를 올려놓고 미끄러지지 않도록 한 손으로 잡아 고정하고 다른 손으로 변환기를 잡아 완충 주머니위에 직각을 유지하면서 가볍게 접촉하고 조그만 원을 만들어 움직인다. 이때에도 변환기, 피부, 변환기와 피부에 접촉되는 물주머니에 초음파 풀을 충분히 발라야 한다. 불규칙한 부위나 개방 상처 등이 있어 접촉치료나 수중치료가 어려운 경우 치료에 적합하다.

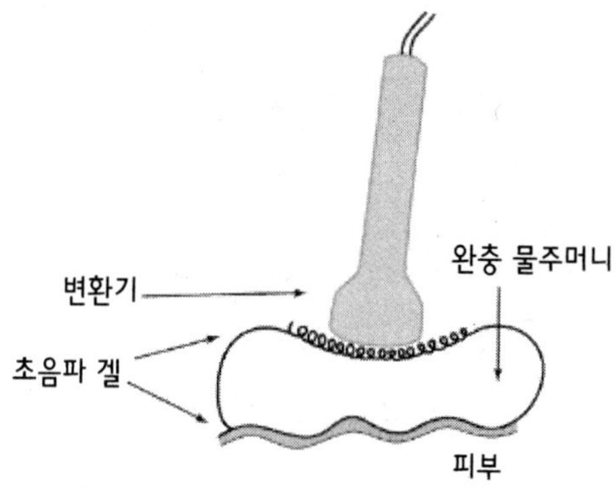

[그림 9-12] 초음파의 완충치료법

8. 초음파의 적응증

1) 관절구축 및 유착
2) 근육 단축, 섬유증으로 인한 구축
3) 외상, 피부질환, 흉터조직으로 인한 구축
4) 통증 및 근육연축을 동반하는 질환
   · 심부근육 및 힘줄, 인대, 관절주머니 등 심부관절 및 관절주위 조직의 통증완화에 적합하다.
5) 신경계통의 통증
   · 교감신경기능장애로 인한 통증(sympathetic dysfunction)

· 대상포진으로 인한 통증(herpes zoster)

6) 소아마비의 통증 및 근육연축(poliomyelitis)

· 초음파는 소아마비의 통증 및 근육연축을 치료한다.

7) 급성외상 및 만성 염증질환

8) 상처 및 만성피부궤양(wound, chronic ulcer)

9) 골절치유

· Busse 등(2002)의 메타분석 결과 저강도 맥동초음파가 골절치유 시간을 우의하게 단축시키며, 경비절감, 지연유합과 불유합골절과 관련된 장애를 감소시키는 중요한 이득이 있다.

10) 말초혈관장애

9. 초음파의 금기증

1) 뇌와 척수

2) 눈

3) 생식기관 및 복부기관

4) 임신부의 자궁

5) 급성감염 및 패혈증

6) 악성종양

7) 말초순환장애 부위

8) 심장 및 심장질환

9) 방사선치료 환자

10) 출혈부위

11) 결핵

12) 진통제사용 직후 및 감각마비부위

13) 심장박동조율기 착용자

참 고 문 헌

김태열 외(2009). 임상전기생리학. E · PUBLIC.

박래준 외(1999). 전기생리학. 대구대학교 출판부.

박래준 외(2008). 전기치료학 근거중심실무. 정담미디어

박래준 외(2009). 전기치료학. 현문사.

이재형 외(2011). 최신 전기치료학. 대학서림.

Busse JW, Bhandari M, Kulkarni AV, Tunks E : The effect of low-intensity pulsed ultrasound therapy on time to fracture healing : a meta-analysis. Clin J Sport Med 166(4) : 437-441, 2002.

Downer AH : Physical Therapy Procedures. 4th ed., Charles C Thomas, Springfield, p. 83-98, 1988.

Friedland F : Ultrasound. In : Physical Medicine in General Practice. Bierman W, Licht S(Ed), 3rd ed., Paul B Hoeber, New York. p. 276-296, 1952.

Frizzell LA, Bunn F : Biophysics of Ultrasound. In : Therapeutic Heat and Cold. Lehmann JF(Ed), 3rd ed., Williams & Wilkins, Baltimore, p. 353-385, 1982.

Kahn J : Principles and practice of Electrotherapy. Churchill Livingstone, New York, p. 69-93, 1987.

Kavros SJ, Schenck EC : Use of noncontact low-frequency ultrasound in the treatment of chronic foot and leg ulcerations : a 51-patient analysis. J Am Podiatr Med Assoc 97(2) : 95-101, 2007.

Lehmann JF : Ultrasound Therapy. In : Therapeutic Heat and Cold. Licht S(Ed), 2md ed., Elizabeth Licht, New Haven, p. 321-386, 1965.

Lehmann JF : de Lateur BJ : Therapeutic Heat. In : Therapeutic Heat and Cold. Lehmann JF(Ed), 3rd ed., Williams & Wilkins, Baltimore, p. 491-497, 1982.

Lehmann JF, de Lateur BJ : Diathermy and Superficial Heat, Laser, and Cold Therapy. In : krusen's Handbook of Physical Medicine and Rehabilitation. Kottke

FJ, Lehmann JF(Ed), 4th ed., WB Saunders, Philadelphia, p. 313-331, 1990.

Lehmann JF, de Lateur BJ : Ultrasound, Shortwave, Microwave, Superficial Heat and Cold in the Treatment of Pain. In : Textbook of Pain. Wall PD, Melzack R(Ed), Churchill Livingstone, Edinburgh, p. 717-724, 1984.

Reid DC, Cummings GE : Efficiency of ultrasound coupling agents. Physiotherapy 63 : 255-257, 1977.

Rubin D, Kuitert JH : Use of ultrasonic vibration in the treatment of pain arising from phantom limbs, scars and neuroma. Arch Phys Med 36(7) : 445-452, 1955. Uhlemann C, Heinig B, Wollina U : Therapeutic ultrasound in lower extermity wound management. Int J Low Extrem Wounds 2(3) : 152-157, 2003.

Warren CG, Koblanski JN, Sigelmann Ra : Ultrasound coupling media : Their relative tansmissivity. Arch Phys Med Rehabil 57(5) : 218-222, 1976.

Ziskin Mc, Michlovitz SL : Therapeutic Ultrasound. In : Thermal Agents in Rehabilitation. Michlovitz SL(Ed), CA Davis, Philadelphia, p. 141-176, 1988.

Chapter 10.
임상 사례 연구

이번 장에 소개되는 임상 사례 연구는 전기 자극의 임상적 적용에 대한 개념을 나타내고 있다. 제시된 진단에 따른 사례에 기초하여, 임상 검진 결과와 전기적 자극과 관련한 치료적 목표를 제안한다. 전기적 자극의 선택에서 고려되어지는 요소에 대한 설명과 치료 목표에 맞는 이상적인 전기적 자극 요소들의 자극 조건 즉 변수의 다양성에 대해 설명하고 있다. 전기적 자극은 환자 치료의 유일한 요소는 아니지만 다른 치료와 함께 병행하며 전반적인 치료 계획에 통합된다면 치료적 중재 효과로서 큰 역할을 할 것이다.

전기적 자극에 따른 목적은 크게 통증조절, 조직치유, 근육 수축, 투열 효과로 이해하면 된다. 여기서 설명되어지는 임상 사례 연구는 질환에 따른 전기적 자극의 임상적 적용과 자극 방법에 따른 부분을 설명한다. 물리치료사 국가고시 개편에 따른 물리치료 중재부분(물리적 인자치료)에 대한 문제해결력을 키우기 위한 접근으로 고려되어야 한다.

1. 통증 조절을 위한 전류

통증 조절을 위한 전기치료를 하기 위해서는 먼저 통증의 생리 기전에 대해 알아야 한다.

다양한 질환의 통증 양상에 따라 전기치료의 매개변수를 고려해야 한다.

먼저, 통증 경로, 해부학적 위치, 각 부위별 전기치료 지점 그리고 강도 조절에 대해 물리치료사는 숙지하고 있어야 한다.

1) 통증 전달의 기전

인체에 통증을 감지하는 통각수용기는 자유신경종말(free nerve ending)이며, 조직에 따라 다양한 분포를 가진다. 이런 통각수용기들은 높은 문턱값을 가지고 있으며, 다양한 기계적, 열적, 화학적, 전기적 자극에 활성화된다.

조직 손상이 일어나면 세포가 파괴되면서 여러 물질들(ATP, Bradykinin, Histamine, Substance P)이 방출된다. 많은 염증성 화학물질들이 통각수용기를 활성화하여 통각신경을 통해 통증을 대뇌피질로 전달한다.

통증의 전달이 계속 되면서 중추민감화(central sensitization)가 나타난다. 즉 통증 인지에 관계되는 중추신경계에서 발생한 통각과민이나 무해자극통증과 같은 현상을 의미한다. 자세히 설명하자면 통각수용기를 통해 올라간 통증 정보는 등쪽뿔(dorsal horn)을 거쳐 문복측연수(rostral ventral medulla), 수도관주위회색질(PAG), 대뇌피질(primary somatosensory area)에 도달하여 통증 정도의 양을 결정한다. 그리고 흥분성신경전달물질인 글루탄산염(glutamate)이 방출되어 통증관련 수용체인 AMPA 수용체와 결합되면서 통증이 발생된다. 또한 2차로 글루탄산염(glutamate)은 NMDA 수용체와 결합하는데 이때 NMDA 수용체는 평소 Mg^{2+} 이온에 의해 막혀 있는데, AMPA 수용체를 통해 시작된 탈분극으로 Mg^{2+} 이온이 비켜주면서 세포내 신호전달에 관여하는

Ca^{2+} 이온이 유입되어 인산화, 인지질화 즉 염증반응(inflammation)을 유발한다. 동시에 수도관주위회색질(PAG)에서도 글루탄산염(glutamate)과 같이 억제성신경전달물질인 가바(γ-aminobutyric acid, GABA)와 부산물인 마약성 진통제인 엔켈팔린(enkelphalin)이 방출되어 통증을 느끼지만 좀 덜한 형태로 통증 전달이 반복되며 말초신경 쪽에 통증의 정도를 나타내준다. 통증 정도의 양이 강하면 문복측연수(rostral ventral medulla)에서 또 다시 억제성신경전달물질인 가바(γ-aminobutyric acid, GABA)가 방출되는데 세로토닌(Serotonin)이 이때 분비, 정제되어 등쪽뿔(dorsal horn)로 전달되어 통증 정도를 경감할려는 자기방어체계를 보여준다. 이러한 통증 과정이 반복되면 수도관주위회색질(PAG)에서 조절되지 않는 Substance P가 분비되어 뇌의 A7 수용체와 결합하면서 등쪽뿔(dorsal horn)로 간다. 이때 그 과정 속에서 Nor-Adrenaline이 분비된다. 여기서 살펴볼 점은 어떻게 하면 글루탄산염(glutamate)이 방출되어 통증관련 수용체인 AMPA 수용체와 결합을 방해하여 통증을 조절할 것인지를 생각해야 한다. 임상 현장에서는 이러한 글루탄산염(glutamate)이 방출되어 통증관련 수용체인 AMPA 수용체와 결합이 일어나지 않도록 테트라톡신(복어독)을 이용하여 일차로 감각신경, 그 다음 운동신경을 용량에 따라 조절하여 방해를 해서 통증 전달이 못 이루어지게 한다. 이것이 대표적인 주사, 약물의 방법이다.

그렇다면 물리치료사는 효과적인 통증조절(Pain control)을 하기 위해서는 어떻게 접근할 것인가?

① 척수 수준에서의 통증조절

본 교재의 저주파를 이용한 전기자극 편에서 기본적인 통증 이론과 통증조절 접근에 관해 다뤘다. 통증의 정도는 척수의 뒤뿔(posterior horn)의 회색질 층판(lamina II)에 있는 교양질(substantia gelatinosa, SG)에서 T세포에 전달되는 신호(억제성 또는 흥분성)에 따라 통증이 조절된다는 것이다. T세포는 직경이 가는 통각신경세포에서 흥분성 신호를 받고, 직경이 굵은 비통각성 감각신경세포에서 억제성 신호를 받는다. 통각신경세포에서 전달된 통증신호는 척수의 층판에 있는 교양질 세포를 활성화시켜 T세포에 통증신호를 전달하여 가쪽척수시상로(lateral spinothalamic tract)를 통해 전달된다. 이때 전기적 자극으로 직경이 굵은 A 섬유를 활성화하면 층판에서 사이신경세포를 활성화시켜 사이신경세포가 교양질 세포에 억제성 신경전달물질들을 전달해서 교양질 세포를 억제한다. 그러면 C섬유가 T세포를 활성화시키지 못하여 통증전달을 일시적으로 차단한다. 즉 경피신경전기

자극(TENS)은 L-fiber를 선택적으로 자극하여 통증 조절을 하는 것이다.

② 상척수 수준에서의 통증조절

조직 손상에 따른 통증이 가쪽척수시상로(lateral spinothalamic tract)에 따라 뇌의 겉질로 전달될 때, 중뇌수준인 수도관주위회색질(PAG)에서도 글루탄산염(glutamate)과 같이 억제성신경전달물질인 가바(γ-aminobutyric acid, GABA)와 부산물인 마약성 진통제인 엔켈팔린(enkelphalin)이 방출되어 거대솔기핵의 다이놀핀을 유리시켜 척수뒤뿔에 위치한 하행성 세로토닌 작동성 신경섬유와 노르아드레날린 작동성 신경섬유를 활성화시킨다. 또한 세로토닌과 노르아드레날린을 유리시켜서 엔케팔린 신경세포를 활성화시킨다. 엔케팔린 신경세포의 활성화로 인해 교양질 세포의 활동이 억제되어 섬유에 의해 투입되는 통증 정보가 세포에 전달되지 않도록 차단한다. 또한 이마앞엽겉질(prefrontal cortex)에서 투사되어 시상하부에서 수도관주위회색질(PAG)로 하행하는 엔돌핀 작동성 신경섬유에서 베타엔돌핀(β-endorphin)을 유리시켜 위에서 설명된 거대솔기핵에서 엔케팔린 신경섬유를 활성화시킨다, 엔케팔린 신경섬유가 활성화되면 통증신경섬유에 의한 통증정보가 세포로 전달되는 것을 연접 전 억제 작용을 통해 통증차단에 기여한다. 또한 신경섬유가 활성화되면 위에서 설명한 하행성통증조절과 더불어 뇌하수체(pituitary gland)에서 부신겉질자극호르몬(adreno corticotrophic hormone, ACTH)을 유리하여 혈관을 통해 이동 후 부신겉질에서 코티코스테로이드(corticosteroid) 호르몬인 코티졸(cortisol)을 유리하여 염증을 완화하게 한다.

특히, 상척수 수준에서의 전기치료를 통한 통증조절은 전문화된 전기치료적 매개변수의 조절이 필요하다. 위에서 설명한대로 흥분성신경전달물질인 글루탄산염(glutamate)이 방출되어 통증관련 수용체인 AMPA 수용체와 결합되면서 통증이 발생되는 걸 전기적 자극을 통해 억제하는 것이다. 감각 및 운동 수준의 강도로 적용하여 통증 부위의 멍하고 둔해지는 감각을 느끼도록 접근한다. 이러한 과정은 2차적으로 글루탄산염(glutamate)의 NMDA 수용체와 결합을 또한 방해하기에 감각적인 부분만 충분히 자극을 줘도 통증은 쉽게 가라앉을 수 있다.

이러한 기전으로 경피신경전기자극(TENS)은 항신경병증성 통증 효과로 신경, 혈류, 뇌척수액 등 신체 구조물의 아편유사제수용체의 발현 및 활성을 증가시켜 나타낸다. 즉, 통증 전달에 관여하는 또한 억제하는 신경전달물질과 신경전달 경로(neuronal pathway)를 변화시켜 통증을 중재하는 것으로 많은 연구를 통해 입증되었다.

물리치료사로서 전기자극을 통한 통증조절은 아주 중요한 치료적 양식으로 매개변수 인 주파수 및 강도 조절에 따른 높은 훈련과 전문성이 요구된다. 그럼으로 다양한 질환별 양상에 따른 임상 사례연구(Case Study)를 통한 문제해결력이 키워야 한다.

2) **흉곽출구증후군** (Thoracic outlet syndrome)

평가, 진단, 예후, 목표

▶ 과거력

YS는 54세의 여성으로 어깨 및 상지 전체에 통증 진단을 받고 물리치료로 의뢰되었다. YS는 지난 12주 동안 목, 어깨, 팔 쪽으로 통증이 점점 증가되고 있다고 한다. 그녀는 염색공단에서 무거운 섬유들을 하루 11시간씩 들고 나르고 한 후 통증이 심해진다고 호소하였다. 그녀는 지난달에 통증이 좀 더 격렬해지고 잦아졌다고 하였다. YS는 버스나 지하철에서 손잡이를 잡으려고 팔을 들었을 때 어깨 및 상지 전체가 무거워지면서 통증과 시린 냉감이 발생했다. 그녀는 전문의에 의해 상완신경총(위팔신경얼기)이 압박되면서 발생하는 흉곽출구증후군이라는 진단을 받았고, 목뼈 엑스레이 결과 음성이었다. 예전 심장질환에 대한 과거력은 없었다.

▶ 검사와 측정

환자는 자신의 목통증 정도를 7/10이라고 하였다. 상지의 능동적 ROM은 정상 범위였고, 가동 시 부자연스러운 부분은 보였다. 근력은 4+/5였으며 어깨 통증으로 인해 제한되었다. 등세모근과 마름근 근력은 우측으로 3-/5였다. 목돌림과 가쪽 굽힘은 정상의 80%였고, 우측으로 과압박 시 통증이 있었다. 앞쪽 및 가쪽 굽힘은 마지막 30% 범위에서 통증과 불편함을 호소하였다. 폄은 정상 범위였다. 촉진 결과, 우측 위쪽 등세모근과 견갑대 안쪽으로 통증을 느꼈다. 우측 상지의 통증과 전완부의 시린 냉감을 호소하였다. 우측 상지를 거상하면 증상이 악화되었고 우측 어깨가 처진 편이었다.

▶ 평가와 목표

ICF 단계	현재 상태	목표
신체 구조 및 기능	목 및 우측 상지 통증, 냉감 목뼈 ROM 제한 견갑대 근육 근력 감소	통증 조절 정상 목뼈 ROM 회복 견갑대 근육 정상 근력 회복
활동	들어올리기 및 옮기기 어려움	들어올리기 및 옮기기 시 일상적인 능력 회복
참여	작업 효율성 감소 들어올리기 및 옮기기 감소	직업적 활동 수행 들어올리기 및 옮기기 능력 회복

▶ 예후 및 치료계획

이 환자는 목뼈 엑스레이 결과 정상이었으며 우측 상지 거상 시 통증과 전완부 냉감을 호소하였기 때문에 골격 문제에 따른 문제도 보인다고 할 수 있다.

상완신경총은 C5에서 T1까지의 신경근이 추간공을 나와서 분지와 문합을 반복하면서 손 쪽으로 내려가면서 상지의 운동 지각을 지배한다. 이러한 말초신경은 1번째 터널인 목갈비근간에서 앞목갈비근과 중간목갈비근의 긴장이 높아지면서 전/후벽 사이가 좁아지고 바닥면도 상승하여 상완신경총(위팔신경얼기)과 빗장밑동맥을 압박한다. 2번째 터널인 늑쇄간격서 어깨가 처진 자세로 쇄골이 내려가면서 터널 윗면이 낮아져 상완신경총(위팔신경얼기)과 빗장밑동/정맥을 압박한다. 상완신경총(위팔신경얼기)과 빗장밑동/정맥이 상지에 닿는 지점에 존재하는 3번째 터널이 작은 가슴근하 간격이다. 견관절을 외전시키면 하방으로 주행하고 있던 상완신경총(위팔신경얼기)과 빗장밑동/정맥이 방향을 바꾸어 상행하여 부하에 따른 눌림이 발생한다.

전완부 냉감은 상지의 말초혈관에 분포하는 교감신경이 압박되기 때문이라 볼 수 있다.

이 환자의 처진 어깨는 실제 임상 현장에서 보면 흉곽출구증후군진단을 받은 증례 중 특히 성인 여성에게서 처진 어깨가 많이 나타난다. 상완신경총(위팔신경얼기)에 견인력이 가해져 압박된다고 볼 수 있다. 즉 흉곽출구증후군은 해부학적인 압박부위와 불량자세가 밀접한 관련이 있는 것으로 볼 수 있다. 일반적으로 TENS는 통증 감소를 위한 전기적 자극이다. 도수치료 및 운동치료와 함께 사용될 수 있다. 이 환자는 전기 자극에 대한 금기사항은 없다.

▶ 중재

평가와 검진 이후 통증 조절을 위해 전기 자극의 사용이 제안된다.

유형	요소
전극 위치	전극 한 쌍은 우측목갈비근, 한 쌍은 마름근
주파수	50~200pps 또는 bps
맥동기간	50~150μs
강도	운동 역치 이하의 감각, 편안함을 느낄 정도
치료 시간	통증 시 계속 사용

- 흉곽출구증후군에 대한 치료적 중재는 불량 자세를 개선하고 터널을 히는 것이 된다.

통증 조절을 위한 각 근육군들의 감각 수준에서의 전기적 자극과 동시에 등세모근과 마름근의 전기적 자극을 통한 근력강화도 자극 변수를 바꿔서 적용할 수 있으며, 작은 가슴근에 대한 수축-이완 주기를 빠르게 반복하여 운동종판에서 신경전달물질 고갈을 통한 활성도 감소로 근 경축이 억제되어 전기적 신경근 이완을 가져다 줄 수 있다.

3) **견관절 주위염**(Periarthritis of shoulder)

평가, 진단, 예후, 목표

▶ 과거력

JH는 36세의 남성으로 1개월 전 대학에서 학생을 가르치다 어느 순간 갑자기 우측 견관절에서 뜨끔함과 함께 통증이 느껴지더니 서서히 팔을 들어올리기가 곤란해졌다. 팔을 들 수가 없어 칠판에 글을 쓰기도 어려웠다. 최근에는 특히 야간에 통증이 심하다고 하였다. 통증 조절을 위해 진통제 약물을 복용하였고, 차도가 없어 병원에 내원하였다. 어깨 엑스레이 결과는 정상이었다. 전문의에 의해 견관절 주변 근육의 염증으로 진단을 받고 물리치료실에 의뢰되었다. 통증 조절을 위한 전기적 자극을 적용하기에 어떤 것이 적절한가? 심장질환에 대한 과거력은 없다.

▶ 검사와 측정

이 환자의 통증의 정도는 7/10이다. 우측 견관절 ROM은 굽힘 110도, 벌림 100도, 모음 -20도, 1st 자세에서 바깥돌림 30도, 안쪽돌림45도, 2nd 자세에서의 바깥돌림 0도, 3rd 자세에서 안쪽돌림 10도였다. 통증은 가시위근, 가시아래근, 어깨밑근에 보였다. 팔을 들어 올릴 때는 상완 근위 바깥쪽으로 통증이 있었다. 우측 상지 근력은 4/5이다. 통증은 어깨 아래로 방사되지 않는다고 하였다.

▶ 평가와 목표

ICF 단계	현재 상태	목표
신체 구조 및 기능	우측 어깨 통증, 야간통 견관절 ROM 제한 견갑대 근육 근력 감소	통증 조절 정상 견관절 ROM 회복 견갑대 근육 정상 근력 회복
활동	팔 들어올리기 어려움	팔 들어올리기 일상적인 능력 회복
참여	직업적 활동 수행 어려움 팔 들어올리기 감소 수면 부족	직업적 활동 수행 들어올리기 및 옮기기 능력 회복 야간통을 줄이고 숙면

▶ 예후 및 치료계획

견관절은 굽힘, 폄, 벌림, 모음, 바깥돌림, 안쪽돌림으로 각각 짝을 이루는 운동이 복잡하게 연결되어 큰 가동범위를 가진다. 견관절의 자세변화에 따른 견관절 연부조직의 긴장 변화가 다르기에 본 증례는 2nd, 3rd의 ROM이 더 제한되어 하방의 연부조직에 문제가 있다는 것을 알 수 있다. 통증 조절을 위해 전기 자극이 적절한 방법일 것이다. 왜냐하면 능동적 관절가동범위가 제한되고 상지의 무감각, 저림 또는 약화가 나타나지 않는데, 이것은 신경관여 일수 있기 때문이다. 이상 파형의 정현파 교류나 간섭 파형을 사용한 간섭전류, 치료사를 통한 운동 프로그램을 사용할 수 있다.

▶ 중재

평가와 검진 이후 통증 조절을 위해 전기 자극의 사용이 제안된다.

유형	요소
전극 위치	전극 한 쌍은 가시위근, 한 쌍은 가시아래근 교대로
주파수	50~150pps 또는 bps
맥동기간	200~300μs
강도	표층근육의 약간의 수축이 발생될 만큼
치료 시간	20~45분, 하루 3번

2. 근육 수축을 위한 전류

1) 전방십자인대손상 및 내측측부인대손상

평가, 진단, 예후, 목표

▶ 과거력

DJ는 24살 남성으로 축구 연습 중 점프 후 착지 동작을 취하려다 강제적으로 우측 슬관절 외반, 하퇴가 외회전되는 부상을 입었다. 직후 정형외과에서 MRI검사 결과 전방십자인대의 연속성이 없고, 내측측부인대의 손상도 있어 전방십자인대손상, 내측측부인대손상으로 진단되었다. 3주전에 수술을 받고 고정한 뒤 검진과 치료를 위해 물리치료실로 오게 되었다. 환자는 우측 다리를 곧게 펴는 것과 걸을 때 우측으로 완전히 체중 지지하는 것이 어려우며 아직 일상생활로 돌아오지 못하고 있다. 물론 심장관련 과거력은 없다.

▶ 검사와 측정

DJ는 우측 무릎 통증을 8/10으로 답하였다. 촉진 시 약간의 열감과 통증이 나타났다. 수술 부위는 잘 치유되고 있다. 무릎의 굽힘 가동범위에서는 최종 범위에서 대퇴골내측상과부에 통증을 보였고 120도 이상의 굽힘은 불가능했다. 불안정성은 전방끌림징후(Anterior drawer sign), Lachmann test, Pivot shift test, 30도 굽힘에서의 외반 스트레스 가 양성, 신전에서의 외반스트레스가 음성이었다. 보행 시 우측 무릎은 15~20도 굽힘된 상태이다. 가능한 ROM 내에서 우측 넙다리네갈래근의 근력은 3/5이다.

▶ 평가와 목표

ICF 단계	현재 상태	목표
신체 구조 및 기능	우측 무릎 통증, 우측 슬관절 ROM 제한 우측 슬관절 근육 근력 감소	통증 및 부종 조절 정상 슬관절 ROM 회복 슬관절 근육 정상 근력 회복
활동	보행의 제한과 변화	정상적인 보행
참여	직업적 활동 수행 어려움	직업적 활동 제한된 복귀 그 이후 정상적인 일상생활로의 복귀

▶ 예후 및 치료계획

이 환자에게는 약화된 우측 슬관절 관련 근육에 대해 전기적 자극이 적절한 치료가 될 수 있다. 환자의 능동적인 움직임보다 더 많은 수준의 근육 수축을 가져올 수 있기 때문이다. 전기적 자극으로 근육 수축은 근력을 향상시킬 수 있고, 부종 감소에 도움이 될 수 있다. 기능적 향상에도 도움이 되고 전기 자극에 대한 금기사항 또한 없다.

▶ 중재

평가와 검진 이후 통증 조절을 위해 전기 자극의 사용이 제안된다.

근력강화를 위한 전기 자극 적용방법	
유형	요소
자극 전류 및 전극 위치	- 정현파 교류, 이상 구형파, 러시안 전류 - 넙다리네갈래근과 넙다리뒤근육에 교대로 적용하며 부착 위치는 근 수축의 질과 환자의 편안함에 따라 약간 변화 될 수 있다.
주파수	부드러운 연축 수축을 위해 50~150pps 또는 bps
맥동기간	250~400μs

단락비	1 : 5 최대 수의적 수축력의 65~80% 정도까지 증가시킴 환자는 수축 시간동안 전기 자극에 의한 근수축에 최대 수의적 수축을 병행하여 효율성을 높임 전기 자극 시 적응 효과에 따른 근 긴장도 감소되므로 약 5mA씩 전류량을 증가시킴
치료 시간	15분, 3~4회/주, 주 5회 6주간 실시

- 근력 강화를 위해 전기 자극이 사용될 때, 일반적으로 한 세션 당 10~15회의 수축이 가능할 정도로 치료를 지속하는 것이 추천된다. 만약 환자는 가정용 전기 자극기가 있다면 하루에 여러 번 반복해도 된다. 근육 재교육을 위해 전기적 자극이 사용될 때는 치료 시간에 따른 다양한 기능적 활동을 고려해야 한다. 환자의 근피로의 징후를 보일 경우 치료시간은 더 줄여야 한다. 또한 근육의 전기적 자극 시 최대 근력이 요구되지 않는 기능적 움직임을 유도해야 한다. 낮은-진폭 감각 수준의 자극으로 환자가 적절히 움직일 수 있도록 하고 자극 없어도 움직임을 수행하는 것에 학습된 요령을 보일 것이다.

2) **요골원위단 골절**(Distal radius fracture)

평가, 진단, 예후, 목표

▶ 과거력

CM은 28세의 남성으로 자전거로 출퇴근 중 길에 넘어지면서 오른손이 꺽이는 부상을 입었다. 직후 열감, 통증, 움직임 제한이 심해져 가까운 정형외과에 내원하였다. 엑스레이 촬영 결과 요골원위단골절이라는 진단을 받았고, 마취 하에 내적 고정을 하고 2주간 깁스 고정을 하였다. 고정 기간 동안, 간단한 동작 지원 등은 가능하였으나 물건 잡기 및 들기 동작이 불가능하였기 때문에 일상적인 활동을 수행 할 수 없었다. 고정 기간 후 검진과 치료를 위해 물리치료실을 내원하였다. 환자의 예전 심장질환에 대한 과거력은 없다.

▶ 검사와 측정

이 환자의 통증의 정도는 6/10이다. 고정 기간 동안 비사용으로 손 부분의 부종과 굽힘 및 폄근의 약화를 보였다. 근력은 능동적 움직임 시 모든 방향에서 2/5였다. 엄지와 검지의 마비감은 사라졌다.

▶ 평가와 목표

ICF 단계	현재 상태	목표
신체 구조 및 기능	l우측 손목 통증, 약화 손목관절 ROM 제한	통증 조절 및 부종 완화 정상 손목관절 ROM 회복 손목 근육 정상 근력 회복
활동	물건 잡고 들기 어려움	물건 잡고 들기 능력 회복
참여	집안 일 또는 취미생활 활동 어려움	집안 일 또는 취미생활 활동 회복

▶ 예후 및 치료계획

요골원위단골절로 수술 및 고정으로 인한 손목관절 가동범위 감소와 약화를 보이고 있다. 관절가동범위 증가와 굽힘 및 폄근의 근력 증진을 위해 전기적 자극이 사용될 수 있다.

▶ 중재

평가와 검진 이후 통증 조절을 위해 전기 자극의 사용이 제안된다.

근력강화를 위한 전기 자극 적용방법	
유형	요소
자극 전류 및 전극 위치	- 정현파 교류, 이상 구형파, 러시안 전류 - 굽힘근과 폄근 부위에 대해 독립적 또는 순차적으로 적용 할 수 있다. 또한 교대로 적용하며 부착 위치는 근 수축의 질과 환자의 편안함에 따라 약간 변하 될 수 있다.
주파수	부드러운 연축 수축을 위해 20~50pps 또는 bps
맥동기간	150~250μs
단락비	1 : 5 통증이 없는 범위 안에서 손목관절의 근육 수축이 일어나도록 해야 함. 환자는 수축 시간동안 전기 자극에 의한 근수축에 최대 수의적 수축을 병행하여 효율성을 높임. 전기 자극 시 적응 효과에 따른 근 긴장도 감소되므로 약 5mA씩 전류량을 증가시킴.
치료 시간	15분, 3~4회/주, 주 5회 6주간 실시

- 근력 강화를 위해 전기 자극이 사용될 때, 일반적으로 한 세션 당 10~15회의 수축이 가능할 정도로 치료를 지속하는 것이 추천된다. 만약 환자는 가정용 전기 자극기가 있다면 하루에 여러 번 반

복해도 된다. 근육 재교육을 위해 전기적 자극이 사용될 때는 치료 시간에 따른 다양한 기능적 활동을 고려해야 한다. 환자의 근피로의 징후를 보일 경우 치료시간은 더 줄여야 한다. 또한 근육의 전기적 자극 시 최대 근력이 요구되지 않는 기능적 움직임을 유도해야 한다. 낮은-진폭 감각 수준의 자극으로 환자가 적절히 움직일 수 있도록 하고 자극 없어도 움직임을 수행하는 것에 학습된 요령을 보일 것이다.

3. 조직 치유를 위한 전류

1) **상완골 외측상과염**(Lateral epicondyle of humerus)

평가, 진단, 예후, 목표

▶ 과거력

JK는 26세의 남성으로 평소 컴퓨터 채팅을 즐기며 주중 저녁에는 취미로 테니스를 1회 2시간 정도 한다. 1개월 전부터 우측 팔꿈치 관절에서 뜨끔함과 불편함이 생겨 지속되다가 컴퓨터 할때와 테니스 동작 시 백핸드스트록을 하면 통증이 심해졌다. 또한 물건을 집고 옮기거나 흔들 때 어려움이 있고 무거운 것을 들 때는 통증이 심해졌다. 일과 집에서의 수면 패턴에서도 통증과 열감 및 부종으로 삶의 질에도 문제가 보였다.

▶ 검사와 측정

JK의 통증 정도는 7/10이다. 팔꿈치의 움직임이 있을 시 통증은 9/10으로 증가된다고 한다, 손목 굽힘 근력은 4+/5로 끝 범위에서 약간의 통증이 있고, 손목 폄 근력은 바로 통증과 동시에 2/5였다. 우측 팔꿈치 부위에 직접 촉진 시 열감과 압통이 있었다. 능동적 ROM은 통증을 수반하며 제한을 보였으며, 수동적 ROM은 정상이였다. 의자테스트와 중지폄테스트는 양성이었고, 전완의 뒤침 가동범위는 65, 엎침 가동범위는 70도였다. 전완의 회선 제한이 소실되면 통증은 감소하였다.

▶ 평가와 목표

ICF 단계	현재 상태	목표
신체 구조 및 기능	우측 팔꿈치 통증, 약화 ROM 제한	통증 조절 및 부종 완화 ROM 회복 근력 회복
활동	물건 잡고 들기 어려움	물건 잡고 들기 능력 회복
참여	취미 활동 어려움 수면 패턴 어려움	이전 수준으로 회복

▶ 예후 및 치료계획

비스테로이드항염제(NSAIDs)와 같은 항염증 약물을 통한 이온도입법 치료로 우측 외측상과의 염증과 통증을 감소시키기 위해 적절한 치료가 될 것이다. 이것은 환자의 능동적 ROM과 수동적 스트레칭의 자연스러움과 팔꿈치 관절에서의 기능적 능력을 증가시킬 것이다. 환자는 전기 자극을 통한 약물 침투에 관한 금기사항은 없다.

▶ 중재

평가와 검진 이후 조직 치유를 위해 전기 자극의 사용이 제안된다.

조직치유를 위한 전기 자극 적용방법	
유형	요소
자극 전류 및 전극 위치	직류를 이용한 이온도입법
전류강도	0.1~1mA/cm2 정도
약물의 농도	일반적으로 1~5% 정도를 사용
전극 위치	비스테로이드항염제(NSAIDs)가 들어간 전극의 음 전하 부분을 상완골 외측상과에 부착 일반적으로 음극은 염증이나 감염 상처의 치유를 촉진하기 위해 사용되고 양극은 염증이 없는 상처의 치유를 촉진시키기 위해 사용되어야 한다
치료 시간	환자는 자극 후 전극 패치를 10시간 정도 부착하여 제거 필요하다면 얼음 적용 및 스트레칭 운동도 하루에 3~4번 필요

- 많은 연구와 체계적 고찰에서는 상처 치유에 대한 전기자극의 효과를 지지한다.

전기 자극은 해당 부위에 대한 필요한 세포들을 끌어당기고, 세포막의 변화에 따라 조직 전위를 변화시키고 부종 감소, 항균 작용, 순화 촉진, 조직의 산소 공급을 통해 조직 치유를 촉진한다. 상처 감염 또는 염증일 때 나타나는 호중구는 음극에 의해 끌리는 반면, 비활성화된 호중구는 양극에 대해 끌린다. 이렇게 세포들의 전기적 친화성에 따라 상처 치유에 적용하는 활성 전극을 고려 할 수 있다.

2) 욕창(Decubitus ulcer)

평가, 진단, 예후, 목표

▶ 과거력

OD는 86세의 남성으로 목욕탕서 넘어져 통증이 심해져 일어설 수가 없어 병원을 찾았다. 검사결과 대퇴골경부골절 진단을 받고 인공골두치환술을 시행했다. 아무래도 연세가 많은 지라 수술 후 6주가 지나도 기존 앓던 고혈압과 당뇨병으로 인해 보행이 어려웠다. 오랜 침상 생활로 우측에 엉덩이 부위에 압력 궤양이 발생하였다. 일주일동안 표준적인 상처 치료 프로토콜에 따라 상처를 드레싱하고 압력 변화를 주고 있다. 압력 궤양의 깊이나 크기가 증가되고 있지는 않으나 지병인 당뇨를 앓고 있기에 눕거나 앉는 시간을 최소화도록 조언하였다. 환자는 움직임이 매우 제한적이고 일상생활 동작에 매우 어려움을 겪고 있다.

▶ 검사와 측정

OD는 상처 부위에 대한 통증을 8/10이라고 하였다. 압력 궤양의 크기는 5*6cm, 육아조직의 형성은 보이지 않지만 그렇다고 괴사가 진행되고 그렇진 않아 보였다. 주변 조직 촉진 시 통증은 보였다.

▶ 평가와 목표

ICF 단계	현재 상태	목표
신체 구조 및 기능	우측 엉덩이 압력 궤양	통증 조절 및 궤양 크기 감소 ROM 회복
활동	눕거나 앉아 있는 시간 제한	눕거나 앉아 있는 시간 증진
참여	일상생활 동작 제한	일상생활 동작 회복

▶ 예후 및 치료계획

환자의 표준적인 상처 치료 프로토콜을 지키며 전기 자극을 더하여 상처 치유 촉진을 유도하고 또한 통증을 감소 시켜야 한다. 예전 심장 관련 과거력은 없으나 당뇨병이 있기 때문에 해당 부위의 감각이 적절한지 확인하면서 주파수 및 진폭을 적용하여야 한다.

▶ 중재

평가와 검진 이후 조직 치유를 위해 전기 자극의 사용이 제안된다.

현재의 압력 궤양의 진전을 막기 위해서 일반적인 상처 치료 중재와 전기 자극 중에서 창상 치유 촉진에 효과적인 고전압맥동전류자극(HVPC)을 사용할 수 있다.

조직치유를 위한 전기 자극 적용방법	
유형	요소
자극 전류 및 전극 위치	고전압맥동전류자극(HVPC)
맥동 빈도	100~120pps
맥동 기간	일반적으로 40~100μs로 설정
자극 강도	환자의 진동 감각 또는 저린감이 나타나는 지 말하도록 지시 수축이 나타난다면 강도를 낮춤.
치료 시간	45~60분, 5회 정도/주

- 많은 연구와 체계적 고찰에서는 상처 치유에 대한 전기자극의 효과를 지지한다.

전기 자극은 해당 부위에 대한 필요한 세포들을 끌어당기고, 세포막의 변화에 따라 조직 전위를 변화시키고 부종 감소, 항균 작용, 순화 촉진, 조직의 산소 공급을 통해 조직 치유를 촉진한다. 상처 감염 또는 염증일 때 나타나는 호중구는 음극에 의해 끌리는 반면, 비활성화된 호중구는 양극에 대해 끌린다. 이렇게 세포들의 전기적 친화성에 따라 상처 치유에 적용하는 활성 전극을 고려 할 수 있다.

4. 투열 치료를 위한 전류

1) 전거비인대손상(Anterior talofibular ligament injury)

평가, 진단, 예후, 목표

▶ 과거력

DK는 37세의 남성으로 풋살 경기 중 여러 차례 족관절 염좌가 반복되었다. 뛰면서 발을 딛는 우측 족관절이 저굴위에서 강제적으로 안쪽 번짐되는 부상을 입었다. 종창, 통증이 심해 얼음찜질로 응급처치한 뒤 정형외과를 내원하였다. 엑스레이 상 거골경사각이 18도였고, 전거비인대손상으로 진단되었다. 2주 동안 깁스를 해야 했고 목발을 통해 발목에 가해지는 체중부하를 줄였다. 가능한 빨리 통증 없이 스포츠 활동하기 위해 물리치료를 받았다.

▶ 검사와 측정

이 환자의 통증 정도는 8/10였다. 객관적 검사에서는 종창이 보였고, ROM은 등쪽굽힘 0도, 발바닥 굽힘 20도, 안쪽 번짐 10도, 가쪽 번짐 25도로 모든 ROM이 감소했으며 특히 안쪽 번짐일 때 통증이 많이 나타났다. 도약 동작 시 외과 전면과 족관절 전내측부에서 통증이 발생해 방향을 전환할 때 불안정감을 호소했다.

▶ 평가와 목표

ICF 단계	현재 상태	목표
신체 구조 및 기능	우측 발목 통증, 종창, 부종 열감, ROM 제한	통증 조절 및 ROM 회복
활동	체중 부하 및 보행 제한	체중 부하 및 정상 보행
참여	스포츠 활동 제한	스포츠 활동 재개

▶ 예후 및 치료계획

환자의 치료적 목표는 통증의 조절과 종창의 완화 그리고 ROM을 정상적으로 만들어 완전한 스포츠 활동을 할 수 있도록 하는 것이다. 발목 염좌의 경우 인대 손상에 따른 통증과 부종을 줄이기 위해 비온열 맥동단파투열치료로 치료 효과를 기대해야 한다. 이미 환자는 스포츠 손상에 따른 표준적인 방법인 아이싱, 압박, 거상, 휴식을 했다. 급성기때의 온열 치료는 금기이기 때문에 비온열 맥동단파투열치료로 통증과 부종 감소의 목적으로 적용하는 것을 염두해 두어야 한다.

▶ 중재

환자의 우측 발목에 대한 RICE요법을 지속하면서 통증과 부종의 감소를 위한 보완으로 맥동단파투열치료를 환자의 발목 가쪽에 가깝게 하여 사용하고 급성기 부상일 경우 강도와 맥동률을 조절하고 환자의 불편함이 있다면 감소할 때까지 맥동률을 감소시킨다. 환자는 RICE법을 하면서 같이 사용 가능하다.

- 투열치료는 단파나 극초단파 전자기 에너지를 신체에 보내는 것이다. 효과는 크게 온열과 비온열이 있는데 지속적인 고주파는 온열 효과를 내며 심부조직의 넓은 부위에 열을 가할 때 사용된다. 맥동단파투열치료는 일반적으로 비온열 효과를 내며 통증과 부종 감소 등의 효과를 나타낸다. 투열치료의 금기 사항은 온열인지 비온열인지 구별해야 하고 심박 조절기를 사용하고 있거나 금속이 매입되거나 임신한 경우이다.

2) **척추압박골절**(Vertebral compression fracture)

평가, 진단, 예후, 목표

▶ 과거력

55세 여성이 추운 겨울날 빙판길을 가다 엉덩방아를 찧었다. 등에 '찡'한 느낌이 있었으나 엉덩이 쪽 통증은 타박상이라 생각이 들어 계속 경과를 지켜보다가 2주가 지나도 통증의 감소가 없고 등 쪽의 찌릿한 통증과 하지 관절의 피로감이 심해졌다. 정형외과를 내원해 검사 결과 제12흉추~제1요추의 척추압박골절 진단을 받게 되었다.

▶ 검사와 측정

이 환자의 통증 정도는 8/10였다. 고령층의 척추압박골절은 골다공증을 기반으로 경미한 외상을 보이는 경우가 많기 때문에, 초기 엑스레이 소견에서는 대부분 추체에 골절 소견이 보이지 않거나 약간의 골 손상만 나타난다. 또한 기침이나 재채기에 의해 요실금이 발생 할 수도 있다. 척추 후만위, 특히 흉추후만변형을 수반하고 있는 경우에는 복압이 골반저를 향해 강하게 작용하면서 골반저근군이 신장되기 쉬워지는데, 이로 인해 골반저근군의 기능이 저하하는 것으로 보면 된다. 치료는 골유합과 척추후만변형 예방을 목적으로 보존요법을 선택하는 경우가 많다. 외고정기간을 거쳐 적절한 초기 치료를 시행했음에도 불구하고, 추체의 압박이 진행되어 척추후만변형이 발생하는 경우 요배부통이 만성화되고 일상생활동작 능력도 저하된다. 척주 지지의 변화에 따른 근육 경련도 있을 수 있다.

▶ 평가와 목표

ICF 단계	현재 상태	목표
신체 구조 및 기능	흉추후만변위 복압성 요실금 요배부통	통증 조절 및 ROM 회복 요실금 완화 골반저근군 강화
활동	물건 들고 옮기기 어려움	물건 들고 옮기기 능력 회복
참여	일상생활동작 제한	일상생활동작 개선

▶ 예후 및 치료계획

환자의 치료적 목표는 흉추후만변위에 따른 요배부통증 감소이며 엎드린 자세에서 20분간 원통형 치료기를 3인치 거리에서 주파수 27.12MHz으로 지속적인 단파투열치료를 한다. 강도의 조절은 환자의 온감에 따라 조절한다. 심부조직의 넓은 부위에 도달하기 때문에 효과적이다.

▶ 중재

지속적인 고주파치료기는 조직 온도를 상승시키기 위해서 사용한다. 원통형 전기유도 치료기는 열을 깊이 전달하고 사용방법이 쉽다. 약간의 감각, 편안한 따뜻함을 제공하기 위해 준비되어야 하고 치료는 대략 20분간 시행하며 최대 효과를 기대하기 위해서는 무릎을 꿇고 엎드린 상태서 복부에 베개를 삽입하여 흉요추의 과신전을 막고 저강도로 적용해야 한다.

- 투열치료는 단파나 극초단파 전자기 에너지를 신체에 보내는 것이다. 효과는 크게 온열과 비온열이 있는데 지속적인 고주파는 온열 효과를 내며 심부조직의 넓은 부위에 열을 가할 때 사용된다. 맥동단파투열치료는 일반적으로 비온열 효과를 내며 통증과 부종 감소 등의 효과를 나타낸다. 투열치료의 금기 사항은 온열인지 비온열인지 구별해야 하고 심박 조절기를 사용하고 있거나 금속이 매입되거나 임신한 경우이다.

Part 2

전기치료 실전 예상 문제

Chapter 1.

전기치료를 위한 전자기학, 의용전류

01 전류전도에 대한 설명이다. 옳은 것은?

① 전도전류는 기체에서 흐르는 전류이다.
② 변위전류는 이온의 형태로 흐른다.
③ 변위전류는 부도체에서 흐르는 전류이다.
④ 전도전류는 액체에서 흐르는 전류이다.
⑤ 이온화전류는 금속에서 흐르는 전류이다.

02 정현파전류로 정산근과 변성근을 자극할 수 있는 가장 중요한 요소로 옳은 것은?

① 파형의 변화
② 전류강도의 조절
③ 주파수 증감의 조절
④ On/Off 횟수의 증감
⑤ 환자의 상태

03 전류밀도가 증가되는 경우로 옳은 것은?

① 전류 강도를 높인다.
② 전극 크기를 증가시킨다.
③ 전극 간격을 넓힌다.
④ 전극의 표면 온도를 높인다.
⑤ 주파수를 낮춘다.

04 신체 조직에 전류를 통과시킴으로써 신체 내의 열을 발생하는 원리로 옳은 것은?

① 옴(Ohm) 법칙 ② 줄(Joule) 법칙 ③ 갈바니(Galvani) 법칙
④ 암페어(Ampere)법칙 ⑤ 파라데이(Faraday) 법칙

05 전류의 효과에 대한 설명 중 옳은 것은?

① 교류의 열효과는 정현파에서만 나타난다.
② 화학적 효과는 연속직류에서 최대로 나타난다.
③ 비대칭성 균형이상파에서는 화학적 효과가 나타난다.
④ 전류의 모든 형태에서 열 효과와 전자기장 효과만 나타난다.
⑤ 직류의 열 효과는 +극에서 나타나고 -극은 열효과가 없다.

06 진동회로로 전자파를 발생시켜 전자파 이론을 확정지어준 사람은?

① Maxwell ② Hertz ③ Plank
④ Enistein ⑤ Huygen

07 전자의 설명 중 맞는 것은?

① 분자를 이루고 있는 기본단위이다.
② 원자의 구성요소로 양전기를 띠고 있다.
③ 원자의 구성요소로 중성자의 핵을 이루고 있다.
④ 원자의 구성요소로 음전기를 띠고 있다.
⑤ 전자의 모임이 원자이다.

08 물질의 구조에 대한 설명 중 틀린 것은?

① 원소의 최소입자를 원자라 한다.
② 질량수 = 양성자수 + 전자수
③ 원자번호 = 양성자수
④ 원자번호는 같고 질량수가 다른 원소를 동위원소라 한다.
⑤ 원자는 전기적으로 중성이다.

해설 : 질량수 – 양성자수 + 중성자수

09 정전하를 갖는 두 물체 사이에 작용하는 힘의 크기에서 정전계 내의 물체가 전하량의 곱에 비례하고 거리의 제곱에 반비례하는 법칙은 무엇인가?

① 옴의 법칙 ② 쿨롱의 법칙 ③ 파라데이 법칙
④ 키르히호프의 법칙 ⑤ 주울의 법칙

해설 : 파라데이 법칙 – 전자유도(electromagnetic induction)현상을 이용하면 유도전류(induced current)가 발생한다는 법칙
제 1 법칙 : 도체가 고정된 상태에서 자계를 발생시키면 전류가 발생한다.
제 2 법칙 : 일정한 자계 내에서 도체를 움직이면 전류가 발생한다.
키르히호프의 법칙 – 전류의 유입 유출을 에너지 획득과 손실로 취급
제 1 법칙(전류) : 들어오는전류 = 나가는 전류
제 2 법칙(전압) : 단일폐쇄회로에서 전체소자에 대한 전압의 합은 "0"
주울의 법칙 – 어떤 도체에 전류가 흐르면 도체의 저항 크기에 따라 열이 발생하는데 전류에 의한 열의 발생은 전류의 제곱에 비례, 저항에 비례, 통전시간에 비례한다.

10 전류와 전자의 흐름이 맞게 설명된 것은?

① 전류나 전자의 흐름은 양극에서 음극으로 흐른다.
② 전자는 음극에서 양극으로 전류는 양극에서 음극으로 흐른다.
③ 전류나 전자의 흐름은 음극에서 양극으로 흐른다.
④ 전자는 양극에서 음극으로 전류는 음극에서 양극으로 흐른다.
⑤ 전류나 전자는 양극에서 음극, 음극에서 양극으로 바뀌어 흐른다.

11 다음중 양도체는?

① 유리 ② 도자기 ③ 증류수
④ 탄소 ⑤ 알콜

해설 : 도체 – 전자가 자유롭게 움직일수 있는 물체, 양도체와 부분도체로 구분
양도체(금속, 흑연, 수용액, 젖은나무, 탄소), 부분도체(종이, 알콜, 등유, 마른나무)
절연체 – 전기가 잘 통하지 않는 부도체(유리, 도자기, 증류수)

12 절연체 내에서 흐르는 전류의 형태는?

① 전도전류 ② 이온화전류 ③ 변위전류
④ 대류전류 ⑤ 와전류

해설 : 이온화 전류 – 양이온은 음으로, 음이온은 양으로 끌리게 되어 전기가 전도되며 이온에 흐르는 전류
전도전류 – 고체 금속의 도체에서 전자가 분리되어 자유롭게 움직이는데 자유전자들은 금속의 전자사이를 빠르게 흐르게 하는데, 이때 도체를 따라 흐르는 전류

13 전기저항에 영향을 미치는 요인은?

가. 도체의 구성물질　　나. 도체의 길이
다. 도체의 직경 또는 단면적　　라. 도체의 온도

① 가, 나, 다　② 가, 다　③ 나, 라
④ 라　⑤ 가, 나, 다, 라

14 다음 중 도체 내로 전류가 흐를 때 전류의 형태는?

① 전도전류　② 변위전류　③ 이온화전류
④ 대류전류　⑤ 유도전류

15 다음 설명 중 옳은 것은?

가. 주울의 법칙에서 열 발생과 관계가 가장 많은 것은 전류의 세기이다.
나. 기전류란 최소의 가시수축을 유발시키는데 필요한 최소의 전류강도이다.
다. 절연체 내에서 흐르는 전류의 형태는 변위전류이다.
라. 변압기의 2차 코일에 흐르는 전류는 전도전류이다.
마. 신경이 재생되는 속도는 1일 평균 10㎝이다.

① 가　② 가, 나　③ 가, 나, 다
④ 가, 나, 다, 라　⑤ 모두 정답

해설 : 변압기의 2차 코일에 흐르는 전류 – 유도전류
신경이 재생되는 속도는 1일 평균 1㎜

16 다음은 전류의 이동방법을 분류한 것이다. 맞는 것끼리 연결된 것은?

가. 전도전류-도체금속　　나. 이온화 전류-금속, 고체
다. 변위전류-반도체, 부도체　　라. 대류전류-액체, 기체

① 가, 나, 다　② 가, 다　③ 나, 라
④ 라　⑤ 가, 나, 다, 라

해설 : 이온화 전류 – 액체, 기체

17 도체의 저항과 연관이 없는 것은?

① 도체의 길이 ② 도체의 구성물질
③ 도체의 직경 또는 단면적 ④ 절연체로 둘러싸여 있을 때
⑤ 온도

18 전기저항에 영향을 미치는 요인이 아닌 것은?

① 도체의 구성물질 ② 도체의 길이
③ 도체의 직경 ④ 도체를 둘러싸고 있는 절연체
⑤ 온도

19 전류의 효과에 대한 설명 중 옳은 것은?

> 가. 화학적 효과는 직류에서 최대로 나타난다.
> 나. 전류의 모든 형태에서 열효과와 전자기 효과가 나타난다.
> 다. 어떤 형태의 전류에서는 화학적 효과가 거의 나타나지 않는다.
> 라. 전류의 열효과는 교류에서만 나타난다.

① 가, 나, 다 ② 가, 다 ③ 나, 라
④ 라 ⑤ 가, 나, 다, 라

해설 : 화학적 효과는 직류에서 최대로 나타난다 – 이온도입법
어떤 형태의 전류에서는 화학적 효과가 거의 나타나지 않는다 – 고주파

20 도체 내에 발생하는 총열량에 가장 큰 영향을 주는 인자는?

① 전압 ② 저항 ③ 전류
④ 통전시간 ⑤ 전자

21 고주파 전류에서 발생되는 효과는?

> 가. 반사가열 효과 나. 전자기 효과
> 다. 자장 효과 라. 화학적 효과

① 가, 나, 다 ② 가, 다 ③ 나, 라
④ 라 ⑤ 모두다

22 Joule법칙에서 열 발생에 큰 영향을 주는 것은?

① 전류 ② 전압 ③ 전력
④ 저항 ⑤ 전극

해설 : 주울의 법칙 – 어떤 도체에 전류가 흐르면 도체의 저항 크기에 따라 열이 발생하는데 전류에 의한 열의 발생은 전류의 제곱에 비례, 저항에 비례, 통전시간에 비례한다.

23 Joule's law에서 열 발생과 관계가 가장 많은 것은?

① 전압의 세기 ② 저항의 크기 ③ 통전시간
④ 전류의 세기 ⑤ 전선의 종류

24 다음은 전류의 효과를 나타낸 것이다. 맞는 내용끼리 묶은 것은?

가. 전류의 효과에서 열 효과, 화학적 효과, 전자기 효과가 있음
나. 유도기 전류의 크기는 자기장의 변화율과 도체의 인덕턴스에 영향을 받음
다. 코일 속에 철심을 넣으면 인덕턴스가 증가함
라. 자기장의 세기는 도체까지의 수직 거리에 비례하고 전류에 반비례함

① 가, 나, 다 ② 가, 다 ③ 나, 라
④ 라 ⑤ 가, 나, 다, 라

해설 : 자기장의 세기는 도체까지의 수직 거리에 반비례하고 전류에 비례함

25 전류의 효과에 대한 설명이 잘못된 것은?

① 전류의 열효과는 교류에서만 나타난다.
② 전류의 모든 형태에서 열효과와 전자장 효과가 나타난다.
③ 어떤 형태의 전류에서는 화학적효과가 거의 나타나지 않는다.
④ 화학적효과는 직류에서 최대로 나타난다.
⑤ 고주파전류에서는 화학적효과가 거의 나타나지 않는다.

26 전기자극 치료기를 새로 구입하였으나 채널에 표기가 없어 어떤 전류가 발생하는지 알 수가 없다. 이를 확인하기 위해 소금물에 전류를 통전 시켰더니 한 전극에서 많은 수의 작은 기포가 빠르게 생성되었다. 이 단자는(a), 기포는(b), 전류는(c)이다.

① 음극 - 산소 - 교류　② 음극 - 산소 - 직류　③ 음극 - 수소 - 직류
④ 양극 - 수소 - 직류　⑤ 양극 - 수소 - 교류

27 소금물(salt solution)의 전기분해시 음극에서 생성되는 물질 및 가스는?

① NaOH 및 O_2　② HC 및 O_2　③ NaOH 및 H_2
④ HCl 및 H_2　⑤ NaCl 및 O_2

28 식염수의 전기분해시 1차 반응은?

① 이온의 재배치　② 화학물질 생성　③ 산소 수소 발생
④ 수산화나트륨 생성　⑤ 열의 발생

해설 : 2차 반응 – 화학물질 생성

29 식염수의 전기분해 시 수소와 산소의 생성비는?

① 1 : 1　② 1 : 2　③ 2 : 1
④ 2 : 2　⑤ 3 : 1

해설 : 일차반응
$NaCl - Na^+, Cl^-$
$H_2O - H^+, OH^-$
이차반응
$4Na + 4H_2O - 4NaOH + 2H_2$
$4Cl + 2H_2O - 4HCl + O_2$

30 변압기는 다음 중 어느 법칙을 응용한 것인가?

① Joule's law　② Faraday's law　③ Ohm's law
④ Freming's law　⑤ Lenz's law

31 서로 인접한 두 회로 중 하나가 여러 강도의 전류가 흐르게 되면 교류가 다른 회로에 유도된다. 이때 흐르는 전류를 무엇이라 하며 이 법칙은 무엇이라 하는가?

① 전도전류-Faraday's law
② 변위전류-Faraday's law
③ 유도전류-Faraday's law
④ 전도전류-Coulomb 법칙
⑤ 유도전류-Coulomb 법칙

32 다음 중 전기저항에 영향을 미치는 요인은?

가. 도체의 온도	나. 도체의 단면적
다. 도체의 길이	라. 도체의 구성물질

① 가, 나
② 나, 다, 라
③ 가, 다, 라
④ 라
⑤ 가, 나, 다, 라

33 다음 중 분자끼리 발생하는 결합력은?

① 반데르 발스결합
② 공유결합
③ 이온결합
④ 금속결합
⑤ 수소결합

해설 : 이온결합 : 이온과 이온 사이의 정전기력에 의한 결합
공유결합 : 비교적 가까운 거리에서 나타나는 강한 결합, 2개 이상의 원자가 최외각 전자를 공유하여 결합된 것
금속결합 : 금속원자의 양이온들과 전자의 상호작용으로 결합(금속내의 자유전자 존재)
반데르 발스결합 : 극성분자와극성분자, 비극성분자와극성분자, 비극성분자와비극성분자의 전기적 인력에 의한 결합
수소결합 : 산소나 질소 등 전기 음성도가 큰 원자 사이에 수소 원자가 끼어 있는 화학 결합

34 다음 중 전류전도에 대한 설명이다. 옳은 것은?

① 이온화전류는 금속에서 흐르는 전류이다.
② 변위전류는 이온의 형태로 흐른다.
③ 변위전류는 부도체에서 흐르는 전류이다.
④ 도체는 액체에서 흐르는 전류이다.
⑤ 도체는 기체에서 흐르는 전류이다.

해설 : 전도전류 : 정상전류도체를 통해 흐르는전류, 금속 내 자유전자의 흐름 자장과 열발생
이온화 전류(대류전류) : 액체나 기체 및 플라스마 같은 전하를 띤 분자에서 흐르는 전류
변위전류 : 반도체나 절연체를 통해 흐르는것, 절연체 내에서 흐르는 전류

35 다음 중 전류의 효과에 대한 설명이다 옳지 <u>않은</u> 것은?

① 열 효과는 모든 전류에서 나타난다.
② 화학적 효과는 모든 전류에서 나타나지만 직류가 교류보다 크게 나타난다.
③ 화학적 효과는 반드시 직류에서만 나타난다.
④ 전자기 효과는 저주파보다 고주파에서 크게 나타난다.
⑤ 전자기 효과는 모든 전류에서 나타난다.

해설 : 화학적 효과는 직류에서 최대로 나타난다.

36 다음 중 인덕턴스가 커지는 데 영향을 미치는 것은?

가. 코일의 감은 횟수	나. 코일의 단면적
다. 유전체의 유무	라. 감은 코일의 길이

① 가, 나　② 나, 다, 라　③ 가, 다, 라
④ 라　⑤ 가, 나, 다, 라

37 다음 중 전기량의 기호와 단위에 대한 연결로 옳은 것은?

가. 임피던스 : L - H	나. 전력 : P = W
다. 리액턴스 : X - Ω	라. 전하 : Q = C

① 가, 나　② 나, 다, 라　③ 가, 다, 라
④ 라　⑤ 가, 나, 다, 라

38 다음 중 치료를 위한 전기자극의 3대 조건을 모두 고르시오.

가. 통전시간	나. 전류강도
다. 최대강도에 도달하는 속도	라. 역치강도

① 가, 나, 다　② 가, 다　③ 나, 라
④ 라　⑤ 가, 나, 다, 라

39 다음 중 물질의 구조에 대한 설명으로 옳은 것은?

> 가. 전기적으로 중성인 원자에서 전자의 수는 항상 양자의 수와 같다.
> 나. 양성자는 원자의 질량수를 결정한다.
> 다. 원자핵은 양성자와 중성자로 이루어져 있다.
> 라. 중성자는 원자의 종류를 결정한다.

① 가, 나, 다 ② 가, 다 ③ 나, 라
④ 라 ⑤ 가, 나, 다, 라

해설 : 양성자는 원자의 종류를 결정한다.
중성자는 원자의 질량수를 결정한다.

40 다음 설명에 해당되는 것은?

> 극성분자와 극성분자, 극성분자와 비극성분자, 비극성분자와 비극성분자 사이에서 전기적 인력에 의해 분자가 결합하는 것

① 분자결합 ② 이온결합 ③ 금속결합
④ 반데르발스 결합 ⑤ 공유결합

41 다음 중 물질의 구조에 대한 설명으로 틀린 것은?

① 질량수는 양성자 수와 전자 수를 더한 것이다.
② 원소의 최소입자를 원자라 한다.
③ 원자번호는 양성자 수와 같다.
④ 원자번호는 같고 질량수가 다른 원소를 동위원소라 한다.
⑤ 원자는 전기적으로 중성이다.

42 다음 중 전자에 대한 설명으로 옳은 것은?

① 전자는 원자의 핵을 구성한다.
② 전자는 양전하를 띠고 있다.
③ 전자는 양에서 음으로 흐른다.

④ 전류는 전자의 흐름이다.
⑤ 전자는 물질의 종류를 결정한다.

해설 : 전자는 원자를 구성한다.
전자는 음전하를 띠고 있다.
전자는 음에서 양으로 흐른다.
전자는 물질의 성질을 결정한다.

43 다음 중 전류의 변화에 따른 효과에 대한 설명 중 옳은 것은?

가. 진폭 : 전류강도로 기술되며 활성화되는 신경섬유 수를 결정한다.
나. 맥동기간 : 활동전위를 일으키는 데 필요한 전류 진폭에 영향을 준다.
다. 주파수 : 주파수의 변화에 따라 연축과 강축이 결정된다.
라. 맥동간 간격 : 자극 강도가 충분히 높지 않다면 회복 기간 안의 맥동은 활동전위를 일으키지 않는다.

① 가, 나, 다 ② 가, 다 ③ 나, 라
④ 라 ⑤ 가, 나, 다, 라

44 다음 중 전류에 대한 설명 중 옳지 않은 것은?

① Faradic : 저주파 맥동전류이며 비대칭 이상파 전류이다.
② Galvanic : 피부 장벽을 통하여 이온을 투입할 때 사용된다.
③ LIDC : 아주 낮은 전압으로 전달되는 전류이다.
④ RC : 돌발순환주기를 가진 교류 전류이다.
⑤ HVPCS : 짧은 맥동기간과 매우 높은 전압으로 신경섬유를 자극하기 위해 사용된다.

45 다음 중 전류에 대한 설명으로 옳은 것은?

가. 전류의 단위는 C/s이다.
나. 도체의 단면적이 적을수록 저항이 적어진다.
다. 도체의 길이와 저항의 관계는 비례한다.
라. 전류의 방향은 음극에서 양극이다.

① 가, 나, 다　　② 가, 다　　③ 나, 라
④ 라　　⑤ 가, 나, 다, 라

해설 : 도체의 단면적이 적을수록 저항이 커진다.
전류의 방향은 양극에서 음극이다.

46 다음 중 전류밀도를 감소시키는 방법으로 옳은 것은?

가. 전극의 간격을 넓게 한다.
나. 전류 강도를 높게 한다.
다. 전극의 접촉면을 크게 한다.
라. 전극의 크기는 작게 한다.

① 가, 나, 다　　② 가, 다　　③ 나, 라
④ 라　　⑤ 가, 나, 다, 라

해설 : 전류밀도를 증가시키는 법 – 전류 강도를 높게, 전극의 크기는 작게

47 다음 중 기체와 액체에서 물질이 분해되어 이온화되고 이온이 극성에 따라 이동하는 전류는?

① 이온화 전류　　② 변위전류　　③ 전도전류
④ 정현파 전류　　⑤ 감응전류

48 다음 전기의 일반적인 성질에 대한 설명으로 틀린 것은?

가. 줄의 법칙에서 열 발생과 관계가 가장 많은 것은 전류의 세기이다.
나. 변압기의 2차 코일에 흐르는 전류는 전도전류이다.
다. 절연체 내에서 흐르는 전류의 형태는 변위전류이다.
라. 신경이 재생되는 속도는 1일 평균 10㎚이다.

① 가, 나, 다　　② 가, 다　　③ 나, 라
④ 라　　⑤ 가, 나, 다, 라

해설 : 변압기의 2차 코일에 흐르는 전류 – 유도전류
신경이 재생되는 속도는 1일 평균 1㎜

49 다음 중 두 점 사이에 전류가 흐르기 위한 조건으로 옳은 것은?

가. 자유전자가 존재하지 않아야 한다.
나. 두 점 사이에 전위차가 있어야 한다.
다. 순수한 물은 좋은 전도체이다.
라. 전하가 흐를 수 있는 길이 있어야 한다.

① 가, 나, 다　② 가, 다　③ 나, 라
④ 라　⑤ 가, 나, 다, 라

✤ 해설 : 전류가 두 점 사이에 존재하기 위한 조건
① 두 점 사이에 전하가 흐를 수 있는 길 존재
② 두 점 사이에 전위차가 존재

50 다음 중 전자기파(EM)의 물리적 특성이 아닌 것은?

① 반사　② 굴절　③ 회절
④ 산란　⑤ 흡수

51 다음 중 전류밀도에 다한 설명 중 맞는 것은?

가. 전류강도의 제곱에 비례
나. 전류강도에 반비례
다. 전극표면적에 반비례
라. 전극표면적의 제곱에 비례

① 가, 나, 다　② 가, 다　③ 나, 라
④ 라　⑤ 가, 나, 다, 라

52 다음 중 물질의 구조에 대한 설명으로 틀린 것은?

① 원소의 최소입자를 원자라 한다.
② 원자는 전기적으로 중성이다.
③ 원자번호는 양성자 수와 같다.
④ 원자번호는 같고 질량수가 다른 원소를 동위원소라 한다.
⑤ 질량수는 양성자 수와 전자 수를 더한 것이다.

53 다음 중 설명이 옳은 것은?

> 가. 전기적으로 중성인 원자에서 전자의 수는 항상 양자의 수와 같다.
> 나. 양성자는 원자의 질량수를 결정한다.
> 다. 원자핵은 양성자와 중성자로 이루어져 있다.
> 라. 중성자는 원자의 종류를 결정한다.

① 가, 나, 다　② 가, 다　③ 나, 라
④ 라　⑤ 가, 나, 다, 라

해설 : 양성자는 원자의 종류를 결정한다.
중성자는 원자의 질량수를 결정한다.

54 다음 중 시치의 단위로 적당한 것은?

① Volt　② mG　③ *mA*
④ *ms*　⑤ Watt

55 다음 전기 단위 중 바르게 연결된 것은?

> 가. 진동수, 주파수 - *Hz*　나. 변압, 전위, 기전력 - V
> 다. 전기저항 - *Ω*　라. 일률, 전력 - N

① 가, 나, 다　② 가, 다　③ 나, 라
④ 라　⑤ 가, 나, 다, 라

해설 : 일률, 전력 – W

56 다음 중 전기의 단위가 바르게 연결된 것은?

> 가. 전류 - 암페어(A)　나. 저항 - 옴(*Ω*)
> 다. 전압 - 볼트(V)　라. 기전력 - C(쿨롱)

① 가, 나, 다　② 가, 다　③ 나, 라
④ 라　⑤ 가, 나, 다, 라

해설 : 기전력 – 볼트(V)
정전용량 – C(쿨롱)

57 다음 중 정전압 전기자극기의 출력계기판에 표시되는 출력단위는?

① V ② W ③ mA
④ W/㎠ ⑤ J

해설 : 정전류 전기자극기 ㎃

58 다음 전기의 단위가 바르게 연결된 것은?

가. 기전력 - Volt 나. 전류 - Ampere
다. 정전용량 - Farad 라. 전력 - Impedance

① 가, 나, 다 ② 가, 다 ③ 나, 라
④ 라 ⑤ 가, 나, 다, 라

해설 : 전력 – Watt

59 다음 중 인덕턴스의 단위는?

① H ② C ③ Ω
④ T ⑤ F

60 다음 중 설명이 옳은 것은?

가. 전하의 단위는 C이다.
나. 전류의 단위는 C/s이다.
다. 알루미늄, 납, 황산동 등은 초전도체이다.
라. 절연체 내에서 흐르는 전류를 전도전류라 한다.

① 가, 나, 다 ② 가, 다 ③ 나, 라
④ 라 ⑤ 가, 나, 다, 라

⚜ 해설 : 절연체 내에서 흐르는 전류의 형태 – 변위전류

61 다음 중 모든 전류는 도체 내에서 전기에너지가 열로 전환되면서 온도상승을 일으킨다. 이는 무슨 법칙인가?

① Joule's law ② Faraday's law
③ Wagner's law ④ Gilbert's law
⑤ Dufny's law

62 다음 중 줄 법칙에 대한 설명으로 옳지 않은 것은?

① 전류 강도의 제곱에 비례 ② 전압에 반비례
③ 통전시간에 비례 ④ 저항에 비례
⑤ 도체 내에서 발생한 총열량

63 다음 중 옴의 법칙에 대한 설명으로 옳은 것은?

가. 전류는 전압에 비례한다 나. 전압은 저항에 비례한다
다. 전류는 저항에 반비례한다 라. 전하는 전압에 비례한다

① 가, 나, 다 ② 가, 다 ③ 나, 라
④ 라 ⑤ 가, 나, 다, 라

⚜ 해설 : 일정한 온도에서 일정한 저항을 갖는 도체에서는 전류, 전압, 저항이 일정한 관계를 가지는 법칙(V = I * R) 전류는 전압에 비례하고 저항에 반비례하며 전압은 전류와 저항에 비례하며 저항은 전압에 비례하고 전류에 반비례한다

64 다음 중 순응에 대한 설명으로 옳은 것은?

① 근육이 신경보다 순응률이 높다.
② 역치 이하의 강도로 지속적으로 자극해야 순응을 깨뜨릴 수 있다.
③ 연속직류보다 단속직류가 순응을 깨뜨릴 수 있다.
④ 탈신경근이 신경지배근보다 순응률이 낮다.
⑤ 순응률이 클수록 통전시간을 줄여준다.

65 다음은 단속에 대한 설명이다. 옳지 않은 것은?

① 근피로를 예방할 목적으로 단속시킨다.
② 순응을 깨뜨릴 목적으로 단속시킨다.
③ 적절한 단속비는 1 : 3~5이다.
④ 단속비는 맥동기간 : 맥동간간격이다.
⑤ 단속비는 순환주기(duty cycle)와 밀접한 관계가 있다.

해설 : 단속비는 통전시간 : 비통전시간

66 다음에서 전기자극의 문제점을 모두 고르시오.

가. 근경련　　　　나. 근육통 발생통전시간
다. 화상　　　　　라. 근피로

① 가, 나, 다　② 가, 다　③ 나, 라
④ 라　⑤ 가, 나, 다, 라

67 다음 의용전류의 열효과에 대한 설명 중 옳은 것을 모두 고르시오.

가. 생체조직에서 발생하는 열효과는 고주파보다 저주파, 중주파에서 많이 발생한다.
나. $H = 0.24I^2Rt$ 이것이 줄 법칙이다.
다. 고주파로 치료할 때 물조직이 적은 지방이 근육보다 열발생이 많다.
라. 모든 전류는 열효과를 갖는다.

① 가, 나,다　② 가, 다　③ 나, 라
④ 라　⑤ 가, 나, 다, 라

해설 : 열효과는 고주파에서 많이 발생한다.

68 다음 중 열이 혈관에 미치는 효과를 나열한 것이다. 옳은 것은?

가. 히스타민과 같은 물질이 유리되어 혈관이 확장된다.
나. 운동에 의해 근육의 대사 작용으로 혈관이 확장된다.

다. 열 자극의 축삭반사에 의해 혈관이 확장된다.
라. 척수반사에 의해 교감신경이 흥분하여 혈관이 확장된다.

① 가, 나, 다 ② 가, 다 ③ 나, 라
④ 라 ⑤ 가, 나, 다, 라

해설 : 척수반사에 의해 교감신경이 감소하여 혈관이 확장된다.

69 다음 중 조직치유로 임상에 쓰이는 전기자극은?

가. 단속직류전류(EMS) 나. 맥동고주파전류(PEMF)
다. 러시안전류(RC) 라. 연속저강도직류전류(LIDC)

① 가, 나, 다 ② 가, 다 ③ 나, 라
④ 라 ⑤ 가, 나, 다, 라

해설 : 조직치유로 임상에 쓰이는 전기자극 – 맥동고주파전류(PEMF), 고전압맥동전류(HVPC), 연속저강도직류전류(LIDC), 미세전류신경자극(MENS)

70 급성통증완화의 목적으로 사용할 수 있는 전기치료로 적합한 것은?

가. 간섭전류(ICT) 나. 고전압맥동전류(HVPC)
다. 경피신경전기자극(TENS) 라. 기능적 전기 자극(FES)

① 가, 나, 다 ② 가, 다 ③ 나, 라
④ 라 ⑤ 가, 나, 다, 라

해설 : 기능적 전기 자극(FES) – 편마비 환자의 기능 향상을 목적으로 사용하는 전기치료기

71 다음 중 저주파 교류전류(AC)에 포함되는 것은?

가. 감응전류(Faradic) 나. 역동전류(Dynamic)
다. 기능적 전기자극(FES) 라. 고전압맥동전류(HVPC)

① 가, 나, 다 ② 가, 다 ③ 나, 라

④ 라　　⑤ 가, 나, 다, 라

해설 : 단상맥동전류 – 역동전류(Dynamic), 고전압맥동전류(HVPC)

72 다음 중 전기자극 시 세포수준에서 일어나는 효과로 맞는 것은?

가. 세포의 막 투과성 변화　　나. 림프흐름의 증진
다. 말초신경의 흥분감응전류　　라. 신경전달 물질의 조절

① 가, 나, 다　　② 가, 다　　③ 나, 라
④ 라　　⑤ 가, 나, 다, 라

해설 : 말초신경의 흥분
비흥분성 세포의 막투과성(permeability) 변화
섬유모세포(fibroblast)의 활성 및 섬유용해(fibrolysis) 작용
골모세포(osteo blast)와 파골세포(osteo clast)의 활성의 변화
동맥, 정맥, 림프 등 모세혈류량 증가 – 미세순환(microcirculation) 증진
단백 및 혈구함량의 변화
단백합성 (protein synthesis)의 변화
미토콘드리아(mitochondria)의 크기 및 양의 변화

73 다음 중 전기자극 시 조직수준에서 일어나는 효과로 맞는 것은?

가. 조직의 재생
나. 화학적 균형의 변화
다. 골격근 수축
라. 혈관의 혈류량 증가 및 세포의 막 투과성 변화

① 가, 나, 다　　② 가, 다　　③ 나, 라
④ 라　　⑤ 가, 나, 다, 라

해설 : 골격 · 근 수축과 이에 따른 근력, 수축 속도, 반응시간, 피로도 등의 변화
평활근 수축 및 이완과 이에 따른 동맥 및 정맥 혈류의 변화
뼈, 인대, 결합조직, 피부 등 조직의 재생
연화(softening), 신장(stretching), 점성(viscosity) 감소 등 조직의 성질 변화
관절액 및 조직의 간질액 등 흡수
조직의 온도(열) 및 화학적 균형의 변화

74 다음 중 전기자극 시 분절수준에서 일어나는 효과로 옳지 않은 것은?

가. 평활근수축 및 이완에 따른 혈류량 변화
나. 혈관의 혈류증가 혈관의 혈류량 증가
다. 뼈조직의 재생
라. 림프 및 동맥혈류 증진

① 가, 나, 다 ② 가, 다 ③ 나, 라
④ 라 ⑤ 가, 나, 다, 라

해설 : 근육군 수축 및 이에 따른 관절운동과 협동근의 운동
근육의 펌프작용(pumping action)으로 동맥, 정맥 등 혈관의 혈류증진 (macro circulation)과 림프관의 림프 흐름 증진
골격근의 수축과 관계없이 림프 흐름 및 동맥혈류 증진

75 다음 중 직류를 인체에 적응했을 때 음극에서만 나타나는 효과는?

① 진정효과 ② 대내성효과 ③ 열 효과
④ 신경자극효과 ⑤ 지혈

해설 : 직류전류의 양극 – 산성반응, 반발 미열효과, 조직의 경화, 흥분성 감소, 역치증가, 진정효과, 통증감소, 혈관수축, 국소빈혈, 지혈효과
직류전류의 음극 – 알카리 반응, 미열효과, 조직의 연화, 흥분성 증가, 역치 감소, 자극효과 통증 유발, 혈관확장, 국소충혈, 출혈효과

76 다음 중 직류전류로서 근육을 자극하는 목적으로 사용하는 전류는?

① 단속직류(interrupted galvanic current)
② 평류(galvanic current)
③ 정현파(sinusoidal current)
④ 교류(alternating current)
⑤ 감응전류(faradic current)

해설 : 평류(galvanic current) – 화학적 효과를 목적으로 사용

77 다음 중 물질의 구조에 대한 설명이다. 옳은 것은?

① 물질의 최소입자는 양성자이다.
② 원자번호는 중성자수와 같다.
③ 질량수(원자량)는 양성자수와 중성자수이다.
④ 원자번호는 같고, 질량수가 다른 원소를 동종원소라 한다.
⑤ 원자는 종류에 따라 전기적으로(+)나 (-)를 띠게 된다.

78 다음 설명 중 옳지 않은 것은?

① 전하는 물질의 특성을 나타내는 물리량 중의 하나이다.
② 전기력은 전하가 클수록 커진다.
③ 같은 전하끼리는 서로 반발한다.
④ 전하 사이에서 발생하는 전기력은 거리의 제곱에 반비례한다.
⑤ 원자의 소립자는 양성자와 전자로 이루어졌다.

해설 : 원자의 소립자는 양성자, 중성자, 전자로 이루어졌다.

79 다음 설명 중 옳지 않은 것은?

① 유전체(dielectric substance)는 전기적으로 절연체이다.
② 세포막은 일종의 콘덴서이다.
③ 유도전류의 단위는 H이다.
④ 유도기전력은 자기장의 변화율과 인덕턴스의 영향을 받는다.
⑤ 콘덴서에서 저장되는 용량을 인덕턴스라 한다.

해설 : 인덕턴스 – 인덕터가 전류을 유도시키는 능력

80 다음 중 변압기(transformer)의 2차 코일에 흐르는 전류는?

① 유도전류　② 단속평류전류　③ 직류
④ 평류전류　⑤ 대류전류

81 다음 중 전원으로부터 공급된 교류전류를 직류전류로 전환시키는 장치는?

① 정류기 ② 변압기 ③ 여과기
④ 조정기 ⑤ 발진회로

해설 : 변압기 – 전자유도작용을 이용하여 교류의 전압 또는 전류를 변환시키는 장치
정류기 – 전원으로 부터 공급된 교류를 직류전류 또는 단상맥동전류로 전환시키는 장치
여과기 – 정류기를 거쳐 만들어진 전류를 평류 (smooth DC)로 변환시키는 장치
조정기 – 전류와 전압 조정, 일정하게 고정
발진회로 – 발진회로는 여러개의 발진기 (oscillator)가 서로 작용하여 주파수, 맥동기간, 맥동열의 강도, 맥동열의 주기 등을 변화시켜 여러가지 형태의 전류를 발생시킨다.

82 다음 중 회로에 전류계와 전압계를 연결하는 방법을 옳게 설명한 것은?

① 전압계-병렬연결, 전류계-직렬연결
② 전압계-병렬연결, 전류계-병렬연결
③ 전압계-직렬연결, 전류계-병렬연결
④ 전압계-직렬연결, 전류계-직렬연결
⑤ 전압계-병렬연결, 전류계-상관없음

83 다음 중 극초단파 전류를 송전할 때 사용하는 전선은 다음 중 어느 것이 적당한가?

① 전도케이블 ② 전기코드 ③ 구리케이블
④ 전도코일 ⑤ 동축케이블

해설 : 1) 전기 코오드(전깃줄) – 저전압전류
2) 전기 케이블
전도 케이블 (conducting cable) – 단파 심부투열기
동축 케이블(coaxial cable) – 극초단파 심부투열기, 초음파 치료기

84 다음 중 전극재료의 조건에 대해 옳게 설명한 것은?

가. 전류가 일정하게 흘러야 한다.
나. 유연하고 내구성이 좋아야 한다.
다. 전기저항이 적어야 한다.
라. 분극이 잘 되어야 한다.

① 가, 나, 다　　② 가, 다　　③ 나, 라
④ 라　　⑤ 가, 나, 다, 라

✤ 해설 : 전극재료의 조건 – 분극이 적어야 한다. 피부에 접촉이 잘되고 독성이 없어야 한다.

85 다음 중 전극에 대한 설명으로 틀린 것은?

가. 금속판전극은 유연성이 적어 치료부위에 완전접촉이 어렵다.
나. 오래된 탄소실리콘 전극은 열점이 형성될 수 있다.
다. 카라야검 전극은 피부에 잘 접촉하며 피부자극증상이 적다.
라. 전극의 재료는 분극 능력이 커야 한다.

① 가, 나, 다　　② 가, 다　　③ 나, 라
④ 라　　⑤ 가, 나, 다, 라

86 다음 중 전기자극용 도자가 갖출 조건은?

가. 전기전도성 양호　　나. 피부자극성 최소
다. 유연성 양호　　라. 감염 방지 위해 1회용일 것

① 가, 나, 다　　② 가, 다　　③ 나, 라
④ 라　　⑤ 가, 나, 다, 라

87 다음 중 피부저항을 감소시키는 방법은?

가. 전극풀을 사용한다.
나. 온습포 또는 적외선 등을 먼저 적용한다.
다. 전기자극 부위의 피부를 깨끗이 한다.
라. 전극의 크기를 적게 하거나 전극과 전극의 거리를 좁혀준다.

① 가, 나, 다　　② 가, 다　　③ 나, 라
④ 라　　⑤ 가, 나, 다, 라

✤ 해설 : 전극의 크기를 크게 하거나 전극과 전극의 거리를 좁혀준다.

88 다음 중 피부가 참을 수 있는 전류의 내부 강도는?

① 1인치당 1mA ② 1인치당 2mA ③ 1인치당 3mA
④ 1인치당 4mA ⑤ 1인치당 5mA

89 다음 중 전기치료 기기의 설명으로 옳은 것은?

가. 기본요소 3가지는 전원공급회로, 발진회로, 여과기다.
나. 정류기는 교류를 변환하는 장치이다.
다. 전류 밀도는 전류강도의 제곱에 반비례하고 전극표면적에 비례한다.
라. 발진은 지속적으로 반복해서 교류 진동을 발생시키는 것이다.

① 가, 나, 다 ② 가, 다 ③ 나, 라
④ 라 ⑤ 가, 나, 다, 라

✤ 해설 : 기본요소 3가지는 전원공급회로, 발진회로, 출력증폭회로이다.
전류 밀도는 전류강도의 제곱에 비례하고 전극표면적에 반비례한다.

90 다음 중 전기자극 치료 시 자극해서 안 되는 부위는?

가. 절개부위 나. 화상부위
다. 최근의 반흔 라. 비개방성 골절부위

① 가, 나, 다 ② 가, 다 ③ 나, 라
④ 라 ⑤ 가, 나, 다, 라

91 다음 중 전기치료 시 주의사항으로 맞는 것은?

가. 기계의 전원을 켠 상태에서 콘덴서를 뽑지 않는다.
나. 초음파 수중치료는 고무장갑 등 절연장치를 사용한다.
다. 간섭전류도 심박동 조절장치를 착용한 환자에게는 금기이다.
라. 전기치료용 침대는 금속으로 제작된 것을 사용하지 않는다.

① 가, 나, 다　② 가, 다　③ 나, 라
④ 라　⑤ 가, 나, 다, 라

92 다음 중 전기자극 치료 시 전극에 식염수나 물을 적시는 이유는?

① 가열을 방지하기 위하여
② 전류의 통전시간을 단축하기 위하여
③ 전기쇼크를 방지하기 위하여
④ 피부의 저항을 높이기 위하여
⑤ 전류의 전도를 높이기 위하여

93 다음 중 전기치료 시 발생되는 전해질 화상은?

① 전류의 역학적 작용에 의해
② 전류의 화학적 작용에 의해
③ 전류의 정전장 효과에 의해
④ 전류의 전자장 효과에 의해
⑤ 전류의 기계적 작용에 의해

94 다음 전류 중 화학적 효과의 목적으로 사용하는 데 가장 좋은 전류는?

① 평류(Galvanic current)
② 정현파(Sinusoidal current)
③ 감응전류(Faradic current)
④ 교류(Alternating current)
⑤ 단속평류(Interrupted)

95 다음 중 정전용량의 단위는?

① Farad　② Ampere　③ Volt
④ Ohm　⑤ Watt

해설 : Ampere – 전류 Volt – 전압, 기전력 Ohm – 저항, 리액턴스, 임피던스 Watt – 전력

96 다음 중 역학적 효과를 기대할 수 없는 전류는?

① 평류전류 ② 감응전류 ③ 단속평류전류
④ 러시안전류 ⑤ 저주파 교류

97 다음은 전기치료를 하는 중 일어나는 전해질 화상은?

① 전류의 화학적 작용에 의해 나타난다.
② 전류의 역학적 작용에 의해 나타난다.
③ 전류의 전자장 효과에 의해 나타난다.
④ 주로 고주파 치료 시 많이 나타난다.
⑤ 이상 모두 정답이다.

98 다음 중 전기치료 기구를 다루는 법에 대한 설명으로 옳지 않은 것은?

① 스위치를 켠 채로 극성을 바꾼다.
② 치료 중 스위치를 갑자기 끄지 않는다.
③ 전류강도는 서서히 증가시킨다.
④ 치료 중 환자가 움직이지 않도록 주의를 준다.
⑤ 전극의 적용을 확실하게 한다.

99 다음 중 저주파 전류의 특징이 아닌 것은?

① 전기진단에 이용될 수 있다.
② 신경이나 근육의 자극효과가 있다.
③ 조직의 이온 집중의 변화를 가져온다.
④ 근육을 자극하여 근수축을 일으킨다.
⑤ 1000*Hz* 미만의 전류이다.

✢ 해설 : 조직의 이온 집중의 변화 – 전기와 이온의 상호작용(이온도입법에 사용)

100 다음 중 양극에서 생성되는 효과가 아닌 것은?

① 산소 반응, 산소를 끈다, 조직경화 작용
② 혈관 수축, 허혈
③ 진정효과, 산화에 의한 금속 부식

④ acid, acid radicals, hydrogen에 빈발
⑤ 통증제거(충렬이 원인일 때)

101 다음 의용전류 중에서 전기운동학적 효과를 얻는 데 가장 좋은 전류는?

① 평류 ② 고주파 ③ 저주파
④ 단속평류 ⑤ 직류

102 다음 중 전류의 효과가 아닌 것은?

가. 열효과 나. 화학적 효과
다. 전자기 효과 라. 자기장 효과

① 가, 나, 다 ② 가, 다 ③ 나, 라
④ 라 ⑤ 가, 나, 다, 라

103 다음 중 전류의 열 효과에 대한 설명이 아닌 것은?

① 전류가 도체를 흐를 때 저항을 받아 발생한다.
② 열의 발생량은 전극의 방향에 따라 다르다.
③ 전자가 마찰을 받아 에너지를 소모하고 열로 전환된다.
④ 열의 발생은 줄의 법칙으로 설명된다.
⑤ 전류가 저항을 지날 때 소비하는 전력량은 열로 전환된다.

해설 : 열의 발생량은 실효값 전류에 따라 다르다.

104 다음은 의용전류치료의 대상으로 적당하지 않은 것은?

가. 신경통이나 류마티스성 조건 나. 결핵
다. 활액낭염 라. 마비환자의 근 수축 유발

① 가, 나, 다 ② 가, 다 ③ 나, 라
④ 라 ⑤ 가, 나, 다, 라

105 다음 중 의료용 전류에 관한 설명으로 옳은 것은?

> 가. 연속직류전류는 열 효과가 크다.
> 나. 단상파에서 맥동기간은 위상기간과 같다.
> 다. 주파수가 높으면 맥동기간이 길어진다.
> 라. 고주파 전류는 100,000Hz 이상의 주파수를 가진다.

① 가, 나, 다 ② 가, 다 ③ 나, 라
④ 라 ⑤ 가, 나, 다, 라

해설 : 연속직류전류는 화학적 효과가 크다.
주파수가 높으면 맥동기간이 짧아진다.

106 도체 내에 발생하는 총열량에 가장 큰 영향을 주는 인자는?

① 전압 ② 저항 ③ 전류
④ 통전시간 ⑤ 전자

107 다음 중 전기자극 치료의 효과로 올바른 설명은?

> 가. 골아세포 형성의 촉진
> 나. 손상된 신경재생의 촉진
> 다. 동통의 완화
> 라. 동맥혈류 감소 및 림프순환 억제

① 가, 나, 다 ② 가, 다 ③ 나, 라
④ 라 ⑤ 가, 나, 다, 라

108 식염수 전기분해 시 양극에서 발생되는 효과는?

① 산성반응과 산소발생 ② 산성반응과 수소발생
③ 알칼리반응과 산소발생 ④ 알칼리반응과 수소발생
⑤ 알칼리반응만 한다.

109 변압기의 1차 코일을 감은 수가 20회이고, 2차 코일을 감은 수가 40회일 경우, 1차 코일에 110V의 전압이 걸리면, 2차 코일에는 몇 V가 유도되는가?

① 55V ② 110V ③ 220V
④ 330V ⑤ 440V

해설 : 변압기의 1차 코일을 감은 수 – N1
변압기의 2차 코일을 감은 수 – N2
1차 코일에 걸리는 전압 – e1
2차 코일에 걸리는 전압 – e2
e2 = e1×N2/N1

110 다음 전기치료기구 중 조직치유나 창상치 유에 가장 적절한 것은?

① 경피신경자극치료(TENS) ② 전기자극치료(EST)
③ 고전압맥동전류(HVPC) ④ 은침자극치료(SSP)
⑤ 기능적 전기자극(FES)

111 다음 중 전류밀도가 증가되는 경우는?

가. 전류 강도를 높인다. 나. 전극크기를 감소시킨다.
다. 전극간격이 좁은 경우 라. 전극의 표면 온도를 높인다.

① 가, 나, 다 ② 가, 다 ③ 나, 라
④ 라 ⑤ 가, 나, 다, 라

112 다음 설명 중 옳은 것은?

가. 전류밀도는 전류 강도의 제곱에 비례한다.
나. 절연체에서 흐르는 전류는 변위전류이다.
다. 열발생은 저항보다는 전류 강도에 더욱 민감하게 반응한다.
라. 전력은 전압에 비례하고 전류에 반비례한다.

① 가, 나, 다 ② 가, 다 ③ 나, 라
④ 라 ⑤ 가, 나, 다, 라

✤ 해설 : 전력은 전압에 반비례하고 전류에 비례한다.

113 전기 용어에 사용되는 기호/단위를 잘못 연결한 것은?

① 전류 : I/A ② 전압 : V/V ③ 저항 : R/Ω
④ 정전용량 : C/F ⑤ 전력 : P/Wh

114 전류의 감전에 대한 설명이다. 옳은 것은?

① 거시감전(60*Hz*)시 심실세동을 일으키는 전류 강도는 50*mA* 이하이다.
② 심장 카테터를 사용했을 때 심실세동을 일으키는 미시감전의 전류는 20*mA* 정도이다.
③ 심장 카테터를 착용하면 감전에 보다 안정적이다.
④ 직류보다 교류를 적용했을 때 감전을 일으키는 전류강도는 증가된다.
⑤ 호흡마비를 일으킬 만큼 과도한 근수축을 일으키려면 1A 이상의 전류가 필요하다.

115 다음 설명 중 옳은 것은?

① 감지전류는 여성보다 남성이 더욱 민감하다.
② 가수전류(탈출전류, let go current)는 주파수에 무관하다.
③ 가수전류는 여성보다 남성이 더 크다.
④ 가수전류는 주파수가 클수록 크다.
⑤ 가수전류는 주파수가 작을수록 크다.

✤ 해설 : 감지전류는 남성보다 여성이 더욱 민감하다.
가수전류(탈출전류, let go current)는 주파수와 관계있다.
가수전류는 50~60Hz에서 가장 낮음

116 저주파 전기치료기구의 구성으로 옳은 것은?

가. 전원공급회고	나. 발진회로
다. 출력증폭회로	라. 냉각장치

① 가, 나, 다 ② 가, 다 ③ 나, 라
④ 라 ⑤ 가, 나, 다, 라

117 전원공급회로의 구성 장치로 옳은 것은?

가. 정류기	나. 진동회로
다. 조정기	라. 출력장치

① 가, 나, 다 ② 가, 다 ③ 나, 라
④ 라 ⑤ 가, 나, 다, 라

✤ 해설 : 전원공급회로의 구성 장치 – 변압기, 정류기, 여과기, 조절기

118 다음 장치 중 교류에서 직류로 바꾸는 장치는?

① 변압기
② 정류기
③ 여과기
④ 조정기
⑤ 발진회로

119 다음 설명 중 옳지 않은 것은?

① 연속직류는 탈신경근을 자극하기에 적합하다.
② 정전기는 역학적 효과를 갖는다.
③ 미세전류(microcurrent)는 역학적 효과를 갖지 못한다.
④ FES는 중주파를 이용한 전류이다.
⑤ 초음파는 이온도입치료가 가능하다.

120 다음은 맥동전류에 대한 설명이다. 옳은 것은?

① 직류형 맥동전류는 단속직류의 일종이다.
② 직류형 맥동전류가 교류형 맥동전류보다 자극의 느낌이 좋다.
③ 교류형 맥동전류는 대칭성 교류와 비대칭성 교류로 구분할 수 있다.
④ 맥동전류의 통전시간은 맥동기간 + 맥동간간격이다.
⑤ 맥동기간과 맥동간간격의 비율은 단속비라고도 한다.

121 직류전류의 양극에서 일어나는 현상으로 바르게 짝지어진 것은?

가. 산성반응	나. 금속 및 알칼로이드 반발
다. 조직의 경화	라. 홍분성 증가

① 가, 나　② 가, 다　③ 가, 나, 다
④ 나, 다　⑤ 나, 다, 라

해설 : 직류전류의 양극 – 산성반응, 반발 미열효과, 조직의 경화, 흥분성 감소, 역치증가, 진정효과, 통증감소, 혈관수축, 국소빈혈, 지혈효과

122 직류전류의 음극에서 일어나는 현상으로 바르게 짝지어진 것은?

가. 미열효과	나. 조직의 연화
다. 자극효과	라. 통증 감소

① 가, 나　② 가, 라　③ 가, 나, 다
④ 나, 라　⑤ 다, 라

해설 : 직류전류의 음극 – 알카리 반응, 미열효과, 조직의 연화, 흥분성 증가, 역치 감소, 자극효과 통증 유발, 혈관확장, 국소충혈, 출혈효과

123 다음은 전기치료의 목적이다. 바르게 연결된 것은?

가. 통증의 조절	나. 관절구축의 감소
다. 위축의 최소화	라. 근재교육의 촉진

① 가, 나, 다　② 가, 다　③ 나, 라
④ 라　⑤ 가, 나, 다, 라

124 근 피로를 일으키지 않고 근육을 강축시키기에 가장 좋은 감응전류의 통전시간은?

① 1ms　② 5ms　③ 10ms
④ 50ms　⑤ 100ms

125 다음 중 설명이 올바른 것은?

가. 정전기는 역학적 효과가 있다.
나. EST, FES, TENS는 저주파 전류를 사용하는 대표적인 치료기구이다.
다. 미세전류는 1mA 이하의 매우 낮은 강도의 전류이다.
라. 탈신경근을 자극하기 위해서는 충분한 시간 동안 연속직류전류로 자극한다.

① 가, 나, 다　② 가, 다　③ 나, 라
④ 라　⑤ 가, 나, 다, 라

해설 : 탈신경근을 자극하기 위해서는 충분한 시간 동안 단속직류전류로 자극한다.

126 다음 중 단속직류의 파형을 모두 고르면?

가. 삼각형파　나. 직사각형파
다. 톱니형파　라. 정현파

① 가, 나, 다　② 가, 다　③ 나, 라
④ 라　⑤ 가, 나, 다, 라

127 다음 중 전기자극치료에 사용되는 전류를 모두 고르면?

가. 단속평류전류　나. 정현파 전류
다. 감응전류　라. 간섭전류

① 가, 나, 다　② 가, 다　③ 나, 라
④ 라　⑤ 가, 나, 다, 라

128 직류와 맥동전류에 대한 설명 중 옳은 것은?

가. 맥동전류는 직류의 형태를 띠는 것도 있지만, 직류는 아니다.
나. 맥동전류는 전하가 흐르는 방향이 변하지 않는다.

다. 직류전류는 1초 이상 전류가 계속적으로 한 방향으로 흐르는 것을 말한다.
라. 맥동전류는 단속직류전류라 한다.

① 가, 나, 다 ② 가, 다 ③ 나, 라
④ 라 ⑤ 가, 나, 다, 라

129 다음 중 맥동형태의 전류가 아닌 것은?

① 단속평류 ② 감응전류 ③ 평류
④ 정현파 ⑤ 고전압맥동전류

130 변성근이나 신경에 손상이 왔을 때 근자극을 위해 가장 적당한 전류는?

① 평류전류(smooth galvanic current)
② 감응전류(faradic current)
③ 단속평류전류(interrupted direct current)
④ 고압전류(high tension current)
⑤ 변위전류(displacement current)

131 건 이식 수술 후 근 재교육을 위하여 전기자극 시 가장 이상적 전류는?

① 시간의 흐름에 따라 변하는 교류
② 통전시간이 50~100*ms*의 단속 평류
③ 통전시간이 500~1,000*ms*의 단속 평류
④ 통전시간이 1,000*ms* 이상의 단속 평류
⑤ 감응전류 또는 통전시간이 1*ms* 이내의 단속 평류

132 주파수에서 파(wave)에서 동일위상에 있는 서로 인접한 두 점간의 거리, 즉 완전한 파형에서 골과 골 사이 또는 마루와 마루 사이의 거리는?

① 진폭 ② 주파수 ③ 파장
④ 정점진폭 ⑤ 임피던스

133 감응전류(Faradic current)의 통전시간으로 적당한 것은?

① 1/100sec ② 1/1,000sec ③ 10msec
④ 15msec ⑤ 20msec

✤ 해설 : 1/1,000sec로 전류를 감쇄진동시켜 전기진단에 많이사용

134 다음 중 파장이 가장 짧은 것은?

① Microwave diathermy ② Shortwave diathermy
③ Radio wave ④ Faradic current
⑤ Longwave diathermy

135 다음 중 감응전류로 변성근육을 흥분시킬 수 없는 이유는?

① 자극시간이 매우 짧기 때문에
② 자극시간이 매우 길기 때문에
③ 전류강도가 너무 크기 때문에
④ 자극시간이 길고 전류강도가 크기 때문에

136 다음 중 감응전류(Faradic current)의 위상기간은?

① 1ms ② 10ms ③ 1μs
④ 10μs ⑤ 1s

137 다음 전기자극 치료 중 주파수가 가장 낮은 것은?

① 극초단파 ② 단파 ③ 초음파
④ 간섭전류 ⑤ 직류

138 전류의 효과 중 고주파 전류에서만 나타나는 현상은?

① 열효과 - Joul's law ② 열효과 - Faraday's law
③ 화학적효과 - Joul's law ④ 화학적효과 - Faraday's law
⑤ 마이크로 마사지 효과

139 다음 중 전기치료방법과 사용되는 주파수가 바르게 짝지어진 것은?

① 평류 - 60Hz
② 장파투열기 - 300MHz
③ 단파투열기 - 2,450MHz
④ 극초단파투열기 - 13.66kHz
⑤ 초음파치료기 - 1MHz

140 파(wave)의 정점과 정점 사이의 거리를 무엇이라 하는가?

① 주파수
② 파장
③ 진폭
④ 주기
⑤ 파형

141 1Ω를 가장 잘 표현한 것은?

① 1Coulomb/sec
② 1Volt/A
③ 1Joule/sec
④ 1kg · m/sec^2
⑤ 1Newton · meter

142 다음 중 옳게 연결되지 않은 것은?

① 직류 - 의용전류
② 직류 - 이온영동
③ 저주파 - 전기자극치료
④ 고주파 - 심부투열
⑤ 정전기 - 화학적 효과

해설 : 정전기 – 역학적 효과

143 다음 중 단속 평류에 속하지 않는 파형은?

① 정전기파
② 삼각파
③ 톱니파
④ 구형파
⑤ 사다리꼴파

144 활성자극에 장치된 스위치를 적당한 간격으로 개방 혹은 폐쇄하여 치료하는 전기자극 치료법을 무엇이라고 하는가?

① 평류 전류치료
② 단속 평류 전류치료
③ 이온도입법
④ 기능적 전기자극 치료법(F.E.S)
⑤ 간섭전류치료법(I.C.T)

145 맥동 전류가 아닌 것은?

① 단속평류 ② 감응전류 ③ 평류
④ 파라디즘 ⑤ 정형파

146 다음 중 단속평류의 파형을 모두 고르면?

가. 부등사변형파 나. 직사각파
다. 삼각파 라. 톱니파

① 가, 나, 다 ② 가, 다 ③ 나, 라
④ 라 ⑤ 가, 나, 다, 라

147 맥동전류와 교류전류의 시간특성에 대한 것 중 맞는 것은?

가. 위상은 한 개의 맥동이 시작하여 끝날 때까지의 기간이다.
나. 주기는 한 위상에서 0선을 떠나 기본선에서 다시 반대쪽 위상의 0선에 도달하는 시간이다.
다. 맥동기간은 0선을 떠나 0선으로 되돌아오기까지 기간이다.
라. 단상파에서 위상기간과 맥동 기간은 같다.

① 가, 나, 다 ② 가, 다 ③ 나, 라
④ 라 ⑤ 가, 나, 다, 라

해설 : 맥동기간은 한 개의 맥동이 시작하여 끝날 때까지의 기간이다.
위상은 0선을 떠나 0선으로 되돌아오기까지 기간이다.

148 전류치료 강도를 정점 강도까지 서서히 증가시켰다가 서서히 감소시키는 변조 방법을 무엇이라 하는가?

① 연속 변조 ② 단속 변조 ③ 써지 변조
④ 주파수 변조 ⑤ 정류 변조

✣ 해설 : 진폭(강도)변조 : 한 맥동묶음에서 정점강도를 단계적으로 또는 다양하게 변화시키는 변조
기간변조 : 위상기간 또는 맥동기간을 단계적으로 또는 다양하게 변화
주파수 변조 : 주파수를 단계적으로 또는 다양하게 변화 변조

149 다음은 단속시간비(on-off time)에 관한 내용이다. 바르게 연결된 것은?

가. 일정시간동안 전류의 통전과 비통전을 반복하는 변조방법이다.
나. 피로를 줄이기 위해 단속시간 비율은 최소한 2:1이상 되어야 한다.
다. 단속변조는 근 재교육, 관절운동범위 증진, 정맥순환 증진 등에 효과적이다.
라. 단속시간비는 피로를 느끼지 않는 환자의 경우 사용하지 않는다.

① 가, 나, 다　② 가, 다　③ 나, 라
④ 라　⑤ 모두다

✣ 해설 : 피로를 줄이기 위해 단속시간 비율은 최소한 1:3~5이다.

정답

01. ③	02. ③	03. ①	04. ②	05. ②	06. ②	07. ④	08. ②	09. ②	10. ②
11. ④	12. ③	13. ④	14. ①	15. ③	16. ①	17. ④	18. ④	19. ①	20. ③
21. ①	22. ①	23. ④	24. ①	25. ①	26. ③	27. ③	28. ①	29. ③	30. ②
31. ③	32. ⑤	33. ①	34. ③	35. ③	36. ⑤	37. ⑤	38. ①	39. ②	40. ④
41. ①	42. ④	43. ⑤	44. ③	45. ②	46. ②	47. ①	48. ③	49. ③	50. ⑤
51. ②	52. ⑤	53. ②	54. ④	55. ①	56. ①	57. ①	58. ①	59. ①	60. ①
61. ①	62. ②	63. ⑤	64. ③	65. ④	66. ⑤	67. ③	68. ①	69. ③	70. ①
71. ②	72. ①	73. ⑤	74. ②	75. ④	76. ①	77. ③	78. ⑤	79. ⑤	80. ①
81. ①	82. ①	83. ⑤	84. ①	85. ④	86. ①	87. ①	88. ②	89. ③	90. ①
91. ⑤	92. ⑤	93. ②	94. ①	95. ①	96. ①	97. ①	98. ①	99. ③	100. ④
101. ③	102. ④	103. ②	104. ③	105. ③	106. ③	107. ①	108. ①	109. ③	110. ③
111. ①	112. ①	113. ⑤	114. ④	115. ③	116. ①	117. ②	118. ②	119. ③	120. ③
121. ③	122. ③	123. ⑤	124. ④	125. ①	126. ①	127. ⑤	128. ②	129. ③	130. ③
131. ⑤	132. ③	133. ②	134. ①	135. ①	136. ①	137. ⑤	138. ①	139. ⑤	140. ②
141. ②	142. ⑤	143. ①	144. ②	145. ③	146. ⑤	147. ③	148. ③	149. ②	

Chapter 2.
전기생리학, 전기진단학

01 세포소기관 중 세포의 호흡기관으로 작용하는 소기관은?

① 내형질세망　② 리보솜　③ 미토콘드리아
④ 리소좀　⑤ 골지체

02 세포막에 대한 설명이다. 옳은 것은?

① 인질층은 소수성이고, 지질층은 친수성이다.
② 세포막의 구성 물질 중 가장 많은 부분을 차지하는 물질은 인지질이다.
③ 세포막은 활동전위를 전파할 수 있는 능력을 가지고 있다.
④ 미도콘드리아는 세포막을 통해 세포 안팎으로 이동할 수 있다.
⑤ 세포막은 콘덴서와 인덕턴스 역할을 한다.

03 세포 밖보다 세포 안쪽에 더 많이 들어 있는 물질은?

① Na^+　② Ca^{2+}　③ 단백질
④ CI^-　⑤ Glucose

04 다음 중 근섬유의 특성에 대해 올바르게 설명한 것은?

가. I 형 섬유는 적근이며 긴장근이다.
나. II a형 섬유는 II b형 섬유보다 지구력에 더 유리한 근 섬유이다.
다. II a형 섬유는 적근에 속한다.
라. 인체의 근육들은 I 형 섬유이나 II 형 섬유만으로 구성되었다.

① 가, 나, 다 ② 가, 다 ③ 나, 라
④ 라 ⑤ 가, 나, 다, 라

05 신경섬유 흥분전도 3원칙은?

가. 절연전도 나. 불감쇄전도
다. 양방향전도 라. 도약전도

① 가, 나, 다 ② 가, 다 ③ 나, 라
④ 라 ⑤ 가, 나, 다, 라

해설 : 절연전도 – 한 신경이 흥분하였을 때 그 흥분이 다른 인접조직에는 영향을 미치지 않는다.
불감쇄전도 – 신경섬유의 직경이 일정하다면 흥분의 전도속도는 전도가 일어나고 있는 동안 감소하지 않는다.
양방향전도 – 축삭이 중심부에서 자극을 받으면 활동 전위는 두 방향으로 움직인다.
정행전도 – to synapse(말초 → 중추), 역행전도 – to soma(중추 → 말초)

06 신경전도속도에 영향을 미치는 요소는?

가. 호르몬 나. 수초유무
다. 신체의 위치 라. 신경의 굵기

① 가, 나, 다 ② 가, 다 ③ 나, 라
④ 라 ⑤ 가, 나, 다, 라

07 다음 중 운동단위(motor unit)에 포함되지 않는 것은?

가. axon 나. spinal tract
다. muscle fiber 라. posterior ganglion

① 가, 나, 다 ② 가, 다 ③ 나, 라
④ 라 ⑤ 가, 나, 다, 라

08 신경섬유 흥분전도 원칙 중 옳지 <u>않은</u> 것은?

① 연접부 쪽으로 일어나는 전도를 정방향전도라 한다.
② 세포체 쪽으로 일어나는 전도를 역방향전도라 한다.
③ 한 신경이 흥분하였을 때 그 흥분이 다른 인접조직에는 영향을 미치지 않는다.
④ 신경섬유가 일정하여도 전도속도는 시간에 따라 변한다.
⑤ 축삭이 중심부에서 자극을 받으면 활동 전위는 두 방향으로 움직인다.

09 다음 중 세포막의 탈분극 현상으로 옳은 것은?

가. 초기에 세포막 내부가 음전위에서 양전위로 전환된다.
나. 절대 불응기에 이어 상대불응기 기간이 나타난다.
다. 초기에 세포막의 Na^+의 투과도가 증가한다.
라. 초기에 세포막 외부가 음전위에서 양전위로 전환된다.

① 가, 나, 다 ② 가, 다 ③ 나, 라
④ 라 ⑤ 가, 나, 다, 라

10 다음 중 세포막의 전기적 특성은?

가. 극성유지
나. 전류에 대한 저항
다. 전기농축
라. 전기긴장

① 가, 나, 다 ② 가, 다 ③ 나, 라
④ 라 ⑤ 가, 나, 다, 라

해설 : 극성유지 : 극성을 유지하는 특성
전류에 대한 저장 : 저항과 같이 전류의 흐름에 대항
전기농축 : 콘덴서와 같이 전기를 모으고 농축

11 다음 중 안정막전위에 대한 설명으로 옳은 것은?

가. 능동수송에 의한 Na^+ 펌프에서는 3개의 K^+와 2개의 Na^+의 이동이 일어난다.
나. 안정막 상태에서 확산에 의한 이온이동은 K^+이 Na^+보다 약 100배의 빠른 속도로 이동한다.
다. 안정막 상태에서는 능동수송은 일어나지 않고, 확산에 의한 이온 이동이 일어난다.
라. 안정상태에서 확산에 의해 Na^+은 세포막 안으로 K^+은 세포막 밖으로 확산된다.

① 가, 나, 다　② 가, 다　③ 나, 라
④ 라　⑤ 가, 나, 다, 라

12 안정전위 상태에서 세포막의 K^+투과성은?

① Na^+보다 50배 높다　② Na^+보다 50배 낮다
③ Na^+보다 100배 높다　④ Na^+보다 100배 낮다
⑤ Na^+보다 150배 높다

13 다음 중 활동전위에 대한 설명으로 옳은 것은?

가. 세포막 내부에 양전위, 외부에 음전위
나. 세포막 외부에 양전위, 내부에 음전위
다. 실무율의 법칙에 따른다.
라. 인체의 모든 세포에서 발생한다.

① 가, 나, 다　② 가, 다　③ 나, 라
④ 라　⑤ 가, 나, 다, 라

해설 : 인체의 흥분성 조직 또는 흥분성 세포에서 발생한다.

14 다음 중 세포막 탈분극 시 유발되는 전위는?

① 음전위 ② 양전위 ③ 활동전위
④ 안정막전위 ⑤ 손상전위

해설 : 안정막전위 : 자극을 받지 않은 상태에서 발생하는 막전위

15 다음 중 활동전위에서 과분극 발생기전은?

① 칼슘의 세포내 유입
② 칼륨의 과잉유출
③ Na^+의 세포내 유입
④ Cl^-의 과잉유출
⑤ 나트륨-칼륨 ATPase 펌프 작용

16 안정전위 상태에서 Na-k펌프에 대한 설명으로 옳은 것은?

가. 능동수송 기전이다.
나. 이온은 농도가 낮은 쪽에서 높은 쪽으로 운반된다.
다. 세포막 내측은 음전위를 띤다.
라. Na는 3개를 K는 2개를 서로 교환한다.

① 가, 나, 다 ② 가, 다 ③ 나, 라
④ 라 ⑤ 가, 나, 나, 라

17 안정전위 상태에서 세포막의 Na^+의 투과성은?

① K^+보다 50배 높다 ② K^+보다 50배 낮다
③ K^+보다 100배 높다 ④ K^+보다 100배 낮다
⑤ K^+보다 150배 높다

18 세포막이 내부에 음전위가 형성되며 외부에 양전위가 형성되는 때를 무엇이라 하는가?

① 신경전위 ② 안정전위 ③ 활동전위
④ 손상전위 ⑤ 종판전위

19 일반적으로 안정전위의 범위는 대략 얼마인가?

① 약 60~90mA 정도
② 약 60~90mA 정도
③ 약 50mA 정도
④ 약 70~80mA 정도
⑤ 정답없음

20 정상인 근육이나 신경의 세포막 안정전위는?

① -30mV
② -50mA
③ -85mA
④ -110mA
⑤ -150mA

21 활동전위가 발생하기 위한 첫 단계는?

① 막 전위의 역전
② Na^+통로가 열린다
③ Na^+이 나간다
④ K^+이 들어온다
⑤ Cl^-이 나간다

22 신경흥분이 근육에 전달되는 과정이다. 옳은 것은?

① 활동전류-아세틸콜린분비-종판전위-근수축
② 아세틸콜린분비-활동전류-종판전위-근수축
③ 활동전류-종판전위-아세틸콜린분비-근수축
④ 아세틸콜린분비-활동전류-근수축-종판전위
⑤ 동작전위-종판전위-아세틸콜린분비-근수축

23 신경흥분의 첫 단계는?

① 활동전위로 막전위가 0mV로 변하게 된다.
② 탈분극으로 막전위가 40mV로 변하게 된다.
③ 활동전위로 막전위가 -30mV로 변하게 된다.
④ 탈분극으로 막전위가 +30mV로 변하게 된다.
⑤ 활동전위로 막전위가 -85mV로 변하게 된다.

24 다음 muscle fiber를 자극하면 탈분극이 일어나는 이유?

① 막의 투과도가 증가하여 활동전위가 유발

② 막의 투과도가 증가하여 막전위가 유발
③ 막의 투과도가 증가하여 음성전위가 유발
④ 막의 투과도가 증가하여 신경전위가 유발
⑤ 막의 투과도가 증가하여 안정전위가 유발

25 다음 중 옳지 않은 것은?

① 탈분극은 근수축이 일어나기 위해서는 필수적인 현상이다.
② 활동전위의 형성은 신경흥분의 첫 단계이다.
③ 역치 이상의 자극이 가해짐에 따라 반응의 강도도 커지게 된다.
④ 활동전위는 약 30~60mA 범위이다.
⑤ 활동전위에서 다시 안정전위로 돌아오는 것을 재분극이라 한다.

26 절대 불응기에 대한 설명으로 옳은 것은?

① 안정전위가 일단 생성되면 그 기간 동안 새로 가해진 전극에 반응하는 시기
② 안정전위가 일단 생성되면 그 기간 내에 어떤 자극에도 반응하지 않는 시기
③ 활동전위가 일단 생성되면 그 기간 내에 어떤 종류의 자극에도 반응하지 않는 시기
④ 활동전위가 일단 생성되면 그 기간 내에도 가해진 자극에 반응할 수 있는 시기
⑤ 활동전위 말기에 자극의 세기가 역치 자극보다 강한 경우에 반응이 일어나는 시기

27 처음의 자극보다 더 강한 자극을 줄 때만 반응이 일어난다면 다음 중 어느 시기에 해당되는가?

① 절대불응 ② 상대불응기 ③ 과상기
④ 잠복기 ⑤ 정상기

28 역치에 대한 설명으로 옳은 것은?

① 유효한 반응을 얻어낼 수 있는 최소한의 자극
② 연축이 짧은 시간 내에 계속 일어나는 것
③ 피부가 견딜 수 있는 자극의 한계
④ 강축이 짧은 시간 내에 계속 일어나는 것
⑤ 유효한 반응을 얻어낼 수 있는 최대한의 자극

29 다음 설명 중 가장 올바른 것은?

① 잠복가중이란 아역치로 단시간에 여러번의 자극으로 누적되어 활동전압이 발생되는 현상을 말함.
② 역치 전위 이하의 자극으로 활동전위가 발생하여 근육이 수축한다.
③ 역치전위 이상에서 아무리 큰 자극을 주어도 같은 크기의 활동 전위가 유발되는 현상을 불응기라 한다.
④ 절대 불응기는 더 큰 자극을 반복해서 주면 더 큰 반응이 나타난다.
⑤ 역치 이하 강도로 여러 번 자극하면 반응이 누적되어 활동전위가 나타나는 것을 순응이라 한다.

30 신경의 탈분극 후 다른 활동전압을 시작하기 위해 정상자극보다 더 큰 자극을 필요로 하는 단계는?

① 절대 불응기 ② 상대 불응기 ③ 침묵 불응기
④ 잠복 불응기 ⑤ 막 불응기

31 전기자극 시 흥분의 임계레벨이 처음보다 높아져서 얼마 후 전류 강도를 높여야 하는 현상은?

① 순응 ② 불응 ③ 가중현상
④ 전기긴장현상 ⑤ 극흥분현상

32 유수신경섬유에서 일어나는 신경흥분전달방식은?

① 국소전류에 의한다 ② 대류전류에 의한다
③ 도약전도에 의한다 ④ 변위전류에 의한다
⑤ 화학적인 전달방법에 의한다

해설 : 흥분이 이동하는 속도는 신경섬유의 직경에 비례하고 저항에 반비례함
빠른전도가 일어나기 위해서는 신경의 직경이 커야하는데 복잡한 신경계에서는 직경이큰 신경섬유를 수용할 수 없어서 직경이 작으면서 전도속도가 빨라야 할수있는 기전이 필요하다.

33 신경근연접에서의 흥분전달과정에서 다음 중 가장 앞서 일어나는 것은?

① 종판전위
② 활동전위
③ 아세틸콜린 복합체-종판전위
④ 아세틸콜린의 분비 및 확산
⑤ 칼슘의 확산

34 신경근 접합부에서 전기자극을 전달하는데 관여하는 물질은?

① Insulin ② Adrenaline ③ Histamine
④ Acetylcholine ⑤ Colchicine

35 종판전위를 뒤따라 가장 먼저 일어나는 현상은?

① troponin과 tropomyosin의 사슬이 풀린다
② 활동전위의 생성
③ actin과 myosin의 활주
④ Ca++유리
⑤ 근 수축

36 다음 근수축과 직접적으로 관계된 것은?

가. Ca++	나. tropomyosin
다. actin	라. GABA

① 가, 다 ② 가, 나, 다 ③ 라
④ 나, 라 ⑤ 가, 나, 다, 라

37 신경전달 및 조절물질 중 억제성 물질은?

가. 아세틸콜린	나. 노르에피네프린
다. 세로토닌	라. 감마-아미노부티르산

① 가, 다 ② 나, 다 ③ 가, 나, 다
④ 라 ⑤ 가, 나, 다, 라

38 강축(tetanus)과 연축(twitch)을 결정하는 가장 주된 인자는?

① 자극강도 ② 자극횟수 ③ 자극간격
④ 자극시간 ⑤ 자극부위

39 정상적인 강시곡선에서 통전시간을 점차적으로 적게 할 경우 강도를 증가시키지 않고서는 반응이 일어나지 않는다. 이러한 변화가 일어날 수 있는 시간은?

① 0.1*ms* 전후 ② 0.5*ms* 전후 ③ 0.8*ms* 전후
④ 1.0*ms* 전후 ⑤ 5.0*ms* 전후

40 정상근의 평균 강축율은?

① 1 : 1 ② 5 : 1 ③ 20 : 1
④ 1 : 20 ⑤ 1 : 5

41 변성근의 강축을 일으키는 주파수는?

① 1*Hz* ② 5~10*Hz* ③ 20~50*Hz*
④ 50~100*Hz* ⑤ 10~20*Hz*

42 정상근의 강축을 일으키는 주파수는?

① 5~10*Hz* ② 10~20*Hz* ③ 20~30*Hz*
④ 30~50*Hz* ⑤ 50~100*Hz*

43 운동단위에 포함되는 것은?

가. axon 나. anterior horn cell
다. muscle fiber 라. posterior ganglion

① 가, 나, 다 ② 가, 다 ③ 나, 라
④ 라 ⑤ 가, 나, 다, 라

44 저주파 전기자극을 이용하여 신경을 자극 시 운동단위의 동원 특성은?

① 큰 운동단위가 먼저 활성화 된다.
② 비동시성으로 탈분극 된다.
③ 간헐적으로 발산한다.
④ 발사빈도가 낮다.
⑤ 수축력이 낮다.

45 신경 및 근육의 자극조건으로 모두 조합된 것은?

> 가. 전류의 강도
> 나. 전류흐름의 기간
> 다. 전류가 피이크의 강도에 도달하는 시간
> 라. 전류의 작용

① 가, 나, 다 ② 가, 다 ③ 가, 라
④ 라 ⑤ 가, 나, 다, 라

46 강시곡선에서 알 수 있는 것 중 가장 중요한 것은?

① 신경 전도 속도 ② 신경재생 속도 ③ 이용시
④ 기전류 ⑤ 시치

47 전기자극 시 흥분의 임계 레벨이 처음보다 높아져서 얼마 후에 전류강도를 높여야 하는 현상은?

① 순응 ② 불응 ③ 가중 현상
④ 전기긴장 현상 ⑤ 극흥분 현상

48 정상신경지배를 받고 있는 근육을 자극할 때 가장 효과적인 방법은?

① 음극폐쇄수축
② 양극폐쇄수축
③ 양극개방수축
④ 음극개방수축
⑤ 양극폐쇄수축과 음극개방수축

49 motor point에 대한 설명 중 틀린 것은?

① 해부학적으로 부위가 고정되어 있다.
② 신경이 근육으로 들어가는 부위이다.
③ 적은 전류강도로 쉽게 수축이 일어난다.
④ motor end plate와 같은 부위이다.
⑤ 변성 시 운동점이 근위부로 이동한다.

50 다음 중 정상근에 대한 극성공식(polar formula)이 바른 것은?

① 음극폐쇄수축 〉음극개방수축 〉양극폐쇄수축 〉양극개방수축
② 음극폐쇄수축 〉양극폐쇄수축 〉양극개방수축 〉음극개방수축
③ 음극개방수축 〉양극개방수축 〉양극폐쇄수축 〉음극폐쇄수축
④ 양극폐쇄수축 〉양극개방수축 〉음극폐쇄수축 〉음극개방수축
⑤ 양극개방수축 〉음극개방수축 〉양극폐쇄수축 〉음극폐쇄수축

51 전기자극 검사법 중 질적 검사에 해당하는 것은?

① 시치 검사
② 변성반응 검사
③ 근전도 건사
④ 강시곡선 검사
⑤ 신경전도속도 검사

해설 : 변성반응 검사 – 직류전류와 감응전류로 신경 및 근육을 자극하여 나타나는 반응의 질적변화특성을 분석하여 운동단위의 손상 및 질병을 진단, 예후를 파악하는 전기생리적검사

52 극성공식이다. 틀린 것으로만 조합된 것은?

가. 정상근 CCC 〉 ACC 〉 AOC 〉 COC
나. 변성근 CCC 〈 ACC 〈 AOC 〈 COC
다. 음극폐쇄수축(CCC)시 흥분시키는데 필요한 최소전류량 3.0mA
라. 양극폐쇄수축(ACC)시 흥분시키는데 필요한 최소전류량 5.5mA

① 가, 나, 다 ② 가, 다 ③ 가, 라
④ 라 ⑤ 가, 나, 다, 라

해설 : CCC – 3mA, ACC – 4mA, AOC – 5.5mA, COC – 6mA

53 변성반응 검사에 사용되는 전류는?

가. 단속평류전류 나. 감응전류
다. 정현파전류 라. 평류전류
마. 격동전류 바. 정전기

① 가 ② 나 ③ 가, 나
④ 가, 나, 다 ⑤ 가, 나, 마

54 변성근이나 신경에 손상이 왔을 때 근자극을 위해 가장 적당한 전류는?

① 평류전류(smooth galvanic current)
② 감응전류(faradic current)
③ 단속평류전류(interrupted galvanic current)
④ 고압전류(high tension current)
⑤ 변위전류(displacement current)

55 정상근에서 수축이 가장 잘 일어나는 전류는?

① 음극 개방전류 ② 음극 폐쇄전류 ③ 양극 개방전류
④ 양극 폐쇄전류 ⑤ 모두 정답

56 전기진단에서 변성반응검사에 사용되는 전류는?

① 맥동전류와 감응전류 ② 단속평류와 감응전류
③ 직류와 단속평류전류 ④ 고압전류
⑤ 기전류

57 감응전류로 자극 시 정상 반응이 아닌 것을 모두 고르면?

가. 신경이 거의 동시에 자극을 근 섬유에 전달시킨다.
나. 강축이 일어난다.
다. 모든 근섬유는 동시에 수축된다.
라. 연축이 일어난다.

① 가, 나, 다 ② 가, 다 ③ 나, 라
④ 라 ⑤ 가, 나, 다, 라

58 정상신경지배의 extensor carpi ularis의 운동점을 단속평류로 자극했다. 어떤 반응이 일어나겠는가?

① 연축반응 후 빠른 이완 ② 강축 후 빠른 이완
③ 연축 후 매우 느린 이완 ④ 강축 후 매우 느린 이완
⑤ 근수축이 일어나지 않는다.

59 감응전류나 단속평류로 신경을 자극했을 때 반응이 모두 감소하는 경우는?

① 신경은 정상이나 근육에 완전변성이 일어난 경우이다.
② 부분변성이 일어났을 경우이다.
③ 부분변성이나 완전변성이 왔을 경우이다.
④ 절대변성이 왔을 경우이다.
⑤ 완전변성이나 절대변성이 왔을 경우이다.

60 단속평류전류로 자극하였더니 근육의 수축이 완만하고 서서히 일어났다면?

① 신경이나 근육 모두 정상이다.
② 신경의 부분변성을 의심할 수 있다.
③ 완전변성이 온 근육을 자극한 경우이다.
④ 절대변성이 온 신경을 자극한 경우이다.
⑤ 완전변성이 온 신경을 자극한 경우이다.

61 다음은 RD test에 대한 서술이다. 옳은 것은?

· 단속평류로 근육 자극시 완만한 수축
· 음극보다는 양극에서 양호한 반응
· 신경자극시 무반응

① 완전변성　② 부분변성　③ 절대변성
④ 정상　⑤ 답 없음

62 탈신경근육의 특징이 아닌 것은?

① 평류 강축률이 거의 1:1
② 흥분성이 저하된다.
③ 시치가 증가한다.
④ 단속평류 전류에 느리게 반응한다.
⑤ 감응전류에 연축한다.

63 근육이 부분적으로 변성되었을 때 감응 전류로 자극하면 어떤 반응이 일어나겠는가?

① 정상적 수축반응　② 수축반응 감소　③ 무반응
④ 활발한 근수축　⑤ 근수축 지연

64 근육과 신경이 전기자극에 대하여 반응이 없을 때에 대한 설명으로 옳은 것은?

① 신경조직의 전도성 및 근육조직의 수축성이 있다.
② 신경조직의 전도성이 없고, 근육조직의 수축성이 있다.
③ 신경조직의 전도성 및 근육조직의 수축성이 없어진다.
④ 신경조직의 전도성이 있고, 근육조직의 수축성이 없어진다.
⑤ 근육과 신경은 수축성 및 전도성과 관계없다.

65 완전변성에 대한 설명으로 옳지 않은 것은?

① 단속평류로 근육을 자극할 때 완만하고 벌레 기어가는 듯한 수축이 유발된다.
② 단속평류로 신경을 자극하면 아무런 반응이 없다.
③ 감응전류로 근육을 자극했을 때 완만한 수축이 유발된다.
④ 감응전류로 신경을 자극했을 때 아무런 반응이 없다.
⑤ 감응전류로 근육을 자극했을 때 아무런 반응이 없다.

해설 : 감응전류로 근육을 자극했을때 반응이 없다

66 변성반응을 나타내는 병변은?

① 편마비 ② 뇌신경 손상 ③ 기능적 마비
④ 말초신경 마비 ⑤ 히스테리성 마비

67 다음 중 단속평류를 이용하여 자극시킬 수 없는 경우는?

가. 기능적 마비	나. 부분변성
다. 절대변성	라. 히스테리성 마비

① 가, 나, 다 ② 가, 다 ③ 가, 라
④ 라 ⑤ 가, 나, 다, 라

68 변성반응이 나타나는 곳은?

① 뇌 ② 중추신경계 ③ 말초신경계
④ 근육 ⑤ 장기

69 말초신경 손상 시 변성이 있다가 다음 검사에서 없다면 얼마 이내로 회복될 수 있다고 보는가?

① 1~2주 ② 2~4주 ③ 4-6주
④ 6~8주 ⑤ 회복안됨

70 일반적으로 회복 상태에서의 시치 값은?

① 0.04~0.8ms ② 1ms 내외 ③ 10ms 내외
④ 20~30ms ⑤ 30ms 이상

71 일반적으로 회복 상태에서의 시치 값은?

① 0.04~0.8ms ② 1ms 이내 ③ 10ms 내외
④ 20~30ms ⑤ 30ms 이상

72 시치가 0.5ms에서 10ms로 변했다면?

① 정상이다. ② 변성이 진행 중이다.
③ 재생이 진행 중이다. ④ 완전변성 상태이다.
⑤ 절대변성을 의미한다.

73 척골수근굴근의 시치가 2개월 전에 25ms였으나 현재의 시치는 5ms이다. 어느 상태라고 판단되는가?

① 정상 ② 재신경지배 ③ 부분변성
④ 완전변성 ⑤ 절대변성

74 강시곡선에서 신경변성을 알 수 있는 것 중 가장 중요한 것은?

① 신경전도속도 ② 신경재생속도 ③ 이용시
④ 기전류 ⑤ 시치

75 강시곡선(S-D curv)에서 부분적으로 변성된 상태에서 나타나는 곡선은?

① 상위쪽으로 현저한 경사를 가지는 곡선 형성
② 하위쪽으로 현저한 경사를 가지는 곡선 형성
③ 평탄하게 연속되는 곡선을 형성
④ 급경사와 불연속적이고 규칙성이 없는 곡선 형성
⑤ 곡선이 형성되지 않는다.

76 강시곡선에서 고원이 나타나는 것은 무엇을 암시하는가?

① 정상 ② 재신경지배 ③ 완전변성
④ 이영양증 ⑤ 절대변성

77 정기적인 강시곡선 검사 결과 오른쪽에서 왼쪽으로 그래프의 이동이 있고 불규칙한 곡선을 보였다면 어떤 증상을 의미하는가?

① 정상 ② 변성진행 중
③ 절대변성 ④ 재생 중이거나 회복 중
⑤ 아무런 의미가 없음

78 다음 중 완성변성근의 평류강축율은?

① 10:1 ② 8:1 ③ 5:1
④ 2:1 ⑤ 1:1

79 정상근육의 평류강축율을 대략 어느 범위인가?

① 1.0~2.0 ② 2.0~3.0 ③ 3.5~6.5
④ 1.0~20.0 ⑤ 20.0~30.0

80 평류 강축률이 1:4에서 1:2로 되었다면?

① 완전 변성을 의미 ② 정상 ③ 변성되고 있는 중
④ 재생중 ⑤ 완전회복

81 전기진단 시 침전극을 시용하지 않는 전기진단법은?

① 시치 검사 ② 근전도 ③ 변성반응 검사
④ 적응 검사 ⑤ 강시곡선 작성법

해설 : 근전도 – 표면전극

82 근전도 바이오피드백요법에 대해 잘못 설명한 것은 어느 것인가?

① 근육재교육에 사용한다.
② 근육이완 효과가 있다.
③ 섬세성훈련에 사용한다.
④ 근략증강에 효과가 있다.
⑤ 지적능력에 관계없이 사용할 수 있다.

83 근전도바이오 피드백을 통하여 얻을 수 있는 효과가 아닌 것은?

① 근육재교육 ② 심박동수 조절
③ 말초순환 증진 ④ 근력증강에 효과가 있다
⑤ 급성 발열성 부종의 완화

84 근전도의 설명 중 틀린 것으로 조합된 것은?

가. 근전도의 기본구조는 자극기, 음극선 역전류 검출과, 전극, 증폭기, 스피커, 녹음기이다.
나. 기록전극은 표면적극과 침전극이 있다.
다. 정상근육은 이완 시 전기적으로 고요하고, 침전극이 근육 내 신경섬유나 종판에 닿았을때, 신경전위, 종판전위가 나타난다.
라. 근긴장성 전위는 진폭이 커졌다 점점 작아진다. 근전도 소견 시 정상적이다.

① 가, 나, 다 ② 가, 다 ③ 가, 라
④ 라 ⑤ 가, 나, 다, 라

85 다음 중 손상전류에 대한 설명 중 옳은 것은?

> 가. (-)전위를 띤다.
> 나. 일반적으로 손상 후 10일경에 회복되는 전위를 나타낸다.
> 다. 정상조직과 손상조직사이에 전위차가 나타나지 않는다.
> 라. 손상전류는 손상 후 약 48시간 경에 가장 최고로 올라간다.

① 가, 나, 다 ② 가, 다 ③ 나, 라
④ 라 ⑤ 가, 나, 다, 라

86 다음 중 신경전달 및 조절물질 중 억제성 물질은?

> 가. 아세틸콜린 나. 물질P
> 다. 글루탐산 라. 감마 - 아미노부티르산

① 가, 나, 다 ② 가, 다 ③ 나, 라
④ 라 ⑤ 가, 나, 다, 라

87 세포막의 물질수송을 설명한 것이다 옳은 것은?

① 물질수송 방법 중 능동수송이 가장 많은 에너지를 필요로 한다.
② 확산은 높은 농도에서 낮은 종도로 용질이 이동하는 것이다.
③ 삼투현상은 낮은 농도에서 놓은 농도로 용질이 이동하는 것이다.
④ 세포막은 단순 확산은 Na^+, K^+등의 친수성 극성 분자를 통과시킨다.
⑤ 능동수송은 에너지 소모를 통한 Na^+를 세포 안으로 보낸다.

88 다음 세포막의 전기적 성질에 대한 설명이다. 옳지 않은 것은?

① 세포막의 축전지 역할을 한다.
② 세포막은 극성을 유지한다.
③ 세포막은 전류에 대해 저항체 역할을 한다.

④ 수동적 전기성질의 대표적인 현상은 활동전위의 발생이다.
⑤ 세포막은 수동적 전기적 성질과 능동적 전기적 성질을 동시에 가지고 있다.

89 평형전위에 대한 설명이다. 옳은 것은?

① 평형전위는 실제 세포막에서 일어나는 전위이다.
② 평형전위는 여러 이온들의 투과성을 동시에 계산하여 얻은 전위이다.
③ 평형전위를 계산할 때 네른스트 방정식을 이용한다.
④ 네른스트 방정식으로 계산할 때, K^+은(+)값을 갖는다.
⑤ 네른스트 방정식으로 계산할 때, Na^+은(-)값을 갖는다.

90 다음 설명 중 옳은 것은?

① 활동전위를 지속적으로 발생하는 데는, 저주파보다 중주파 전류가 유리하다.
② 운동종판이 피로해지면, 활동전위가 지속적으로 발생할 수 없다.
③ 근육이 신경보다 활동전위의 발생이 쉬운 편이다.
④ 근육의 활동전위값이 신경의 활동전위값보다 작다.
⑤ 근육의 안정막 전위값이 신경의 안정막 전위보다 작다.

91 다음 중 신경섬유 흥분전도의 3원칙은?

가. 질연진도　　　　나. 불김쇄진도
다. 양방향전도　　　라. 도약전도

① 가, 나, 다　② 가, 다　③ 나, 라
④ 라　⑤ 가, 나, 다, 라

92 다음 중 막공을 통한 단순 확산을 일으키는 물질은?

① 산소　② 질소　③ 물
④ 나트륨　⑤ 탄산가스

93 세포막(지질층) 반투막에서 잘 통과하는 것으로 바르게 짝지어진 것은?

가. O_2	나. 아미노산
다. 물(H_2O)	라. H^+
마. Cl^-	

① 가, 나　② 가, 다　③ 가, 다, 마
④ 다, 라　⑤ 가, 마

✤ 해설 : 세포막(지질층) 반투막에서 잘 통과하는 것 – O_2, H_2O, CO_2, N_2

94 통증에 대한 설명이다. 옳은 것은?

① Aα의 고유수용성 신경은 통증완화가 없다.
② Aβ의 감각신경은 Aα 섬유보다 신경굵기가 굵다.
③ Aδ는 느린 통증섬유이다.
④ C섬유의 수용체는 기계적 수용체로만 작용한다.
⑤ Aδ수용체는 다형수용체로 작용하다.

95 다음 중 운동단위(motor unit)에 포함되지 않는 것은?

가. axon	나. spinal tract
다. muscle fiber	라. posterior ganglion

① 가, 다, 라　② 나, 다, 마　③ 가, 나, 라
④ 가, 라, 마　⑤ 가, 다, 마

96 자극이 역치 이하일 경우 신경에 흥분이 발생하지 않으며 역치 이상에서는 일정한 크기로 흥분하는 현상을 무엇이라 하는가?

① 실무율의 법칙　② 국소전류　③ 극성공식
④ 도약전도　⑤ Wallerian 변성

97 탈신경근의 극성공식을 순서대로 올바르게 나열된 것은?

① AOC 〈 COC 〈 ACC 〈 CCC
② ACC 〈 AOC 〈 COC 〈 CCC
③ COC 〈 AOC 〈 ACC 〈 CCC
④ CCC 〈 ACC 〈 AOC 〈 COC
⑤ CCC 〈 AOC 〈 ACC 〈 COC

98 다음 설명 중 옳은 것은?

① 정상근의 강축 빈도는 10㎐ 이하가 좋다.
② 근육의 신경보다 순응률이 높다.
③ 근육을 자극할 때가 신경을 자극할 때보다 통전시간을 짧게 해야 한다.
④ typeⅡ 섬유가 typeⅠ보다 수축력이 강하다.
⑤ 가자미근의 typeⅠ 섬유로만 이루어져 잇다.

99 다음 설명 중 옳은 것은?

① 강축을 일으키려고 할때 typeⅡ 섬유가 typeⅠ보다 주파수가 더 높아야 한다.
② 근수축시간은 typeⅡ 섬유가 typeⅠ보다 길다.
③ 전기자극을 할 때, typeⅠ이 typeⅡ보다 빠르게 흥분된다.
④ 지구력을 향상시키기 위해서는 주파수는 100㎐ 정도로 하는 것이 좋다.
⑤ 강축을 일으키는 주파수는 근섬유의 종류와 무관하다.

100 전기자극을 뼈에 적용했을 때 나타나는 현상으로 옳은 것은?

가. 음극에서는 뼈형성이 촉진된다.
나. 음극에서는 뼈 흡수가 일어난다.
다. 골절부위는 (-)전위를 띤다.
라. 골절부위는 (+)전위를 띤다.

① 가, 나, 다 ② 가, 다 ③ 나, 라
④ 라 ⑤ 가, 나, 다, 라

101 근재교육을 위한 전기자극 방법으로 적당한 것은?

① 강한 전류강도로 최소수축을 일으킨다.
② 강한 전류강도로 최대수축을 일으킨다.
③ 약한 전류강도로 최소수축을 일으킨다.
④ 약한 전류강도로 최소수축을 일으킨다.
⑤ 약한 통전시간을 짧게 하여 최대수축을 일으킨다.

✣ 해설 : 약한 전류강도로 최대수축을 일으킨다.

102 근육에 대한 설명이다. 옳지 못한 것은?

① typeⅡ 섬유가 typeⅠ보다 안정막 전위가 작다.
② typeⅡ 섬유가 typeⅠ보다 활동전위가 작다.
③ typeⅡ 섬유가 typeⅠ보다 종판전위가 작다.
④ typeⅡ 섬유가 typeⅠ보다 근섬유분절(근절)의 길이가 짧다.
⑤ typeⅡ 섬유가 typeⅠ보다 섬유의 직경이 작다.

103 다음 조직 중 통전시간이 가장 길어야 흥분하는 조직은?

① 운동신경 ② 고유수용성 신경 ③ 촉각신경
④ Aδ섬유 ⑤ C 섬유

104 근육을 전기자극할 때 일어나는 문제점으로 바르게 짝지어진 것은?

가. 근피로	나. 근육통
다. 근경련	라. 근위축

① 가, 나, 다 ② 가, 다 ③ 나, 라
④ 라 ⑤ 가, 나, 다, 라

105 신경회복 속도 순서로 옳은 것은?

① 통증 - 촉각 - 운동 ② 통증 - 운동 - 촉각
③ 촉각 - 통증 - 운동 ④ 촉각 - 운동 - 통증

⑤ 운동-촉각-통증

106 축삭의 재생속도는 하루에 얼마씩인가?

① 1㎜ ② 1*nm* ③ 1*cm*
④ 0.1㎜ ⑤ 0.1*nm*

107 다음 중 축삭절단에 대한 설명으로 옳은 것은?

가. 가벼운 좌상, 압박 또는 견인 등의 원인으로 신경전도의 기능이 일시적으로 차단된 상태
나. 선기사극에 반응이 나타나기도 하며 회복이 빠르게 이루어지고 거의 완전한 회복이 가능
다. 원위부에서 월러변성이 진행되면서 근전도에서 세동전위가 나타남
라. 신경전도 기능이 완전히 차단되 상태로 신경손상 중 가장 심한 손상
마. 회복 및 예후가 불량

① 가, 마 ② 가, 나, 마 ③ 다, 라
④ 다 ⑤ 다, 마

해설 : 신경차단 – 가벼운 좌상, 압박 또는 견인 등의 원인으로 신경전도의 기능이 일시적으로 차단된 상태, 전기자극에 반응이 나타나기도 하며 회복이 빠르게 이루어지고 거의 완전한 회복이 가능
신경절단 – 신경전도 기능이 완전히 차단되 상태로 신경손상 중 가장 심한 손상, 회복 및 예후가 불량

108 시치에 영향을 미치는 요인으로 바르게 짝지어진 것은?

가. 피부 및 피하조직의 저항 나. 부종 및 염증
다. 혈류량 라. 전극의 위치

① 가, 나, 다 ② 가, 다 ③ 나, 라
④ 라 ⑤ 가, 나, 다, 라

해설 : 시치에 영향을 미치는 요인 – 피부 및 피하조직의 저항, 부종 및 염증, 혈류량, 전극의 위치, 근육피로, 나이

109 강시곡선에 대한 설명으로 옳은 것은?

① 전류강도와 수축이 일으키는 시간에 대한 곡선이다.
② 일반적으로 근육의 강시곡선이 신경의 강시곡선보다 우측으로 치우친다.
③ 부분변성일 때가 정상근보다 강시곡선이 좌측으로 이동한다.
④ 절대변성은 반비례 형태의 곡선을 그린다.
⑤ 완전변성은 근수축이 일어나지 않기 때문에 곡선을 그릴 수 없다.

해설 : 강시곡선 = SDC 강도시간곡선(strength – duration curve)
흥분성 조직은 전기 자극 조건에서 전류의 강도와 전류의 통전시간 사이의 관계가 대략 역상간 관계로 나타나는데, 이러한 형태의 그래프를 강시곡선 이라 한다.

110 신경을 자극하기에 가장 좋은 감응전류의 통전 시간은?

① 1ms ② 5ms ③ 10ms
④ 50ms ⑤ 100ms

111 근육을 연축시키기에 가장 좋은 감응전류의 통전 시간은?

① 1ms ② 5ms ③ 10ms
④ 50ms ⑤ 100ms

정답

01. ③	02. ③	03. ③	04. ①	05. ①	06. ③	07. ③	08. ④	09. ①	10. ①
11. ③	12. ③	13. ②	14. ③	15. ②	16. ⑤	17. ④	18. ②	19. ②	20. ③
21. ②	22. ①	23. ②	24. ①	25. ③	26. ③	27. ②	28. ①	29. ①	30. ②
31. ①	32. ③	33. ①	34. ④	35. ④	36. ②	37. ④	38. ②	39. ⑤	40. ③
41. ②	42. ④	43. ①	44. ①	45. ①	46. ④	47. ①	48. ①	49. ⑤	50. ②
51. ②	52. ④	53. ③	54. ③	55. ②	56. ②	57. ④	58. ①	59. ②	60. ③
61. ①	62. ⑤	63. ②	64. ③	65. ③	66. ④	67. ③	68. ③	69. ②	70. ③
71. ③	72. ②	73. ②	74. ⑤	75. ④	76. ②	77. ④	78. ⑤	79. ③	80. ③
81. ②	82. ⑤	83. ④	84. ④	85. ③	86. ③	87. ②	88. ④	89. ③	90. ②
91. ①	92. ④	93. ②	94. ①	95. ③	96. ①	97. ④	98. ④	99. ①	100. ②
101. ④	102. ⑤	103. ⑤	104. ①	105. ①	106. ①	107. ④	108. ⑤	109. ②	110. ①
111. ⑤									

Chapter 3.
직류를 이용한 전기자극

01 이온도입치료에 가장 적절한 전류는?

① 고전압맥동전류 ② 단속직류 ③ 간섭파전류
④ 연속직류 ⑤ 감응전류

02 활성전극으로 음극을 사용하는 물질은?

① 염화칼슘 ② 황산구리 ③ 리튬염
④ 황산마그네슘 ⑤ 초산

해설 : 염화칼슘, 황산구리, 리튬염, 황산마그네슘 : 양극
초산, 염화나트륨, 요오드 칼륨 : 음극

03 진통작용을 이용하여 근염, 윤활액주머니염, 턱관절 기능장애, 염좌 등의 질환에 사용하는 국소마취제로 양극을 활성전극으로 사용하는 약물은?

① 아연 ② 구리 ③ 히스타민
④ 리도카인 ⑤ 초산

해설 : 초산 : 관절의 칼슘침착증, 칼슘침착으로 인한 오십견, 화골성 근염, 근경축
구리 : 진균감염(fungus infections)
이루(chronic otorrhea)
만성 자궁경내막염(chronic endocervicitis)

자궁 경부미란(cervical erosion)
손과 발의 만성 진균감염(chronic fungus infections)
알레르기성 비염(allergic rhinitis)
아연 : 무통성 궤양(indolent ulcers)
혈관운동성 비염(vasomotor rhinitis)
과립성 결막염(trachoma)
습진(eczema), 피부염
히스타민 : 연부조직의 외상성 질환(traumatic affection)
연부조직의 류머티스성 질환(rheumatic affection)
모든 형태의 관절염(arthritis of all forms)
수소결합 : 산소나 질소 등 전기 음성도가 큰 원자 사이에 수소 원자가 끼어 있는 화학 결합

04 연부조직의 칼슘침착에 효과적인 약물은?

① Methacholine chloride
② Lithium chloride
③ Sodium choloride
④ Hyarulonidase
⑤ Acetic acid

05 다음 중 이온도입 시 양극에 적용할 수 있는 시약은?

① 초산
② 염화칼슘(calcium chloride)
③ 염화나트륨(sodium Chloride)
④ 요오드칼륨(potassium Iodide)
⑤ 니코틴산 산친

06 이온도입에 대한 설명이다. 맞게 연결된 것은?

가. 비활성전극은 활성전극에 비해 2배 크다.
나. 약물의 이온과 같은 극을 활성전극으로 사용한다.
다. 이온도입에 사용되는 전류는 평류전류이다.
라. 높은 강도보다 낮은 전류강도로 이온도입하는 것이 더 효과적이다.

① 가, 나, 다
② 가, 다
③ 나, 라
④ 라
⑤ 가, 나, 다, 라

07 이온도입법이 설명으로 올바르지 못한 것은?

① 금속전극이 피부직접 접촉 시 화상의 위험초래
② 전극의 크기, 상태, 습기유지, 피부손상 유무는 전류밀도를 결정하는 요인이 된다.
③ 전극의 습기가 충분하지 않으면 전류밀도가 증가하여 화상의 위험이 있다.
④ 특히나 음극에서 산성반응으로 화학화상이 발생되다.
⑤ 전극이 피부에 잘 접촉되어 있지 않으면 접촉되지 않은 곳에서 전류집중 현상이 나타난다.

해설 : 음극에서 알카리반응에 의한 화학화상이 발생, 양극에서 산성반응에 의한 화학화상이 발생

08 이온영동에 사용되는 전류는?

① 감응전류 ② 정현파 전류 ③ 고주파 전류
④ 정전기파 ⑤ 평류

09 전기자극 시 적절한 용제는?

① 9% NaCl ② 0.9% NaCl ③ 0.7% NaCl
④ 7% NaCl ⑤ 3% NaCl

10 다음 중 양극을 통하여 이온영동을 적용해야 하는 약제는?

가. iodine 나. renotin
다. chloride 라. choline

① 가, 나, 다 ② 가, 다 ③ 나, 라
④ 라 ⑤ 가, 나, 다, 라

11 이온영동을 실시할 때 비활성 전극은 활성전극에 비해 어떠해야 하는가?

① 같다. ② 2배 크다. ③ 2배 작다.
④ 크기에 상관없다. ⑤ 정답 없음

12 이온도입 시 양이온을 주입시키려 한다. 활성전극은 어느 부위에 놓아야 하는가?

① 음극과 양극 사이 ② 음극
③ 양극 ④ 접지
⑤ 아무 극에 놓아도 상관없다.

13 다음 중 극성이 잘못 연결된 것은?

① 구리 - 양극 ② 콜린 - 음극 ③ 아연 - 양극
④ 요오드 - 음극 ⑤ 히스타민 - 양극

해설 : 콜린 – 양극

14 만성관절염의 치료를 위해 이온도입법 시 많이 사용하는 약품은?

① 황산아연 ② 메콜린 ③ 히스타민
④ 염화칼슘 ⑤ 황산구리

해설 : 히스타민 – 혈관을 확장시키는 물질로 강력한 충혈효과가 있으며 팽진(wheals), 담마진(urticaria)의 큰 반점(large patches)을 형성한다. 치료 후 피부온도가 3~5 정도 상승하여 외상성 통증과 류머티스성 연부조직 질환에 대한 반자극(counterirritation) 효과가 있다.

15 이온영동에 대한 설명으로 옳은 것은?

가. 농도와의 관계가 있다.
나. 전압과 관계있다.
다. 시간에 관계된다.
라. 전류를 가한 경우 양이온은 음극으로 이동한다.

① 가, 나, 다 ② 가, 다 ③ 나, 라
④ 라 ⑤ 가, 나, 다, 라

16 정상피부에서 도자 표면의 $1in^2$당 몇 mA를 참을 수 있나?

① 1/2~1mA ② 1~2mA ③ 2-3mA
④ 3~4mA ⑤ 4~5mA

17 다음의 보기 중 이온영동 시 음극을 활성전극으로 해야 하는 약물은?

가. iodide　　나. chloline
다. chloride　　라. Copper

① 가, 나, 다　② 가, 다　③ 나, 라
④ 라　⑤ 가, 나, 다, 라

18 이온영동으로 양이온을 도입해야 할 때 활성전극은 어느 부위에 놓아야 하는가?

① 음극　② 양극
③ 음극과 양극사이　④ 접지
⑤ 어느 극이든 상관없다.

19 이온도입법 시 균류감염(fungus infection)에 많이 사용하는 약품은?

① 메콜리(mecholyl)
② 황산구리(copper sulphate)
③ 요오드화칼륨(potassium iodide)
④ 황산아연(zinc suphate)
⑤ 염화나트륨(sodium choride)

해설 : 메콜리(mecholyl) – 혈액순환 증진목적의 혈관확장제
요오드화칼륨(potassium iodide) – 섬유용해 효과에의한 반흔조직의 신장력증가
황산아연(zinc suphate) – 소염효과
염화나트륨(sodium choride) – 반흔, 유착조직의 신장력증가, 통증감소, 발한억제 효과

20 약품의 극성이 모두 틀리게 조합된 것은?

가. $Copper^{-}$　　나. $Choline^{+}$
다. $Zinc^{-}$　　라. $iodide^{-}$

① 가, 나, 다　② 가, 다　③ 가, 라
④ 라　⑤ 가, 나, 다, 라

해설 : $Copper^{+}$, $Zinc^{+}$

21 zinc의 이온영동에 대한 설명으로 옳은 것은?

> 가. 혈관운동성 비염 및 무통성 궤염의 치료에 적용된다.
> 나. 균류 감염에 적용된다.
> 다. 활성전극으로 양극을 이용한다.
> 라. 5~15*mA*의 강도로 10~15분 실시한다.

① 가, 다　　② 가, 나, 다　　③ 가, 다, 라
④ 라　　⑤ 가, 나, 다, 라

✤ 해설 : 균류 감염에 적용 – 구리

22 상완골 과상골절 후 발생한 화골성 근염에 대한 이온영동으로 적절한 약제는?

① 1%의 zinc coxidw
② 2%의 초산
③ 2%의 황산구리
④ 2%의 Lithium chloride
⑤ 4%의 lidocaine hydrochloride

23 keloids의 치료를 위하여 도입되는 약제는?

① 황상구리　　② 황산아연　　③ 히스타민
④ 염화칼슘　　⑤ 요오드화 칼륨

24 이온도주로 섬유용해 효과를 이용하여 반흔 조직의 신장력을 증가시키키 위한 이온 도입 치료 시 적당한 약품은?

① 요오드칼륨　　② 염화나트륨　　③ 초산
④ 살리실산 유도제　　⑤ 국소마취제

25 이온도입 시 혈관확장 시약으로 사용되는 것은?

① 황산아연　　② 황산구리　　③ 요오드칼륨
④ 히스타민　　⑤ 염화나트륨

26 히스타민 이온도입 치료 시 활성전극은?

① 양극
② 음극
③ 어느 극이건 상관없다.
④ 감각이 좋은 쪽 극을 사용한다.
⑤ 강도가 강한 쪽 극을 사용한다.

27 이온도입 치료를 위해서 음극을 치료도자로 사용할 수 없는 경우는?

① 파스 ② 크롬 ③ 욕화칼륨
④ 히스타민 ⑤ 페스시린

28 이온도입법에서 무통성 궤양에 사용하는 약품은?

① 초산 ② 아연 ③ 구리
④ 히스타민 ⑤ 메콜린

29 만성 진균감염 환자에게 이온도입을 실시하려고 한다. 사용 약품과 활성전극이 맞게 연결된 것은?

① 황산구리 - 음극 ② 메코릴 - 양극 ③ 황산구리 - 양극
④ 메코릴 - 음극 ⑤ 황산아연 - 양극

30 이온도입 시에 약제의 농도로 적당한 것은?

① 1~2% ② 2~3% ③ 3~4%
④ 4~5% ⑤ 5% 이상

31 다음 중 음이온은?

① acid ② copper ③ choline
④ histamine ⑤ zinc

32 연부조직에 칼슘 침착이 있는 질환에 이온도입 치료를 할 때 사용하는 약물은?

① methacholine chloride
② lithium chloride
③ sdium chloride
④ acetic acid
⑤ hyarulonidase

33 다음 중 이온도입 시 주의할 사항으로 옳지 않은 것은?

① 교류를 사용한 치료이므로 음극이나 양극에서 나타나는 효과를 염두에 두어야 한다.
② 화상이나 과도한 전류로 인한 점막조직 손상을 입을 수 있다.
③ 전류강도는 전극의 면적에 따라 달라진다.
④ 흉터(scar)가 있는 부위에는 적용하지 않는다.
⑤ 전류강도는 환자가 참을 수 있는 범위 내에서 조절 한다.

해설 : 직류를 사용한 치료이므로 음극이나 양극에서 나타나는 효과를 염두에 두어야 한다.

34 다음은 경축 감소를 위한 이온도입법 중 근경축(muscle spasm)을 감소시키는데 효과적인 약품은?

① Magnesium
② Hydrocortisone
③ Lidocain
④ Trolamine Salicylate(살리실산)
⑤ Mechoilyl

해설 : Hydrocortisone – 표층 및 국소부위에서 발현된 연부조직의 염증 감소에 효과
Lidocain – 피부국소마취를 통한 통증의 완화에 효과
Trolamine Salicylate – 가벼운 국소관절통, 근원성 통증(mylogenic pain)
Mechoilyl – 부종의 감소나 조절을 위해 효과적으로 이용

35 국소순환 증진을 위한 이온도입에 사용되는 약물은?

① Procin ② Lidoccain ③ Hyaluronidase
④ Decatron ⑤ Histamine

36 이온도입은 전류강도와 전극면적과 관계가 있다. 전극면적 1인치 제곱 당 적합 강도는?

① 0.5~1mA ② 1~2mA ③ 2~4mA
④ 4~6mA ⑤ 6~8mA

37 이온도입 치료 시 혈관수축제로 사용되는 물질은?

① 황산아연 ② 황산구리 ③ 요오드칼슘
④ 히스타민 ⑤ 염화나트륨

38 이온도입 시 주의해야 할 사항이 아닌 것은?

① 음극보다 양극에서 진해질 화상이 많이 발생한다.
② 금속 패드와 접촉 시 화상이 발생할 수 있다.
③ 가급적 음극 패드를 양극 패드보다 크게 하는 것이 화상의 위험을 줄일 수 있다.
④ 흉터조직에는 전극패드를 적용하지 않는 것이 좋다.
⑤ 최근에 형성된 피부에는 전극패드를 적용하지 않는 것이 좋다.

39 이온도입 시 침투시킬 약물의 양에 영향을 미치는 요소들로 묶은 것은?

가. 전류강도 나. 이온의 농도
다. 통전시간 라. 전류밀도

① 가, 나, 다 ② 가, 다 ③ 나, 라
④ 라 ⑤ 가, 나, 다, 라

40 물리치료사가 이온도입을 이용할 때 꼭 알아야 하는 사항으로 옳은 것은?

가. 이온의 종류 및 효과 나. 이온의 극성
다. 원자량 및 분자량 라. 수소이온수 및 수산기 이온수

① 가, 나, 다 ②가, 다 ③ 나, 라
④ 라 ⑤ 가, 나. 다, 라

정 답

01. ④	02. ⑤	03. ④	04. ⑤	05. ②	06. ⑤	07. ④	08. ○	09. ②	10. ④
11. ②	12. ③	13. ②	14. ③	15. ⑤	16. ②	17. ②	18. ②	19. ②	20. ②
21. ③	22. ②	23. ⑤	24. ①	25. ④	26. ①	27. ④	28. ④	29. ③	30. ①
31. ①	32. ④	33. ①	34. ①	35. ⑤	36. ①	37. ①	38. ①	39. ⑤	40. ⑤

Chapter 4.

저주파를 이용한 전기자극

01 저주파 전류에 대한 설명이다. 옳은 것은?

① 저주파는 중주파 전류보다 자극효과가 떨어진다.
② 저주파를 주로 사용하는 목적은 조직치유와 통증이다.
③ 근육을 자극하여 근수축을 유도할 수 있다.
④ 전기분해 효과를 갖는다.
⑤ 정상근을 자극할 때 저주파전류의 통전시간은 20~100ms이다.

02 저주파 전류를 사용하는 주된 목적은?

① 전기운동학적 효과　② 화학적 효과　③ 열 효과
④ 조직치유 효과　⑤ 신경재생 효과

03 저주파 전류의 치료목적이 아닌 것은?

① 근경련 감소　② 부종 감소　③ 탈신경성 위축 방지
④ 근재교육　⑤ 통증감소

04 한 주기가 10ms이고 통전시간이 5ms일 때 순환주기로 맞는 것은?

① 10%　② 20%　③ 30%
④ 40%　⑤ 50%

✤ 해설 : 맥동렬기간/총주기시간 × 100

05 저주파의 주파수 범위는?

① 100Hz 이하의 전류
② 200~550Hz 이하의 전류
③ 1000Hz 이하의 전류
④ 4000~4100Hz 이하의 전류
⑤ 10만Hz 이하의 전류

06 다음과 같은 방법으로 전기자극 치료를 한다면 순환주기는 얼마인가?

◎ on time : 30초	◎ off time : 10초
◎ 맥동전류	◎ 신경근자극

① 300% ② 25% ③ 75%
④ 90% ⑤ 100%

07 저주파 주파수의 범위는?

① 저주파란 100Hz 이하의 전류를 말한다.
② 저주파란 200~550Hz 이하의 전류를 말한다.
③ 저주파란 1000Hz 이하의 전류를 말한다.
④ 저주파란 4000~4100Hz 이하의 전류를 말한다.
⑤ 저주파란 10Hz 이하의 전류를 말한다.

08 저주파 전류치료에 사용되는 전류를 골라라.

가. 간섭파(interferential current)
나. 단속 평류 전류(interrupted galvanic current)
다. 단파치료기(short wave)
라. 감응전류(faradic current)

① 가, 다, 라 ② 가, 다 ③ 나, 라
④ 라 ⑤ 가, 나, 다, 라

09 다음 전류 중 화학적 효과가 최대인 전류는?

① 평류전류 ② 단속평류전류 ③ 감응전류
④ 정현파전류 ⑤ 고주파전류

10 저주파 전류에 속하지 않는 것은?

① 감응전류 ② 빠른 정현파
③ 평류 ④ 긴 통전시간의 펄스파
⑤ Progressive current

11 musclc stimulation에 사용되는 가장 적합한 전류는?

① 저주파 전류 ② 고주파 전류 ③ 연속직류전류
④ 도약전류 ⑤ 비도약전류

12 저주파 전류와 관련된 사항을 모두 고르면?

가. 조직의 이온 집중 효과를 가져온다.
나. 신경이나 근육의 자극 효과가 있다.
다. 근육을 자극하여 근 수축력을 증가시킬 수 있다.
라. 전기진단에 이용된다.

① 가, 나, 다 ② 가, 다 ③ 나, 라
④ 라 ⑤ 가, 나, 다, 라

13 저주파 자극 치료 시 피부저항을 감소시키기 위하여 효과적인 방법을 모두 고르면?

가. 전극용 젤을 발라준다.
나. 피부의 기름기를 제거한다.
다. 전류의 국소적 집중을 피한다.
라. 습기를 제거한다.

① 가, 나, 다 ② 가, 다 ③ 나, 라
④ 라 ⑤ 가, 나, 다, 라

14 TENS 도자로 가장 많이 쓰이는 도자 재료는?

① 젖은 패드 도자 ② 전선치료 도자
③ sponge pad ④ 굴곡성 절연 고무 도자
⑤ carbon sillicon 도자

15 전류 밀도를 증가시키는 방법은?

① 습기를 제거한다. ② 피부를 따뜻하게 한다.
③ 전류 강도를 감소시킨다. ④ 피부를 건조시킨다.
⑤ 전류의 면적을 크게 한다.

16 전기치료 시 피부저항을 감소시키는 요인이 되는 것은?

① 부종 ② 빈혈 ③ 죽상경화증
④ 열 치료 ⑤ 신경변성

17 전기자극 치료 시 전극에 식염수나 물을 적시는 이유는?

① 가열을 방지하기 위하여
② 전류의 전도를 높이기 위하여
③ 전기 쇼크를 방지하기 위하여
④ 피부의 저항을 높이기 위하여
⑤ 전류의 통전시간을 단축하기 위하여

18 전기자극 시 피부저항을 감소시키기 위한 방법에 해당되지 않는 것은?

① 피부예열 ② 전극크기를 줄인다.
③ 전도액 사용 ④ 전극풀 사용
⑤ 피부청결

19 다음 중 저주파전류를 모두 고르면?

가. TENS　　나. 정현파
다. 감응전류　　라. 단속평류

① 가, 나, 다　② 가, 다　③ 나, 라
④ 라　⑤ 가, 나, 다, 라

20 조직치유 목적을 갖는 전류는?

가. 미세전류　　나. 맥동단파치료
다. 단속직류　　라. 고전압맥동전류
마. 기능적전기자극치료　　바. 러시안전류

① 나, 라, 마, 바　② 가, 나, 라　③ 나, 라, 바
④ 가, 다, 바　⑤ 나, 라, 마

21 단속에 대한 설명이다. 옳지 않은 것은?

① 단속을 지키는 주된 목적은 근피로이다.
② 적절한 단속비는 1 : 3~5이다.
③ 정상근을 100*Hz* 자극하면 근피로가 발생하는데, 단속을 지키면 근피로를 예방할 수 있다.
④ 단속변조를 하면 근재교육과 관절가동범위 증진에 효과가 있다.
⑤ 단속을 많이 하면 할수록 근재교육에 효과가 있다.

22 다음 설명 중 옳은 것은?

① 직류전류를 이용하여 근수축하고자 할 때 (+)극을 활성전극으로 이용한다.
② 교류를 이용한 때 활성 전극은 사용하고자 할 때는 큰 크기의 전극을 이용한다.
③ 교류전류이고(+)극과 (-)극의 패드가 크기가 동일할 때는 활성전극을 (-)극으로 한다.
④ 활성전극을 결정할 때 주파수를 고려한다.
⑤ 활성전극을 결정할 때 전류밀도를 고려한다.

23 다음 중 통증완화 효과를 갖는 치료는?

가. TENS	나. ICT
다. HVPC	라. 미세전류(LIDC)

① 가, 나, 다 ② 가, 다 ③ 나, 라
④ 라 ⑤ 가, 나, 다, 라

24 TENS의 효과에 영향을 주는 요소로 바르게 짝지어진 것은?

가. 파형	나. 주파수
다. 전류강도	라. 전극배치

① 가, 나, 다 ② 가, 다 ③ 나, 라
④ 라 ⑤ 가, 나, 다, 라

25 TENS의 목적으로 가장 적합한 것은?

① 통증완화 ② 근력증강 ③ 조직온도상승
④ 근위축예방 ⑤ 근재교육

26 TENS의 설명 중 틀린 것은?

① 관문 조절을 근간으로 하였다.
② 가능한 최대수축이 유발되도록 한다.
③ 통증을 조절한다.
④ β-endorphin 분비를 촉진한다.
⑤ 통증부위를 자극한다.

27 50대 남자 환자에게서 나온 검사 결과가 다음과 같다. 가장 적절한 전기치료법은?

◎ 견관절 외회전시 통증　　◎ ESR : 정상
◎ 근력검사 : 정상　　◎ 야간 통증

① 기능적 전기자극 치료　　② 경피신경 전기자극 치료
③ 단속 평류 자극 치료　　④ 지수함수 점증파 치료
⑤ 느린 정현파 전류 치료

28 TENS에 대한 설명이다. 옳은 것을 모두 고르시오?

가. A - fiber → SG기능 감소
나. A - fiber → 전도속도 빠름
다. C - fiber → 관문 닫음
라. C - fiber → 통각전달

① 가, 나, 다　　② 가, 다　　③ 나, 라
④ 라　　⑤ 가, 나, 다, 라

29 다음 중 전도 속도가 가장 빠른 신경 섬유는?

① A α fiber　　② A β fiber　　③ C fiber
④ A γ fiber　　⑤ A δ fiber

30 물질P(substance-P)는 신체의 어디에서 생산되는가?

① 교양질　　② 전교련　　③ 구심성 말초신경
④ 등뻘쪽 신경절　　⑤ 중뇌

31 전통적인 경피신경전기자극치료기의 이론적 기초가 된 통증이론은?

① 엔돌핀설　　② 피질억제설
③ 관문조절설　　④ 유형설(Pattem theory)
⑤ 특이설(Specific theory)

32 관문조절설에 대한 설명이다. 옳은 것은?

가. 교양질은 관문의 역할을 한다.
나. C-fiber는 관문을 연다.
다. C섬유보다 A-δ섬유의 적응속도가 빠르다.
라. A-δ섬유를 통하여 들어온 impulse는 교양질의 기능을 촉진한다.

① 가, 다 ② 나, 다 ③ 가, 나, 다
④ 라 ⑤ 가, 나, 다, 라

해설 : A-β 섬유를 통하여 들어온 impulse는 교양질의 기능을 촉진한다.

33 포진성 신경통이 있는 환자에게 TENS를 적용하려는데 가장 적합한 전극은?

① 교차배치 ② 이중삼각배치 ③ 양측배치
④ 반대측배치 ⑤ 삼각배치

해설 : 통증이 있는 부위를 직접자극시 고유수용성 정보를 전달하는 직경이 큰 유수신경섬유들이 선택적으로 상실되고, 직경이 작은 C섬유만 역치가 낮아진 상태로 있어 촉각이나 전기자극에의해 통증이 증가할 수 있음.

34 두 쌍의 전극을 서로 대칭이 되도록 배치하는 방법을 무슨 배치법이라고 하는가?

① dual channel placement
② bilateral placement
③ contralateral placement
④ bracket and crossed placement
⑤ multi-electrode placement

35 TENS의 특징으로 옳은 것은?

① 심질환자 및 임산부에도 적용 가능하다.
② 주파수가 낮아 기분 좋은 감각을 유발한다.
③ 강도는 근수축이 일어날 정도로 실시한다.
④ 작열통에는 배측 대치법을 이용할 수 있다.
⑤ 운동치료와 같은 목적으로 사용한다.

36 TENS 치료 시 전극을 교차 배치하는 이유는?

① 전류집중 ② 온열발생 ③ 혈액순환
④ 부종방지 ⑤ 삼투압

37 TENS의 전극배치에서 전류를 일정부위에 집중시키는 방법은?

① 교차배치 ② 양극배치 ③ 반대측배치
④ 다극배치 ⑤ 비관련부위배치

38 phantom pain을 호소하는 B/E amputation환자의 손에 TENS를 하려는데 적합한 전극 배치법은?

① 반대측 배치 ② 양측 배치 ③ 교차 배치
④ 이중 삼각 배치 ⑤ 삼각 배치

39 TENS 중에서 진통시간이 가장 <u>긴</u> 것은?

① 고빈도-저강도-TENS
② 저빈도-고강도-TENS
③ Brief intense TENS
④ burst TENS
⑤ modulated TENS

40 FES의 치료목적은?

가. 관절운동범위향상	나. 근력유지
다. 경직 억제	라. 식균작용 증가

① 가, 나, 다 ② 가, 다 ③ 나, 라
④ 라 ⑤ 가, 나, 다, 라

해설 : 식균작용 증가 – 고전압맥동전류자극(HVPC)

41 편마비환자의 기능을 향상시킬 목적으로 사용하는 전류는?

① FES ② ICT ③ HVPCS
④ TENS ⑤ RC

42 비골신경손상으로 발목하수 초래, 배측굴곡 강화, 보행기능개선을 위해 해주어야 하는 것은?

① RC ② LIDC ③ LESS
④ HVPC ⑤ FES

43 기능적 전기자극치료기(FES)에 대한 설명 중 거리가 먼 것은?

① 신경지배가 정상적인 근육을 자극 시 사용된다.
② 저주파 치료기이다.
③ 쌍점파를 사용한다.
④ 중추신경손상 환자의 치료에 사용될 수 있다.
⑤ 하지 척수마비 환자에게 적용할 수 있다.

해설 : 쌍점파를 사용 – 고전압맥동전류자극(HVPC)

44 고전압맥동전류의 특성으로 옳지 않은 것은?

① 맥동기간이 너무 짧다.
② 정점전류강도가 매우 높아 침투깊이가 다른 저주파에 비해 깊다.
③ 피부에 화학적 변화가 거의 일어나지 않는다.
④ 탈신경근을 자극할 목적으로 이용된다.
⑤ 창상치유를 촉진한다.

45 자극강도의 조절을 전류로 하지 않고 전압으로 하는 치료방식은?

① 간섭전류 ② 기능적 전기자극
③ 고전압 맥동전류 ④ electroacuscope
⑤ neuroprobe

46 고전압 맥동전류의 파형은 짝 장점파이다. 이런 파형을 선택한 이유 중 가장 옳은 것은?

① 조직 치유는 강한 자극이 필요하기 때문이다.
② 신경을 자극하기 위해서는 가시파형이 가장 적당하기 때문이다.
③ 하나의 파형만을 적용했을 때는 맥동 기간이 너무 짧아 신경 등의 조직을 자극할 수 없기 때문이다.
④ 부종치유에 짝정점파가 가장 적당하기 때문이다.
⑤ 부드러운 자극 느낌을 환자에게 제공하기 위해서이다.

47 다음은 고전압 맥동전류에 관한 설명이다. 옳은 것은?

가. 일반적으로 500V까지를 high volt galvanic이라고 한다.
나. 파형은 단상 짝정점파이다.
다. pulse duration이 짧다.
라. 맥동기간과 맥동간 간격은 1:99이다.

① 가, 나, 다　② 가, 다　③ 나, 라
④ 라　⑤ 모두 다

48 고전압맥동직류전류자극(HVPGCS)의 창상치유기전에 해당되지 않는 것은?

① 세균의 항상성 파괴　② 미세순환증진
③ 세균의 세포 내 활성억제　④ 신경차단
⑤ 상피세포의 이동촉진

49 다음 중 조직궤양이나 장상치유에 사용할 수 있는 것은?

① TENS　② E.S.T　③ HVGPS
④ S.S.P　⑤ F.E.S

50 HVGPS의 적응증이 아닌 것은?

① 통증감소　② 근경련감소　③ 궤양치유
④ 운동신경마비　⑤ 관절가동증대

51 고전압맥동전류의 파형을 짝으로 만드는 이유는?

① 맥동기간이 너무 짧기 때문에 맥동기간을 늘릴 목적으로
② 전류강도가 너무 작기 때문에 전류강도를 높이기 위해
③ 부종치료 효과를 극대화하기 위해
④ 통증치료를 극대화하기 위해
⑤ 탈신경근을 자극하기 위해

52 마취효과를 갖는 전류는?

① TENS ② SSP ③ Dynamic current
④ HVPC ⑤ ICT

정답

01. ③	02. ①	03. ③	04. ⑤	05. ③	06. ③	07. ③	08. ③	09. ①	10. ③
11. ①	12. ⑤	13. ①	14. ⑤	15. ②	16. ④	17. ②	18. ②	19. ⑤	20. ②
21. ⑤	22. ⑤	23. ⑤	24. ⑤	25. ①	26. ②	27. ②	28. ③	29. ①	30. ⑤
31. ③	32. ③	33. ④	34. ②	35. ④	36. ①	37. ①	38. ①	39. ②	40. ①
41. ①	42. ⑤	43. ③	44. ④	45. ③	46. ③	47. ⑤	48. ④	49. ③	50. ④
51. ①	52. ②								

Chapter 5.
중주파를 이용한 전기자극

01 중주파 전류를 인체에 적용 시 나타나는 웨덴스키 억제에 관한 설명으로 옳은 것은?

① 운동종판의 흥분이 과도할 때 나타난다.
② 상대적 불응기가 감소할 때 일어난다.
③ 비동시성 탈분극이 원인이다.
④ 1,000㎐ 이상의 주파수로 장시간 자극 시 지속적 불응기가 유도되어 나타난다.
⑤ 감각신경에서 일어나는 피로현상이다.

02 다음 중 웨덴스키 억제를 방지하기 위한 방법은?

가. 강도를 높인다.	나. 주파수를 감소시킨다.
다. 주파수를 증가시킨다.	라. 자극시간을 줄인다.

① 가, 나, 다　② 가, 다　③ 나, 라
④ 라　⑤ 가, 나, 다, 라

03 다음 중 간섭전류치료(ICT)의 치료효과는?

가. 통증완화	나. 대사증진
다. 근경축완화	라. 심부온도증가

① 가, 나, 다 ② 가, 다 ③ 나, 라
④ 라 ⑤ 가, 나, 다, 라

04 간섭치료의 적응증으로 올바르게 구성한 것은?

가. 건초염	나. 동맥질환
다. 부종	라. 심부정맥혈전증

① 가, 나, 다 ② 가, 다 ③ 나, 라
④ 라 ⑤ 가, 나, 다, 라

05 다음 중 간섭파치료의 적응증은?

① 요실금 ② 심부정맥혈전증 ③ 악성종양
④ 심박조절기 ⑤ 개방상처

06 다음 중 간섭파 전극 배치가 가장 옳은 것은?

① 환부가 표면부일때 크기가 같은 방법으로 2극 배치한다.
② 국소부위를 선택하여 치료하기 위해 4극 배치 방법을 사용한다.
③ 다리 전체의 순환증진을 위해 공면 배치를 한다.
④ 환부가 중심부일때 크기가 다른 전극으로 2극 배치한다.
⑤ 피부에 강한 자극을 주기 위하여 4극 배치 방법을 사용한다.

07 진폭변조주파수(AMF)의 설명 중 맞는 것은?

가. 저주파의 자극 효과가 있다.
나. 2개 이상의 중주파로 발생한다.
다. 진폭의 율동적 증감을 의미한다.
라. 2개의 도자 사용 시에만 발생한다.

① 가, 나, 다 ② 가, 다 ③ 나, 라
④ 라 ⑤ 가, 나, 다, 라

08 4극 간섭전류치료에서 간섭효과가 최대인 곳은?

① 각 회로축의 90도 위치　② 각 회로 축의 45도 위치
③ 각 회로의 수평축　④ 각 회로의 수직축
⑤ 각 회로의 선상

09 2극 간섭치료에서 변조깊이가 가장 깊은 곳은?

① 각 회로 축의 90도 위치　② 각 회로 축의 45도 위치
③ 각 회로의 수평축　④ 각 회로의 수직축
⑤ 모든 방향

10 다음 설명 중 옳지 않은 것은?

① 변조깊이가 클수록 치료효과가 좋다.
② 간섭파전류는 중주파를 이용하지만 실제로는 저주파 전류가 발생된다.
③ 중주파는 저주파와 달리 비동시성 탈분극한다.
④ 길데마이스터는 공간적 가중원리를 이용하여 중주파전류로 근수축을 유도했다.
⑤ 중주파는 저주파에 비해 피부저항이 적게 일어난다.

해설 : 중주파의 간섭효과를 이용한 치료법으로 중주파를 반송주파수로한 저주파 치료이다.
길데마이스터는 시간적 가중원리를 이용하여 중주파전류로 근수축을 유도했다.

11 Wedinsky inhibition이 일어나는 이유는?

① 운동종판의 피로 때문　② 비동시성 수축
③ 절대불응기 때문　④ 상대불응기의 증가 때문
⑤ 동시성 수축 때문

12 간섭파 전류의 효과가 아닌 것은?

① 순환증진　② 통증완화　③ 온열효과
④ 근재교육　⑤ 근력강화

13 간섭파 전류에 대한 설명이다. 옳지 않은 것은?

① 연관통 치료에 이용될 수 있다.
② 전기치료 기구 중 가장 다양한 질환에 이용된다.
③ 불임증, 무월경 등 부인과 질환에 이용될 수 있다.
④ 대상포진에 이용될 수 있다.
⑤ 급성 혈전성 정맥염에 적용될 수 있다.

14 중주파 전류의 특징이 아닌 것은?

① 통증이나 불쾌감이 적다.
② 전해질 화상의 위험이 적다.
③ 치료부위를 쉽게 바꿀수 있다.
④ 전기를 체내로 잘 전달할 수 있다.
⑤ 전기분해작용이 강하다.

해설 : 전기분해작용이 없어 강한 진폭자극시 화상위험이 적다.

15 간섭전류의 치료효과는?

가. 진통작용
나. 근수축 효과
다. 염증완화
라. 혈류량 감소

① 가, 나, 다
② 가, 다
③ 나, 라
④ 라
⑤ 가, 나, 다, 라

해설 : 혈류량 증가

16 다음 설명 중 옳은 것은?

가. Wedenski inhibition은 순응력(accommodation)이 증가되는 현상을 말한다.
나. 간섭전류치료에서 간섭효과가 최대인 곳은 각 회로측의 45° 위치이다.
다. 중주파 치료가 저주파 치료보다 유리한 점은 피부저항이 감소된다는 것이다.

라. 웨덴스키 억제를 방지하기위한 방법으로 AMF조절과 함께 강도와 자극 시간을 너무 높지 않게 한다.
마. 중주파의 주파수 범위는 대략 3,000~6,000㎐ 이다.

① 가 ② 가, 나 ③ 가, 나, 다
④ 가, 나, 다, 라 ⑤ 모두 정답

17 간섭파치료기에 대한 설명 중 거리가 먼 사항은?

① 주로 400~4,100㎐의 주파수를 이용한다.
② 웨덴스키 억제 현상을 일으킬 수 있다.
③ 변조심도가 낮을수록 치료에 적합하다.
④ 자극 영역을 넓히기 위해 벡터주사를 할 수 있다.
⑤ 저주파 자극보다 피부에 불쾌감을 덜 주고 심부조직을 자극한다.

18 다음은 ICT에 관한 설명이다. 바르게 설명된 것은?

가. 진폭은 두 전극에 연결하는 선과 수직방향에서 가장 크다.
나. 크기가 같은 진폭을 90도에서 각각 통전시킬 때 최대강도는 45도에서 발생한다.
다. 변조깊이가 100%되는 방향은 두 전류의 비의 제곱에 비례하여 결정된다.
라. 사동 벡터주사 4극 방법은 효과적 자극영역을 증가 시킬 목적으로 개발된 방법이다.

① 가, 나, 다 ② 가, 다 ③ 나, 라 ④ 라 ⑤ 모두다

해설 : 진폭은 두 전극에 연결하는 선과 수직방향에서 0%, 변조깊이가 100%되는 방향은 두 전류의 비에 의해 결정된다.

19 40대 여자 요통 환자를 검사한 결과 다음과 같다. 가장 적절한 전기자극 치료법은?

◎ SLR : 30° ◎ 둔부의 심부 통증
◎ ESR : 정상 ◎ 근력 검사 : 정상

① 간섭파 치료 ② 기능적 전기자극 치료 ③ 느린 정현파 치료
④ 지수함수 점증 치료 ⑤ 평류 통전 치료

20 근육 등 심부조직을 쉽게 자극할 수 있는 치료법은?

① 간섭전류 치료 ② 평류통전 치료
③ 감응전류 치료 ④ 경피신경 전기자극 치료
⑤ 정현파 치료

21 중주파 사용할 때 일반 저주파 보다 환자가 편안한 감각을 느끼는 이유는?

① 진정효과 ② 혈압강화 ③ 발열증상
④ 피부저항감소 ⑤ 피부저항 증가

22 간섭전류 치료의 장점이 아닌 것은?

① 치료 강도를 정확한 손상부에 줄 수 있다.
② 피부 전기화상의 위험이 적다.
③ 피부저항이 작아 치료감이 좋다.
④ 변성근을 자극할 수 있다.
⑤ 금속 내 고정 환자에게 사용할 수 있다.

23 중주파의 특징 중 맞는 것은?

가. 화상 위험이 없음 나. 피부 저항 감소
다. 금속 매입 부위 치료 가능 라. 혈압강하

① 가, 나, 다 ② 가, 다 ③ 나, 라 ④ 라 ⑤ 가, 나, 다, 라

24 중주파에 대한 설명이다. 올바르지 않은 사항은?

① 주파수와 피부의 저항은 반비례한다.

② 치료 시 에너지의 소실이 저주파에 비해 크다.
③ 전기분해 작용이 없어 화상의 위험성이 없다.
④ 저주파에 비해 넓은 부위를 치료할 수 있다.
⑤ 삼차원적 치료효과를 얻을 수 있다.

25 간섭전류치료의 설명 중 옳지 않은 것은?

① 두개 이상의 서로 다른 중주파 전류를 사용한다.
② 교류이므로, 극성효과는 없다.
③ 저주파 전류에 비하여 심부 조직을 효과적으로 자극할 수 있다.
④ 통증 조절의 효과가 있다.
⑤ 근수축을 일으킬 수 없다.

26 중주파전류의 적응증으로 모두 조합된 것은?

가. 통증-근경축
나. 부종-혈종
다. 만성인대병변-지연된 유합
라. 긴장성 실금

① 가, 나, 다　② 가, 다　③ 가, 라
④ 라　⑤ 가, 나, 다, 라

27 간섭전류의 치료 주파수를 낮은 주파수로 선택하여 치료해야 할 경우는?

① 급성질환　② 심한통증　③ 과민한 환자
④ 근수축시　⑤ 첫 치료환자

28 다음 중 간섭전류의 금기증은?

가. 악성 종양　나. 강축증
다. 경동맥 위　라. 열성질환

① 가, 나, 다　　② 가, 다　　③ 나, 라
④ 라　　⑤ 가, 나, 다, 라

29 간섭파에서 세포활성 증진에 가장 좋은 주파수는?

① 100bps의 고정파　　② 1~10bps의 고정파
③ 1~100bps의 율동파　　④ 90~100bps의 고정파
⑤ 90~100bps의 율동파

해설 : 100bps의 고정파 – 이온 미세진동, 혈관확장, 진통작용, 1~10bps의 고정파 – 운동신경 자극으로 근육수축유발
90~100bps의 율동파 – 혈관확장, 진통작용

30 중주파 전류를 사용하는 간섭전류자극(ICT)은 역학적 효과, 통증효과, 조직치유 등의 목적으로 사용하고 있다. 이때 사용하는 주파수는?

① 25Hz　　② 200Hz　　③ 2,500Hz
④ 4,000Hz　　⑤ 2,712Hz

31 다음 중 간섭파의 2극 전극배치에 대한 것이다. 옳은 것은?

① 환부가 표면부일 때는 같은 크기의 전극을 이용한다.
② 등 부위를 치료할 때 대면 배치를 한다.
③ 2극 전극은 흡입식 전극이 주로 이용된다.
④ 전류를 고르게 자극할 때는 같은 크기의 전극을 주로 이용한다.
⑤ 2극 전극의 변조 깊이는 수직방향이 100%이고 수평방향이 0%이다.

해설 : 2극 전극의 변조 깊이는 수직방향이 0%이고 수평방향이 100%이다.

32 피부저항을 감소시키지 않아도 되는 것은?

① 단파치료　　② 단속직류　　③ 간섭파　　④ FES　　⑤ TENS

33 운동신경을 자극하는 데 가장 좋은 간섭전류의 주파수 영역은?

① 100bps의 고정파　　② 30~100bps의율동파
③ 1~100bps의 율동파　　④ 1~10bps의 고정파
⑤ 50~100bps의 고정파

✣ 해설 : 100bps의 고정파 – 이온 미세진동, 혈관확장, 진통작용
1~100bps의 율동파 – 이온운동촉진, 국소충혈, 세포활성 증진

34 운동선수의 근재교육에 널리 사용되는 시간변조 전기자극 치료방법은?

① 러시안 전류 ② 간섭전류 ③ 고압맥동전류
④ 기능적 전기자극 ⑤ 전기장 자극

35 다음 중 전기치료에서 2,400~2,500Hz를 제공하는 자극은?

① 러시안전류 ② 간섭파전류 ③ 고전압 직류전류
④ 미세전류신경근자극 ⑤ 경피신경전기자극

36 중주파 전류의 특징이 아닌 것은?

① 통증이나 불쾌감이 적다. ② 전해질 화상의 위험이 적다.
③ 치료부위를 쉽게 바꿀 수 있다. ④ 전기를 체내로 잘 전달할 수 있다.
⑤ 전기분해작용이 강하다.

37 간섭파전류의 치료강도 범위는?

① 4~50mA ② 2~4mA ③ 1~5mA ④ 5~15mA ⑤ 30~100mA

정답

01. ④	02. ③	03. ⑤	04. ②	05. ①	06. ②	07. ①	08. ②	09. ⑤	10. ④
11. ④	12. ③	13. ⑤	14. ⑤	15. ①	16. ⑤	17. ③	18. ③	19. ①	20. ①
21. ④	22. ④	23. ①	24. ②	25. ⑤	26. ⑤	27. ④	28. ⑤	29. ③	30. ④
31. ④	32. ③	33. ④	34. ①	35. ①	36. ⑤	37. ①			

Chapter 6.

고주파를 이용한 전기자극(단파, 극초단파, 초음파치료)

01 다음 중 고주파 치료에 대한 설명으로 옳은 것은?

> 가. 1W/cm2-US
> 나. 2,450㎒-microwave diathermy
> 다. 27,12㎒-short wave diathermy
> 라. Electromagnetic radiation-short wave diathermy

① 가, 나, 다　　② 가, 다　　③ 나, 라
④ 라　　⑤ 가, 나, 다, 라

02 다음 중 조직에서의 고주파 전류의 효과에 대한 설명 중 옳지 <u>않은</u> 것은?

① 이온의 불규칙한 운동에 의해 전기에너지가 열에너지로 전환된다.
② 작은 영역의 열은 쌍극회전에 의해 발생된다.
③ 가장 작은 전환 효과는 전자 구름에 의한 것이다.
④ 1㎒ 이상 주파수의 충분한 강도로 유도된 전류는 열을 발생시킨다.
⑤ 고주파 전기장이 비극성 물질(플라스틱)에 적용되면 열을 발생시킨다.

03 고주파의 물리적 특성은?

가. 고주파는 금속이 삽입된 곳에 사용하면 화상을 입는다. 이는 금속의 에너지 흡수 때문이다.
나. 고주파 중에서 주파수가 높으면 높을수록 침투깊이는 작아진다.
다. 고주파는 초음파에 비해 공기를 잘 통과한다.
라. 일반적으로 초음파와 달리, 고주파는 수분에서 잘 흡수된다.

① 가, 나, 다　② 가, 다　③ 나, 라
④ 라　⑤ 가, 나, 다, 라

04 단파투열치료에 대한 설명 중 옳지 않은 것은?

가. 인체의 교류전류 혹은 자기장을 이용하여 치료효과를 준다.
나. 복사전달에 사용된 전자기파의 한 형태이다.
다. 고주파를 이용하여 체내에 심부열을 발생시키는 치료이다.
라. 단파치료는 단파를 이용한 전기치료의 한 방법이다.

① 가, 나, 다　② 가, 다　③ 나, 라
④ 라　⑤ 가, 나, 다, 라

05 단파치료 시 각 조직에서 발생되는 열에너지의 전환량이 다른 이유는 무엇인가?

① 조직의 비열이 다르기 때문
② 조직의 열전도가 다르기 때문
③ 조직의 유전율과 비저항이 다르기 때문
④ 조직의 비열과 비저항이 다르기 때문
⑤ 조직의 두께가 다르기 때문

06 다음 중 단파투열의 정전장 가열법에 대한 설명 중 옳은 것은?

가. 대면법은 전극이 같은 방향을 향하는 것이다.
나. 환자의 조직이 회로의 일부를 형성한다.
다. 지방은 좋은 전도체이다.
라. 전극의 크기는 열 발생에 영향을 준다.

① 가, 나, 다　② 가, 다　③ 나, 라
④ 라　⑤ 가, 나, 다, 라

해설 : 대면법은 두 개의 전극이 서로 마주보게 하는 것이다.
혈액, 근육은 좋은 전도체이다.

07 다음 중 전자장의 형성에 영향을 주는 요인으로 옳은 것은?

가. 피부-전극 사이의 거리　나. 전극의 크기
다. 금속　라. 전극의 위치

① 가, 나, 다　② 가, 다　③ 나, 라
④ 라　⑤ 가, 나, 다, 라

08 고주파 전류에서 발생되는 효과는?

가. 반사가열 효과　나. 전자기 효과
다. 자장 효과　라. 화학적 효과

① 가, 나, 다　② 가, 다　③ 나, 라
④ 라　⑤ 가, 나, 다, 라

해설 : 화학적 효과 – 직류에서 발생되는 효과

09 단파를 이용하여 조직을 가열하였을 경우에 나타나는 현상으로 바른 것은?

① 혈액공급은 주로 근육에 집중된다.
② 피하조직보다 근육조직에 혈액공급이 많다.

③ 모세관이나 소동맥은 히스타민의 분비에 의해 수축한다.
④ 근육보다 피하조직 층에서 더 많은 혈류의 증가가 있다.
⑤ 관절에서의 혈액증가는 반사적 작용과는 무관하다.

10 다음 중 SWD를 하여도 되는 경우는?

① 관절결핵 ② 금속 내 고정 ③ 만성골반염
④ 임산부 골반염 ⑤ 혈전성 정맥염

11 고주파 투열치료의 금기증으로 조합된 것은?

가. 레이노이드병 나. 결핵성 관절
다. 정맥혈전증 라. 힘줄윤활막염

① 가, 나, 다 ② 가, 다 ③ 나, 라
④ 라 ⑤ 가, 나, 다, 라

해설 : 레이노이드병 – 순환장애 부위에 열가열 시 열이 축적되어 화상 등의 조직손상 위험

12 SWD의 금기증으로 옳은 것은?

① 류마티스 관절염 ② 혈종 ③ 월경불순
④ 척수결핵 ⑤ 발목염좌

13 단파투열 치료 시 주의해야 할 것을 모두 고르면?

가. 환자피부의 열에 대한 감각을 꼭 확인한다.
나. 뼈가 돌출된 부위의 치료는 가능한 피한다.
다. 치료기 주위에 금속이 없어야 한다.
라. 젖은 타월을 사용한다.

① 가, 나, 다 ② 가, 다 ③ 나, 라
④ 라 ⑤ 가, 나, 다, 라

14 SWD나 MWD의 적용 시 치료강도의 기준으로 가장 적합한 것은?

① 치료기의 출력조절기 ② 환자의 열감
③ 피부와의 거리 ④ 적용시간
⑤ 주파수

15 고주파 전류에 대한 설명으로 옳지 않은 것은?

가. 고주파 전류는 열 효과를 나타낸다.
나. 고주파 전류로 인한 근경축 완화의 원인은 근육의 온도상승이다.
다. 전자파는 횡파이다.
라. 고주파 전류통전 시 비분극 분자에는 변화가 없다.

① 가, 나, 다 ② 가, 다 ③ 나, 라
④ 라 ⑤ 가, 나, 다, 라

해설 : 고주파 전류통전 시 비분극 분자에는 변화가 있다.

16 척추 주변 근육에 단파투열치료를 위해 전극을 배치하고자 한다. 적절한 배치법은?

① 공면법 ② 횡단법 ③ 종단법 ④ 교차법 ⑤ 평행법

17 정전용량 전계법을 사용할 때 조직에 적절한 전극의 위치에 대한 설명 중 옳지 않은 것은?

① 전극 사이의 거리는 두 전극의 피부와 전극 사이의 거리를 합한 것보다 더 커야 한다.
② 균일하지 않는 배치는 가장 가까운 지점에 전기장이 집중되는 원인이 된다.
③ 한 전극이 더 가깝게 배치되면 전기장이 그 쪽으로 집중되는 원인이 된다.
④ 전극은 피부 표면에 평행해야 된다.
⑤ 양 전극과 피부 사이의 거리를 항상 같아야 한다.

해설 : 양 전극과 피부사이의 거리 가까울때 – 표면조직에 열 발생이 많다.
양 전극과 피부사이의 거리 멀어질때 – 심부조직에 열 발생이 많다.

18 다음 중 단파 투열치료 전자장법에 사용되는 전극은?

가. 콘덴서 패드	나. 코일
다. 콘덴서 판	라. 드럼

① 가, 나, 다 ② 가, 다 ③ 나, 라
④ 라 ⑤ 가, 나, 다, 라

해설 : 콘덴서 패드, 콘덴서 판 – 전기장법

19 단파투열치료에 있어서 전자기장 분포에 영향을 미치는 인자는?

가. 금속	나. 공기
다. 전극의 크기	라. 공간형성

① 가, 나, 다 ② 가, 다 ③ 나, 라
④ 라 ⑤ 가, 나, 다, 라

20 콘덴서 패드전극을 사용하여 전기장 전계법으로 SWD하려 한다. 치료부위를 기준으로 어느 크기의 전극을 사용해야 하는가?

① 약간 큰 전극 ② 매우 큰 전극 ③ 약간 작은 전극
④ 매우 작은 전극 ⑤ 작은 전극과 큰 전극

21 다음 중 맥동단파 투열치료의 적응증은?

① 고열환자 ② 결핵환자 ③ 염증성질환
④ 악성종양 ⑤ 심박조정기 착용자

22 다음 중 MWD에 대해서 올바른 것은?

① 주파수는 파장에 반비례한다.
② 파장이 2배가 되면 2배의 에너지를 갖는다.

③ 조사에너지는 조사거리의 제곱에 정비례한다.
④ 적외선보다 파장이 짧은 전자파이다.
⑤ 입사각 45도에서 조사하면 90도 조사량의 $\frac{1}{2}$이 된다.

23 다음 중 MWD의 특징에 속하는 것은?

> 가. 반사의 성질이 있다.
> 나. 빛과 같이 굴절하는 성질이 있다.
> 다. 산란이 일어난다.
> 라. 고함수조직에서 반사가 많이 일어난다.

① 가, 나, 다 ② 가, 다 ③ 나, 라
④ 라 ⑤ 가, 나, 다, 라

해설 : 조직 경계면에서 반사가 많이 일어난다.

24 다음 중 극초단파 치료 시 에너지 흡수가 가장 잘 일어나는 부위는?

① 표피 ② 진피 ③ 근육 ④ 뼈 ⑤ 지방

25 치료 시 극초단파의 강도가 컸을 때 열점을 만드는 부위는?

① 뼈 ② 혈관 ③ 근육 - 지방 경계면
④ 진피 ⑤ 표피

26 MWD치료 시 발목관절과 같이 치료부위가 작고 불규칙한 곳에 치료하고자 한다. 도자의 선택은?

① A형 ② B형 ③ C형 ④ D형 ⑤ E형

27 다음 중 극초단파의 적응증으로 알맞은 것은?

> 가. 악성종양 나. 결핵성관절
> 다. 생식기 라. 혈종

① 가, 나, 다 ② 가, 다 ③ 나, 라
④ 라 ⑤ 가, 나, 다, 라

28 단파투열치료에 비해 극초단파투열의 장점에 대한 설명이다. 옳지 않은 것은?

① 적용이 간편하다.
② 기계의 조작이 간편하다.
③ 관절의 한쪽만 가열할 수 있다.
④ 근육에 선택적으로 가열할 수 있다.
⑤ 좁은 국소부위를 정확하게 가열할 수 있다.

29 다음 중 단파치료용 전극이 아닌 것은?

① 모노드 전극 ② A형 조사도자 ③ 고리모양 전극
④ 유연성 전극 ⑤ 콘덴서 전극

30 심부투열치료를 악성종양에 적용할 수 없는 이유는?

① 폐색전증이 나타나기 때문
② 화상을 일으키기 때문
③ 유사분열 속도가 증가하기 때문
④ 출혈성 경향이 나타나기 때문
⑤ 통증을 증가시키기 때문

31 단파의 전기 에너지 발생기관은?

① Oscillator circuit ② Magnetron tube
③ Spark gap apparatus ④ Crystal
⑤ 이상 모두

32 요통이 있는 임산부에게 심부투열치료를 하려고 한다. 옳은 것은?

① 임신 초기에 할 수 있다.
② 임신 1개월까지 할 수 있다.
③ 임신 3개월까지 할 수 있다.
④ 의사의 의뢰에 따라 할 수도 있다.
⑤ 원칙적으로 치료를 금한다.

33 극초단파치료의 적응증을 모두 고르시오.

가. 출혈소인	나. 격혈성 관절
다. 남성 생식기	라. 혈종

① 가, 나, 다　② 가, 다　③ 나, 라
④ 라　⑤ 가, 나, 다, 라

34 극초단파에 대한 설명으로 옳은 것을 모두 고르시오.

가. 주파수는 2450㎒가 흔히 쓰인다.
나. 조직경계면에서 반사없이 잘 통과한다.
다. 속도는 빛과 같다.
라. 출력단위는 *mA*이다.

① 가, 나, 다　② 가, 다　③ 나, 라
④ 라　⑤ 가, 나, 다, 라

해설 : 조직경계면에서 반사가 잘 일어난다.

35 단파치료기에 대한 설명이다. 옳지 않은 것은?

① 단파치료는 극초단파치료보다 심부조직에 효과적이다.
② 단파치료의 단위는 *mA*이다.
③ 맥동단파는 연속단파보다 열효과가 적기 때문에 급성질환에도 치료가 가능하다.

④ 연속단파가 맥동단파보다 조직치유에 더욱 효과적이다.
⑤ 전기장법이 전자장법보다 심부조직에 효과적이다.

36 다음 중 맞는 것을 모두 고르시오.

가. 악성 종양이 있는 사람에게는 고주파심투열치료가 금기증이다.
나. 젖은 드레싱 위나 반창고 위에 극초단파 심부열치료를 하면 화상의 위험이 있다.
다. 순환장애가 있는 부위에 열을 가하면 열이 축적되어 화상과 같은 조직손상이 일어날 수 있다.
라. 비염증성 부종이 있을 때에는 열치료를 하면 부종이 더 증가된다.

① 가, 나, 다 ② 가, 다 ③ 나, 라
④ 라 ⑤ 가, 나, 다, 라

37 다음 중 틀린 것을 모두 고르시오.

가. 극초단파 심부열치료 시 전자장계안에 금속이 있으면 금속주위 조직의 화상 또는 조직파괴가 유발된다.
나. 극초단파심부투열치료기를 작동할 때 다른 전자의료기계의 사용은 무관하다.
다. 출혈성 경향이 있는 부위나 질환에는 극초단파심부투열치료를 하지 않는다.
라. 생리 중 복부, 요부에 열치료를 하면 등통제거에 효과가 있어 좋다.

① 가, 나, 다 ② 가, 다 ③ 나, 라
④ 라 ⑤ 가, 나, 다, 라

38 고주파 심부투열치료에 대한 설명 중 틀린 것은?

① 골관절결핵이 있는 부위는 치료하지 않는다.
② 이차 골화가 끝나지 않은 성장기 때 치료를 하면 성장에 도움이 된다.

③ 남성생식기 위에 치료를 하면 불임증의 원인이 될 수 있다.
④ 눈은 낮은 강도의 치료에도 시각장애가 유발될 수 있다.
⑤ 열감각장애가 있는 부위는 위험하므로 치료할 때 유의해야 한다.

39 다음 극초단파심부투열치료를 비만증 환자에게 적용시켰을 때 문제점을 바르게 설명한 것은?

① 열이 발생되어 땀을 배출시킴으로써 다이어트에 효과가 있다.
② 피하 지방층에서 지방분화 현상이 일어난다.
③ 비만증이 심한 사람일수록 높은 주파수로 한다.
④ 피하지방층에서 열이 과도하게 발생하여 화상이 위험이 있다.
⑤ 2,450㎒로 치료하는 것이 가장 효과적이다.

40 단파심부투열치료의 치료강도에 따른 용도를 짝지은 것으로 옳지 않은 것은?

① 최소하강도 - 만성질환
② 최소강도 - 급성질환
③ 중등도강도 - 아급성질환
④ 정상강도 - 만성질환
⑤ 최대강도 - 연부조직신장

41 고주파치료 시 화상의 발생을 막기 위해 고려해야 할 사항이 아닌 것은?

가. 허혈부위가 있는지 확인한다.
나. 젖은 드레싱을 적용한다.
다. 피부에 물기를 뿌려준다.
라. 금속이 조직 안에 삽입되어 있는지를 확인한다.

① 가, 나, 다
② 나, 다, 라
③ 가, 나, 다, 라
④ 가, 다, 라
⑤ 가, 라

해설 : 치료강도는 120~130㎃ 사이에서 선택, 50㎃ 이하 200㎃ 이상은 사용하지 않는다.

42 단파심부투열 치료에서 다음 중 틀린 것은?

① 급성 염증 및 감염부위의 치료는 적당하지가 않다.
② 일반적인 치료 시간은 10~20분이나 가장 적당한 치료시간은 20분이다.

③ 치료강도는 50~200mA 사이에서 선택하나 부득이한 경우에 50mA 이하, 200mA 이상 강도를 주어도 상관없다.
④ 쾌적한 온감을 느낄 때가 안전한 치료 강도이다.
⑤ 팔이나 다리를 치료할 때는 콘덴서 코일법이 적당하다.

43 단파심부투열치료에서 적응증이 아닌 것은?

① 부종
② 만성염증 질환
③ 근골격계 질환
④ 운동치료 전
⑤ 통증 완화

해설 : 전기장법으로 치료할 때, 골막통을 조심해야 한다.

44 다음 중 옳은 것으로 짝지어진 것은?

가. 고주파치료는 피부와 전극 사이에 간격을 두고 치료할 수 있다.
나. 치료 시 출력 강도는 200mA 이상으로 한다.
다. 단파심부투열 치료 시 가장 주의해야 할 점이 화상과 쇼크의 위험이다.
라. 단파심부투열 치료는 급성 염증 및 감염에 좋다.
마. 등과 같이 평편한 부위의 치료 시에는 코일감기로 전극 배치시킨다.

① 가, 나
② 가, 다
③ 가, 나, 다
④ 가, 나, 다, 라
⑤ 가, 나, 다, 라, 마

45 단파심부투열 치료의 전극배치 방법으로 옳은 것은?

가. 대면법이란 두 개의 전극을 치료부위 사이에 두고 마주 보게 하는 방법이다.
나. 콘덴서 코일법은 많이 이용되는 것 중 하나로, 팔이나 다리에 사용된다.
다. 공면법이란 두 개의 전극을 인체 표면에 평행하게 배치하는 방법이다.
라. 교차법 대면법으로 한 번 치료하고 대각선 또는 열십자로 전극의 위치를 30도 바꾸어 치료하는 응용치료 방법이다.

① 가 ② 가, 나 ③ 가, 나, 다
④ 라 ⑤ 가, 나, 다, 라

46 다음 설명 중 옳은 것은?

① 공면법이 대면법보다 심부조직 가열에 더 적합하다.
② 전기장법이 전자장법보다 심부조직 가열에 더 적합하다.
③ 전기장법은 코일법이라고도 한다.
④ 나사꼴코일법은 전기장법이다.
⑤ 교차법은 표층조직의 가열에 적용하다.

47 전기장법에 속하지 않는 것은?

① 대면법 ② 동면법 ③ 접선법 ④ 교차법 ⑤ 코일감기

해설 : 코일감기 – 전자장법

48 환부를 고르게 적용할 목적으로 사용하는 전극배치법은?

① 정상배치법 ② 원근배치법 ③ 근접배치법
④ 원격배치법 ⑤ 동면법

49 전극의 크기를 환부보다 약간 큰 전극을 사용하지 않아도 되는 방법은?

① 정상배치법 ② 원근배치법 ③ 근접배치법
④ 원격배치법 ⑤ 공면법

50 다음 방법 중 심부조직에 국한하여 열을 적용하는 방법은?

① 정상배치법 ② 원근배치법 ③ 근접배치법
④ 원격배치법 ⑤ 공면법

51 조직의 양쪽 표층 조직에 열적용이 가능한 것은?

① 정상배치법 ② 원근배치법 ③ 근접배치법
④ 원격배치법 ⑤ 공면법

52 다음 중 전극배치를 할 때 고려해야 할 것은?

가. 전극의 크기	나. 전극과 피부 사이의 간격
다. 공기가 차 있는 조직	라. 조직의 상태
마. 치료부위	

① 가, 나, 다, 라, 마 ② 가, 나, 다, 마 ③ 가, 나, 다, 라
④ 가, 나 ⑤ 라, 마

53 공기가 차 있는 조직을 치료할 때 가장 적절한 배치법은?

① 정상배치법 ② 교차법 ③ 근접배치법
④ 대면법 ⑤ 공면법

54 맥동단파치료의 금기증이 아닌 것은?

① 고열환자 ② 악성종양
③ 출혈부위 위 ④ 심박조정기를 착용한 환자
⑤ 순환장애

55 다음 설명 중 옳지 않은 것은?

① 전기장법은 정전용량법, 혹은 용량법이라고 한다.
② 전자장법은 유도법이라고 한다.
③ 지방의 가열은 전기장법보다 전자장법이 유리하다.
④ 침투깊이는 전기장법이 전자장법보다 깊다.
⑤ 전기장법에서 전극간의 간격이 클수록 전기력이 작다.

해설 : 지방의 가열 – 전기장법, 근육의 가열 – 전자장법

56 다음은 굴절에 대한 설명이다. 옳지 않은 것은?

① 유전체가 있을 때 유전체의 경계면에서 전기력선이 휘어진다.
② 물질의 유전율과 전도도가 달라지는 경계면에서 일어난다.

③ 같은 조직을 통과 시 일어난다.
④ 굴절에 의한 에너지 집중으로 화상과 괴사가 일어날 수 있다.
⑤ 주파수가 클수록 굴절률이 크다.

57 다음 설명 중 흡수에 관한 설명 중 틀린 것은?

① 유전율이 높고 전도도가 낮은 매질이 전자파 에너지 흡수량이 많다.
② 근육에서 에너지 흡수량이 많으면 근육에서 온도상승이 일어난다.
③ 지방이 근육보다 열발생이 많다.
④ 전자파 에너지의 흡수는 주파수, 매질의 양과 밀도, 매질의 전기적 성질, 자기적 성질에 따라 다르다.
⑤ 지방조직을 가열하고자 할 때는 전자장법이 전기장법도다 더 좋다.

해설 : 지방조직을 가열하고자 할 때는 전기장법보다 전자장법이더 좋다.

58 극초단파 투열치료기의 에너지 전달기구는?

① Director
② Condensor pad
③ pan cake coil
④ Drum
⑤ Air-spaced plate

59 심부투열에 관한 설명으로 틀린 것은?

① 심부조직에서 열이 발생
② 전환열
③ 전기화학적 반응
④ 고전압전류 이용
⑤ 고주파 이용

60 심부투열치료가 악성종양에 금기인 이유는?

① 조직이 파괴되므로
② 유사분열 속도가 증가되므로
③ 화상의 염려
④ 통증증가
⑤ 치료효과 감소

61 심부투열치료의 적응증으로 옳은 것은?

① 출혈성 질환 ② 악성 종양 ③ 임신
④ 활액낭염 ⑤ 정맥염

62 다음 치료 중 뼈를 가열할 수 있는 것은?

① 단파치료의 전자장법 ② 극초단파치료
③ 초음파 치료 ④ 고전압치료
⑤ 간섭파치료

63 동축케이블을 이용하는 전류기구는?

가. 저주파전류기	나. 초음파
다. 중주파전류기	라. 극초단파치료기

① 가. 나, 다 ②가, 다 ③ 나, 라
④ 라 ⑤ 가, 나. 다, 라

64 고주파 전류에서 열을 발생하는 원인이 아닌 것은?

① 화학적 효과 ② 분자운동
③ 굴절효과 ④ 전자기 효과
⑤ 반사가열 효과

65 극초단파의 금기부위는?

① 골반 염증 ② 성장기의 골단판 ③ 요통
④ 늑간 신경통 ⑤ 류마티스성 관절염

66 단파의 전자장법 가열에 대해 옳지 않은 것은?

① 드럼을 사용한다.
② 분극전류에 의해 가열된다.

③ 코일법, 케이블법이 이에 해당된다.
④ 지방보다 근육조직의 가열에 유리하다.
⑤ 전도성 조직내에 와류전류가 형성된다.

해설 : 유도소용돌이 전류에 의해 가열된다.

67 단파에 의한 치료시간과 조직에서 발생되는 열에너지의 전환량이 다른 이유는?

① 조직의 지열이 다르기 때문
② 조직의 열전도가 다르기 때문
③ 조직의 유전율과 비저항이 다르기 때문
④ 조직의 비열과 비저항이 다르기 때문
⑤ 조직의 두께가 다르기 때문

68 극초단파의 강도가 컸을 때 열점(hot-spot)을 만드는 부위는?

① 뼈 ② 골막 ③ 근육 ④ 지방 ⑤피부

69 극초단파 치료 시 발목관절과 같이 치료부위가 작고 불규칙한 곳에 치료하고자 한다. 도자의 선택은?

① A형 ② B형 ③ C형 ④ D형 ⑤ E형

70 극초단파 치료 시 오목하고 넓은 곳에 적합한 도자는?

① A형 ② B형 ③ C형 ④ D형 ⑤ E형

71 극초단파투열치료기의 주의사항으로 적절하지 않은 것은?

① 치료부위의 금속물질을 제거한다.
② 조사도자와 피부거리를 유지한다.
③ 치료부위의 옷을 제거한다.
④ 뼈의 돌출부위는 낮은 강도로 치료한다.
⑤ 피부가 건조해서는 안된다.

72 극초단파투열치료기의 도자에 관한 설명 중 맞는 것은?

① A형 도자의 빔은 원형의 링모양이고, 링의 중심이 50%의 강도를 보인다.
② B형 도자의 빔은 타원형으로 형성된다.
③ C형 도자의 빔은 원형이다.
④ C형 도자는 D형 도자보다 큰 빔을 형성한다.
⑤ C형 도자의 빔은 중심부의 강도가 가장 강하다.

73 고주파심부투열치료에 대한 설명이다. 맞는 것은?

가. 극초단파는 2,450㎒를 이용한다.
나. 주파수가 높을수록 유전율이 낮다.
다. 고함수 조직일수록 유전율이 높다.
라. 주파수가 낮을수록 침투깊이가 깊다.

① 가, 나, 다 ② 가, 다 ③ 나, 라
④ 라 ⑤ 가, 나, 다, 라

74 극초단파의 특징 중 옳은 것은?

가. 고함수 조직일수록 흡수도 크다.
나. 장파적외선 보다 파장이 길다
다. 주파수가 낮을수록 침투깊이가 깊다.
라. 광화학적 효과가 나타난다.

① 가, 나, 다 ② 가, 다 ③ 나, 라
④ 라 ⑤ 가, 나, 다, 라

75 극초단파치료의 특징이다. 맞는 것은?

가. 산란, 반사, 굴절이 일어난다.
나. 근육과 지방을 선택적으로 가열할 수 있다.
다. 국소부위 치료가 가능
라. 대류에 의한 열전달

① 가, 나, 다　　② 가, 다　　③ 나, 라
④ 라　　⑤ 가, 나, 다, 라

해설 : 복사에 의한 열전달

76 극초단파로 치료해서는 안 되는 부위는?

가. 남성생식기　　나. 부비감염
다. 성장기 관절　　라. 급성질환

① 가, 나, 다　　② 가, 다　　③ 나, 라
④ 라　　⑤ 나, 다, 라

77 극초단파의 C형 도자에 대한 설명이다. 옳지 않은 것은?

① 1극 안테나를 가지고 있다.　　② 파장이 6.1㎝이다.
③ 타원형의 빔을 형성한다.　　④ 최대효과는 빔의 중심이다.
⑤ 오목한 신체 부위에 적합하다.

해설 : A,B 형 – 1극 안테나
C,D,E 형 – 2극 안테나

78 단파치료 시 공면배치를 할 때 전극 간의 거리를 어느 정도 띄어야 하는데, 그 이유는?

① 타월을 대기 위해　　② 유도전류를 막기 위해
③ 분극작용을 막기 위해　　④ 전기장의 충돌을 피하기 위해

⑤ 표피전류를 막기 위해

79 고주파의 유전체에 대한 설명이다. 맞는 것은?

가. 유전율은 주파수에 의해 변화한다.
나. 혈액이나 근육 등은 유전율이 낮다.
다. 쌍극자분자일수록 유전상수가 크다.
라. 유전율은 주파수와 비례한다.

① 가, 나, 다　② 가, 다　③ 나, 라
④ 라　⑤ 가, 나, 다, 라

해설 : 혈액이나 근육 등은 유전율이 높다.
유전율은 주파수와 반비례한다.

80 극초단파에 대한 설명이다. 옳은 것은?

가. 도자의 형태에 따라 빔의 모양이 따라진다.
나. 일반적으로 피부와 도자 간의 거리가 클수록 치료효과가 좋다.
다. 433.9㎒의 극초단파는 악성종양의 치료에 적용된다.
라. 주파수가 클수록 침투깊이가 크다.

① 가, 나, 다　② 가, 다　③ 나, 라
④ 라　⑤ 가, 나, 다, 라

81 단파에 비해 극초단파의 특징을 설명한 것이다. 옳지 않은 것은?

① 심부가열효과는 적다.
② 관절의 한쪽면만을 가열할 수 있다.
③ 피부화상을 일으킬 위험이 크다.
④ 좁은 범위의 국소 가열 효과가 크다.
⑤ 침투깊이가 얕다.

82 콘덴서전계법으로 치료할 때 환부에 대한 정상배치법의 기준이 되는 전극은?

① 약간 큰 전극
② 약간 작은 전극
③ 크기와는 무관
④ 한쪽은 약간 큰 전극이고, 다른 쪽은 약간 작은 전극
⑤ 환부보다 1.5배 큰 전극

83 단파치료의 강도를 결정하는 가장 중요한 요소는?

① 치료시간
② 질환 종류
③ 환자의 온감
④ 전극과 피부와의 거리
⑤ 전극 배치

84 극초단파의 특징이다. 옳은 것은?

가. 진공을 통과한다.
나. 광화학적 효과를 갖는다.
다. 국소가열
라. 단파보다 깊게 침투한다.

① 가, 나, 다
② 가, 다
③ 나, 라
④ 라
⑤ 가, 나, 다, 라

85 콘덴서와 관련된 것이 아닌 것은?

① 유전체 삽입
② 정전용량
③ 전기장
④ 세포막
⑤ 인덕턴스

86 다음 설명 중 옳지 않은 것은?

① 전기장은 양극의 거리에 비례한다.
② 전기장은 전류의 세기에 비례한다.
③ 전기력의 방향은 (=)에서 (-)로 향한다.
④ 전기장의 전하는 움직이지 않는 전하이다.

⑤ 전기장은 전하의 크기에 비례한다.

✤ 해설 : 전기장은 양극의 거리의 제곱에 반비례한다.

87 다음 설명 중 옳지 않은 것은?

① 자기장은 거리에 반비례한다.
② 자기장은 전류강도의 제곱에 비례한다.
③ 자기력과 전류의 방향은 수직관계이다.
④ 같은 전류방향으로 흐르는 자기장은 서로 끌어당긴다.
⑤ 전류의 방향이 바뀌면 자기장에도 영향을 준다.

✤ 해설 : 자기장은 전류강도에 비례한다.

88 단파치료에서 약간 큰 전극을 사용할 때, 조직의 중심부보다는 양쪽 표층 쪽에 열 집중을 일으키는 배치법은?

① 정상배치법 ② 원근배치법 ③ 근접배치법
④ 원격배치법 ⑤ 공면법

89 초음파에서 열발생 증가와 비례관계를 유지하는 것은?

① 흡수계수 ② 밀도 ③ 비열
④ 선도도 ⑤ 수분함량

90 초음파에 의한 열치료는?

① 전도열을 이용한 치료 ② 대류열을 이용한 치료
③ 전환열을 이용한 치료 ④ 복사열을 이용한 치료
⑤ 화학열을 이용한 치료

91 초음파가 지방조직의 열 발생 효과로 적당한 것은?

① 흡수력과 열발생이 많다.

② 흡수력이 적고 열발생이 많다.
③ 침투력은 많고 열발생은 적다.
④ 침투력은 적고 열발생이 적다.
⑤ 근육보다 열발생이 많다.

92 다음 중 초음파의 금기증에 해당되는 것을 모두 고르시오.

가. 석회성 건염 및 점액낭염　　나. 악성종양 환자
다. 소아마비 통증 및 근경축　　라. 급성감염 및 패혈증

① 가, 나, 다　　② 가, 다　　③ 나, 라
④ 라　　⑤ 가, 나, 다, 라

93 초음파의 물리적 특성 중 틀린 것은?

① 주파수와 파장은 반비례 관계이다.
② 매질의 온도가 높고 밀도가 높을수록 음파의 전파속도가 빨라진다.
③ 방산각은 변환기의 크기 및 주파수에 반비례한다.
④ 치료목적에 사용하는 초음파에너지는 근위장의 에너지다.
⑤ 뼈막 - 뼈 경계면에서 종파가 발생한다.

해설 : 뼈막–뼈 경계면에서 횡파가 발생(골막통 유발)

94 초음파에 대한 설명 중 옳은 것을 모두 고르시오.

가. 기계적인 진동에 의해 전환 열이 발생한다.
나. 공기 중에서는 대부분이 흡수된다.
다. 초음파는 매질이 있어야 전파된다.
라. 진공에서는 음속으로 전파된다.

① 가, 나, 다　　② 가, 다　　③ 나, 라
④ 라　　⑤ 가, 나, 다, 라

✤ 해설 : 진공상태에서는 전파되지 않는다.

95 초음파 치료방법 중 틀린 것은?

① 접촉이동치료는 치료면이 불규칙한 부위의 치료에 적합하다.
② 초음파풀을 너무 많이 사용하면 가열이 일어날 수 있다.
③ 완충치료는 초음파 전환기와 피부 사이에 완충물주머니를 끼우고 치료하는 방법이다.
④ 수중치료는 손, 손목, 발 등에 사용하기 좋다.
⑤ 고정치료는 많이 이용하지 않는다.

✤ 해설 : 치료면이 불규칙한 부위의 치료 – 고정치료

96 초음파 치료 시 화상을 입을 수 있는 경우는?

가. 변환기의 접촉 불량	나. 공기
다. 과용량	라. 전파매개물질의 과다

① 가, 나, 다　② 가, 다　③ 나, 라
④ 라　⑤ 가, 나, 다, 라

97 초음파를 발생시키는 방법은?

① 전자기 효과　② 진공관　③ 역압전 효과
④ 유도코일　⑤ 화학적 효과

98 초음파의 임계 입사각으로 맞는 것은?

① 15°　② 30°　③ 45°　④ 60°　⑤ 90°

99 치료용 초음파의 주파수 범위로 적당한 것은?

① 20㎐ 이상~20㎑　② 20㎑ 미만
③ 20㎒ 이상　④ 20㎑~5㎒
⑤ 100㎐ 이상

100 조직 경계면에서 초음파 에너지의 반사가 가장 큰 것은?

① 뼈 - 연부 조직 ② 지방 - 근육 ③ 피부 - 지방
④ 연부 조직 - 공기 ⑤ 물 - 연부조직

101 초음파에 대해 옳은 것끼리 짝지어진 것은?

가. 초음파의 원리는 역압전원리이다.
나. 치료용 주파수는 2.0~3.5㎒의 범위로 사용된다.
다. 주파수의 단위는 ㎐ 또는 cps를 사용한다.
라. 매질속은 진행할 때 분자의 진동을 발생시켜 횡파로 전파한다.

① 가, 나, 다 ② 가, 다 ③ 나, 라
④ 라 ⑤ 가, 나, 다, 라

해설 : 치료용 주파수는 0.5~5㎒의 범위로 사용
매질속은 진행할 때 분자의 진동을 발생시켜 종파로 전파한다.

102 빈 칸에 알맞은 것을 고르시오.

음파의 전파속도는 매질의 밀도와 온도 등에 따라 다르다.
매질의 온도가 (   )고 밀도가 (   )을 수록 음파의 전파 속도가 빨라진다.

① 높, 낮 ② 낮, 높 ③ 높, 높
④ 낮, 낮 ⑤ 관계없음

103 초음파에 대한 설명이다. 옳지 않은 것은?

① 에너지의 흡수는 뼈, 관절낭과 같이 교원조직의 함량이 조직에서 흡수가 높다.
② 1㎒ 초음파는 3㎒ 초음파보다 흡수가 잘 된다.
③ 물이 공기보다 초음파를 잘 통과시킨다.
④ 공기 자체가 반사경 역할을 하기 때문에 손바닥 치료 시 열 통증을 느낄 수 있다.
⑤ 초음파를 이용해 약물치료를 할 수 있다.

해설 : 1㎒ 초음파는 3㎒ 초음파보다 깊은조직의 치료에 적합하다.

104 초음파 생리적 효과 중 열 효과에 대해 틀린 것은?

① 초음파에너지가 조직에 도달하면 분자들의 마찰에 의해서 열에너지로 전환
② 조직 온도 상승
③ 혈관 확장 및 혈류량 증진
④ 교원조직의 신장력 증가
⑤ 염증반응의 감소

105 장파초음파에 대한 설명이다. 옳지 않은 것은?

① 1㎒ 초음파보다 주파수가 낮다.
② 1㎒ 초음파보다 얕은 조직의 가열에 효과적이다.
③ 다른 초음파보다 음파영동치료에 가장 좋은 효과를 갖는다.
④ 매개물질을 이용하지 않고도 치료가 가능하다.
⑤ 공기를 투과할 수 있다.

106 초음파 치료를 할 때 변환기를 이동시켜야 하는데 그 이유로 가장 적합한 것은?

① 초음파의 반사 ② 초음파의 굴절
③ 초음파의 간섭현상 ④ 초음파의 흡수
⑤ 초음파 공동현상

107 다음은 초음파의 특성에 대한 내용이다. 옳지 않은 것은?

① 파장이 클수록 방산각이 작다.
② 방산각은 변환기의 크기에 반비례한다.
③ 주파수가 높을수록 반가층이 짧아진다.
④ 주파수가 클수록 침투깊이가 짧아진다.
⑤ 뼈가 근육보다 잘 흡수된다.

해설 : 파장이 클수록 방산각이 크다.

108 초음파 변환기를 계속 이동시켜야 하는 이유는?

① 굴절 감소 ② 반사 감소 ③ 방산각 증가 ④ 매질 분산 ⑤ 열집중 분산

109 무릎관절에 초음파를 적용해도 되는 경우는?

가. 유아기	나. 노년기
다. 소아기	라. 임산부

① 가, 나, 다 ② 가, 다 ③ 나, 라
④ 라 ⑤ 가, 나, 다, 라

110 초음파로 수중치료할 때, 기포가 발생하면 어떤 현상이 일어나는가?

① 굴절이 증가한다. ② 반사가 증가한다.
③ 흡수가 증가한다. ④ 흡수가 감소한다.
⑤ 굴절이 감소한다.

111 초음파치료 시 지방조직에서의 효과에 대한 설명이다. 옳은 것은?

① 근육보다 열발생이 많다.
② 근육보다 흡수가 크고, 열발생이 적다.
③ 근육보다 흡수가 적고, 열발생이 적다.
④ 근육보다 흡수가 크고, 열발생이 크다.
⑤ 3㎒가 1㎒의 초음파가 적당하다.

해설 : 3㎒ – 표면조직, 1㎒ – 지방조직

112 허벅지의 국소온도상승에 가장 적당한 치료방법은?

① 단파치료 ② 극초단파치료
③ 온열치료(hot pack) ④ 적외선치료
⑤ 초음파치료

113 공동형성에 대한 설명이다. 옳지 않은 것은?

① 조직 파괴 효과이다.

② 초음파의 소밀파 중, 소파에서 발생한다.
③ 주파수가 높을수록 잘 발생한다.
④ 이중 불안정공동과 안정공동이 있는데 이중 불안정공동은 인체 유해한 효과를 갖는다.
⑤ 점성이 높으면 공동형성이 잘 일어나지 않는다.

해설 : 초음파에 의한 공동형성은 낮은 주파수에서 잘 발생한다.

114 초음파 치료에 대한 설명이다. 옳지 않은 것은?

① 연속초음파보다 맥동초음파를 적용할 때, 고정치료가 더욱 가능해진다.
② 3MHz보다 1MHz의 초음파를 사용할 때 공동형성이 잘 일어난다.
③ 정상파에 의해 혈구의 정체가 일어날 수 있다.
④ 초음파빔의 강도는 변환기 전체에서 고르게 발생된다.
⑤ 초음파빔의 비균질비는 8:1 이상이 좋다.

115 초음파의 강도에 대한 설명이다. 옳은 것은?

① 연속초음파의 경우는 시간적 강도의 개념은 존재하지 않고, 공간적 강도의 개념만 존재한다.
② 맥동초음파의 경우는 시간강도의 개념만 적용된다.
③ 연속초음파의 강도란 공간정점강도를 의미한다.
④ 맥동초음파의 강도란 시간평균강도를 의미한다.
⑤ 맥동초음파의 강도란 시간평균강도 공간정점을 의미한다.

116 초음파의 강도에 영향을 미치는 조건으로 옳지 않은 것은?

① 조직밀도가 클수록 강도가 크다.
② 초음파의 속도가 클수록 강도가 크다.
③ 흡수계수가 클수록 강도가 크다.
④ 강도가 클수록 온도상승이 낮다.
⑤ 비열이 클수록 온도상승이 크다.

117 정상파에 대한 설명이다. 옳은 것은?

① 간섭현상과 관계가 있다.
② 소기보다는 밀기에서 주로 발생한다.
③ 연속초음파에서는 나타나지만, 맥동초음파에서는 나타나지 않는다.
④ 초음파의 기계적 효과이다.
⑤ 초음파의 강도에 크게 영향을 받는다.

118 초음파의 전도가 가장 빠른 물질은?

① 공기 ② 뼈 ③ 혈액 ④ 물 ⑤ 근육

119 초음파의 흡수계수가 높은 것에서부터 낮은 순으로 옳게 나열한 것은?

① 혈액 - 지방 - 뼈 - 근육
② 뼈 - 지방 - 혈액 - 근육
③ 뼈 - 공기 - 힘줄 - 연골
④ 뼈 - 공기 - 연골 - 힘줄
⑤ 공기 - 뼈 - 힘줄 - 연골

120 다음 조직 중 단백함량이 가장 높은 것은?

① 힘줄 ② 연골 ③ 근육 ④ 지방 ⑤ 피부

121 다음은 초음파의 생물학적 효과에 대한 설명이다. 설명이 잘못된 것은?

① 미세마사지 효과가 있다.
② 혈관확장이나 림프류의 가속현상이 일어난다.
③ 구축이나 삼출물의 기계적 제거가 가능하다.
④ 노폐물이나 삼출물의 흡수를 방지한다.
⑤ 비세균성 염증반응을 억제한다.

122 초음파 치료 시 매질을 사용하는 이유는?

① 피부를 부드럽게 하기 위함

② 초음파 변환기를 빨리 움직이게 하기 위함
③ 간섭현상을 없애 주기 위해
④ 피부 저항을 감소시키기 위함
⑤ 초음파를 인체 속으로 전달하기 위함

123 금속이 삽입된 부위에 적용 가능한 것은?

가. 단파투열치료	나. 초음파치료
다. 극초단파치료	라. 적외선 치료

① 가, 나, 다 ② 가, 다 ③ 나, 라
④ 라 ⑤ 가, 나, 다, 라

해설 : 단파투열치료, 극초단파치료 – 금속삽입부위치료는 금기증

124 초음파의 주파수에 대한 설명이다. 잘못된 것은?

① 주파수가 클수록 마찰력이 커진다.
② 주파수가 클수록 굴절이 크다.
③ 주파수가 클수록 근위장의 길이가 커진다.
④ 주파수가 클수록 반가층이 깊다.
⑤ 주파수가 클수록 반사가 크다.

해설 : 주파수가 낮을수록 반가층이 깊다.

125 초음파의 주파수와 반비례하는 것은?

① 감쇄 ② 방산각 ③ 마찰력 ④ 흡수 ⑤ 굴절률

126 다음 설명 중 잘못된 것은?

① 초음파 헤드의 표면은 진기적으로 볼 때 (+)극이다.
② 초음파 헤드 안에 압전재가 들어 있어야 한다.
③ 초음파의 열집중은 간섭현상으로 일어난다.
④ 초음파의 간섭현상은 반사현상 때문이다.

⑤ 방산각이 클수록 에너지가 멀리 전파하지 못한다.

해설 : 초음파 헤드의 표면은 전기적으로 볼 때 (–)극이다 – 진동판

127 다음 설명 중 옳은 것은?

① 열발생의 정도는 조직의 비열에 비례한다.
② 초음파의 강도는 조직밀도에 비례한다.
③ 초음파에 의한 공동형성은 높은 주파수에서 잘 발생한다.
④ 초음파에 의한 공동형성은 높은 강도에서 잘 발생한다.
⑤ 초음파에 의한 공동형성은 밀파보다 소파에서 잘 발생한다.

128 초음파의 효과방출면적은 초음파 변환기의 몇 % 정도 되는가?

① 50% ② 30% ③ 100% ④ 70% ⑤ 80%

129 개방성 상처에 초음파 치료를 적용하는 방법 중 가장 좋은 방법은?

① 수중치료 ② 고정치료 ③ 접촉이동치료
④ 완충치료 ⑤ 금기증

130 초음파의 출력단위로 가장 옳은 것은?

① mA ② μA ③ W ④ W/cm ⑤ W/cm^2

131 다음 초음파 중 비열효과를 이용하여 연부조직이나 뼈 등의 치유를 촉진하는 방법으로 가장 좋은 것은?

① 연속초음파의 접촉이동치료
② 연속초음파의 비접촉이동치료
③ 연속초음파의 고정치료
④ 맥동률이75% 되는 맥동초음파
⑤ 맥동률이 50% 되는 맥동초음파

132 초음파의 고정치료에 대한 설명이다. 옳은 것은?

① 접촉이동치료 시보다 매개물질을 훨씬 적게 바른다.

② 일반적으로 연속초음파는 맥동초음파보다 높은 강도를 사용한다.
③ 접촉이동치료 시보다 간섭파현상이 많이 발생한다.
④ 일반적으로 접촉이동치료시보다 열집중이 적게 일어난다.
⑤ 접촉이동치료 시보다 가열이 고르게 발생한다.

133 다음 초음파치료에 대한 설명이다. 옳은 것은?

① 수중치료할 때 사용하는 물의 온도는 35~37° C 정도가 좋다.
② 수중치료의 수조는 단단한 금속 제품을 사용한다.
③ 수중치료 시 기포가 발생해도 강도를 줄이면 된다.
④ 수중치료 시 기포가 발생해도 주파수를 줄이면 된다.
⑤ 압박을 견디기 어려운 부위에 수중치료를 할 수 있다.

해설 : 수중치료할 때 사용하는 물의 온도는 24~34℃까지 식힌 미온수 사용
수중치료의 수조는 플라스틱이나 고무를 사용
수중치료 시 기포가 발생하면 즉시 제거해준다.

134 다음 초음파 치료에 대한 설명이다. 옳은 것은?

① 음파영동치료에 있어 맥동초음파를 사용하지 않는다.
② 음파영동치료에 있어 연속초음파를 사용하지 않는다.
③ 음파영동치료는 일반적으로 1W/㎠의 낮은 강도를 이용한다.
④ 음파영동치료를 할 때 전파매개물 대신에 약물을 이용하기도 한다.
⑤ 음파영동치료할 때, 약물의 농도가 낮은 1% 미만으로 하는 것이 유리하다.

135 공기가 차 있는 신체 구조물을 초음파로 치료할 때 주의해야 할 원인은?

① 반사 ② 흡수 ③ 굴절 ④ 공동형성 ⑤ 주파수

136 초음파를 치료할 때 화상이 발생할 수 있는데, 그 원인으로 가장 적당하지 <u>않은</u> 것은?

① 지나친 초음파의 강도 ② 변환기의 고정
③ 변환기의 불량 접촉 ④ 전파매개물의 부족
⑤ 전파매개물의 과다

137 초음파 치료 시 각 조직마다 열 발생이 다르다. 가장 직접적인 이유는?

① 조직 내의 전도속도가 다르기 때문
② 조직의 흡수계수가 다르기 때문
③ 조직의 분포상태가 다르기 때문
④ 조직의 혈액공급이 다르기 때문
⑤ 조직의 음향임피던스가 다르기 때문

138 다음 중 표면도자를 이용하여 심부조직을 자극하는데 가장 적당한 것은?

① US ② EST ③ ICT ④ TENS ⑤ SSP

139 초음파 치료 시 통각을 느끼게 되는 곳은?

① 골막조직 ② 근육조직 ③ 피하조직 ④ 피부표면 ⑤ 지방조직

140 초음파 치료 시 임상에서 사용되는 주파수의 범위는?

① 0.01~0.4㎒ ② 0.3~0.5㎒ ③ 0.8~1.0㎒ ④ 0.8~3㎒ ⑤ 3㎒ 이상

141 요통 환자가 물리치료실을 찾았다. 허리에 수술 흔적이 있어 X-선 사진을 확인해 보니 Harrington instrument로 척추고정술을 받은 전력이 있었다. 이 경우 적용 가능한 치료 양식은?

① 초음파 ② 극초단파 ③ 단파의 전자장 가열법
④ 단파의 정전장가열법 ⑤ 이상모두

142 초음파의 수중치료에서 도자와 피부와의 거리는?

① 접촉 ② 1/2~1inch ③ 1~2inch ④ 2~4inch ⑤ 3~5inch

143 고관절 구축 환자에게 초음파를 적용할 때, 다음 중 어느 주파수가 가장 효과적인가?

① 0.75㎒ ② 2㎒ ③ 3㎒ ④ 4㎒ ⑤ 5㎒

정답

01.①	02.⑤	03.⑤	04.④	05.③	06.③	07.⑤	08.①	09.④	10.③
11.①	12.④	13.①	14.②	15.④	16.①	17.⑤	18.③	19.⑤	20.①
21.③	22.①	23.①	24.③	25.③	26.①	27.④	28.③	29.②	30.③
31.①	32.⑤	33.④	34.②	35.④	36.⑤	37.②	38.②	39.④	40.①
41.③	42.①	43.③	44.②	45.⑤	46.②	47.⑤	48.①	49.②	50.④
51.③	52.②	53.②	54.⑤	55.③	56.③	57.⑤	58.①	59.③	60.②
61.④	62.③	63.③	64.①	65.②	66.②	67.③	68.③	69.①	70.⑤
71.⑤	72.⑤	73.⑤	74.①	75.①	76.⑤	77.①	78.③	79.②	80.②
81.④	82.①	83.③	84.②	85.⑤	86.①	87.②	88.③	89.①	90.③
91.③	92.③	93.⑤	94.①	95.①	96.⑤	97.③	98.①	99.④	100.④
101.②	102.③	103.②	104.⑤	105.②	106.③	107.①	108.⑤	109.③	110.②
111.③	112.⑤	113.③	114.④	115.①	116.③	117.④	118.②	119.④	120.③
121.④	122.⑤	123.③	124.④	125.②	126.①	127.⑤	128.⑤	129.④	130.⑤
131.⑤	132.③	133.⑤	134.④	135.①	136.④	137.②	138.①	139.①	140.④
141.①	142.②	143.①							

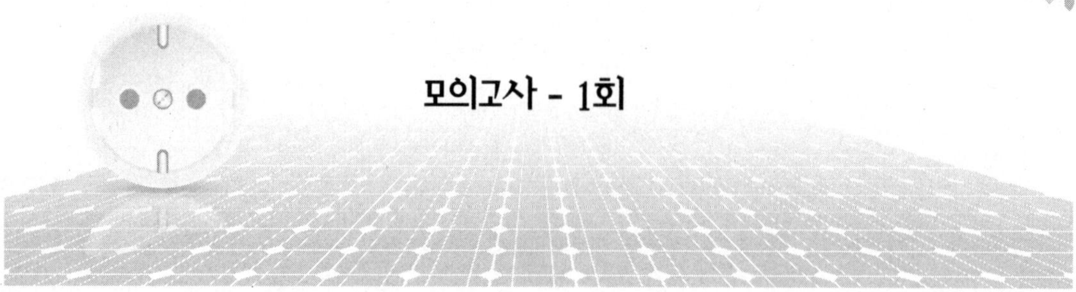

모의고사 - 1회

01 다음 중 인덕턴스의 단위는?

① C(coulond) ② H(henry) ③ Ω(ohm)
④ T(tesla) ⑤ F(farad)

02 맥동주파수에 대한 설명으로 옳은 것은?

> 가. 맥동전류의 주파수는 맥동빈도이다.
> 나. 교류전류의 주파수는 1초당 주기의 수
> 다. 50pps 이상이면 강축유발
> 라. 연속정현파 주파수는 항상 맥동기관과 비례

① 가, 나, 다 ② 가, 다 ③ 나, 라
④ 라 ⑤ 가, 나, 다, 라

03 고전압맥동전류의 파형은?

① 부등사변형 ② 짝 정점파 ③ 톱니형파
④ 정현파 ⑤ 능형파

04 다음 중 반도체나 부도체를 통해서 전류가 흐르는 것은?

① 전도전류　② 변위전류　③ 이온화전류
④ 국소전류　⑤ 와류전류

05 다음 중 두 점 사이에 전류가 흐르기 위한 조건으로 옳은 것은?

가. 자유전자가 존재하지 않아야 한다.
나. 전하가 흐를 수 있는 길이 있어야 한다.
다. 순수한 물은 좋은 전도체이다.
라. 두 점 사이에 전위차가 있어야 한다.

① 가, 나, 다　② 가, 나　③ 나, 라
④ 라　⑤ 가, 나, 다, 라

06 다음 중 도체의 저항에 영향을 주는 것으로 짝지어진 것은?

가. 도체의 구성물질　나. 도체 단면적
다. 도체의 길이　라. 도체의 온도

① 가, 나, 다　② 가, 다　③ 나, 라
④ 라　⑤ 가, 나, 다, 라

07 다음 중 줄 법칙에 대한 설명으로 옳지 않은 것은?

① 전류 강도에 제곱에 비례　② 저항에 비례
③ 통전시간에 비례　④ 전압에 반비례
⑤ 도체 내에서 발생한 총열량

08 100V 용 500W의 적외선 등에 100V의 전원을 연결했을 때 저항은 얼마인가?

① 10Ω　② 20Ω　③ 30Ω
④ 40Ω　⑤ 50Ω

09 세포막의 전기적 특성은?

가. 극성유지	나. 전류에 대한 저항
다. 전기농축	라. 전기긴장

① 가, 나, 다　② 가, 다　③ 나, 라
④ 라　⑤ 가, 나, 다, 라

10 신경섬유 흥분전도 원칙 중 옳지 않은 것은?

① 연접부 쪽으로 일어나는 전도를 정방향전도라 한다.
② 세포체 쪽으로 일어나는 전도를 역방향전도라 한다.
③ 한 신경이 흥분하였을 때 그 흥분을 이웃신경에 전도하지 않는다.
④ 신경섬유가 일정하여도 전도속도는 시간에 따라 변한다.
⑤ 축삭이 중심부에서 자극을 받으면 활동 전위는 두 방향으로 움직인다.

11 서서히 증가하는 자극강도에 대하여 막 역치 흥분이 자동적 상승되는 현상은?

① 강축　② 순응현상　③ 활동전위현상
④ 변성반응현상　⑤ 연축반응 현상

12 전류의 열 효과 설명으로 옳지 않은 것은?

① 전류가 도체에 흐를 때 저항을 받아 발생한다.
② 전자가 마찰을 받아 에너지를 소모하고 열로 전환된다.
③ 전류의 열작용은 고주파 전류에서만 발생한다.
④ 열의 발생량은 줄의 법칙으로 설명된다.
⑤ 전류와 저항은 지날 때 소비하는 전력량은 모두 열로 전환된다.

13 전류에 의해 발생하는 자기장의 세기로 옳은 것은?

가. 전선의 굵기에 좌우
나. 저항에 비례

다. 도체까지의 수직거리에 비례
라. 전류에 비례

① 가, 나, 다 ② 가, 다 ③ 나, 라
④ 라 ⑤ 가, 나, 다, 라

14 전류의 화학적 효과에 대한 설명으로 옳지 않은 것은?

① 순수한 물은 거의 화학적 효과를 발생시키지 않는다.
② 소금물에서는 양극에서 H_2발생한다.
③ 직류에서만 일어난다.
④ H_2와 O_2의 비가 1:1이다.
⑤ 이온화 효과라고 한다.

15 다음 중 통증완화 목적으로 사용하는 전기치료법이 아닌 것은?

① 경피신경전기자극치료 ② 간섭파치료
③ 미세전류치료 ④ 러시안 전류자극치료
⑤ 은침 자극치료

16 다음 중 전기치료기의 기본 구성으로 옳은 것은?

가. 발진회로 나. 전원공급회로
다. 출력증폭회로 라. 주파수 조절회로

① 가, 나, 다 ② 가, 다 ③ 나, 라
④ 라 ⑤ 가, 나, 다, 라

17 교류를 직류로 전환하는 장치는?

① 발진기 ② 여파기 ③ 조절기
④ 정류기 ⑤ 증폭기

18 전극재료의 조건에 대한 설명으로 옳은 것은?

① 전류는 일정하면서 변화며 흘러야 한다.
② 전기저항이 큰 부도체이다.
③ 유연하지만 내구성은 상관없다.
④ 독성은 상관없이 접촉이 잘 유지되어야 한다.
⑤ 분극이 적은 것이어야 한다.

19 전류밀도에 대한 설명 중 옳지 않은 것은?

① 단위는 mA/inch^2을 사용한다.
② 전류강도에 비례한다.
③ 전극의 표면적에 반비례한다.
④ 전극의 밀도 증가는 전류량 증가로 가능하다.
⑤ 전류 밀도 증가는 전극의 크기를 감소시킨다.

20 다음 중 전기치료 시 주의사항으로 맞는 것은?

> 가. 기계 전원 켠 상태에서 콘덴서를 뽑지 않는다.
> 나. 전기치료용 침대는 금속으로 제작된 것을 사용하지 않는다.
> 다. 초음파 수중치료는 고무장갑 등 절연장치 사용한다.
> 라. 간섭전류도 심박동 조절장치를 착용한 환자에게는 금기이다.

① 가, 나, 다 ② 가, 다 ③ 나, 라
④ 라 ⑤ 가, 나, 다, 라

정답

01. ③	02. ①	03. ②	04. ②	05. ③	06. ⑤	07. ④	08. ②	09. ①	10. ④
11. ②	12. ③	13. ④	14. ④	15. ④	16. ①	17. ④	18. ⑤	19. ②	20. ⑤

모의고사 - 2회

01 주파수에 대한 설명으로 옳은 것은?

> 가. 맥동전류의 주파수는 맥동빈도이다
> 나. 교류전류의 주파수는 1초당 주기의 수
> 다. 50pps이상이면 강축유발
> 라. 연속정현파 주파수는 항상 맥동기관과 비례

① 가, 나, 다　② 가, 다　③ 나, 라
④ 라　⑤ 가, 나, 다, 라

02 다음 중 반도체나 부도체를 통해서 전류가 흐르는 것은?

① 전도전류　② 변위전류　③ 이온화전류
④ 국소전류　⑤ 와류전류

03 다음 중 도체의 저항에 영향을 주는 것으로 짝지어진 것은?

> 가. 도체의 구성물질　나. 도체 단면적
> 다. 도체의 길이　라. 도체의 온도

① 가, 나, 다　② 가, 다　③ 나, 라
④ 라　⑤ 가, 나, 다, 라

04 100V 용 500W의 적외선 등에 100V의 전원을 연결했을 때 저항은 얼마인가?

① 10Ω　② 20Ω　③ 30Ω
④ 40Ω　⑤ 50Ω

05 신경섬유 흥분전도 원칙 중 옳지 않은 것은?

① 연접부 쪽으로 일어나는 전도를 정방향전도라 한다.
② 세포체 쪽으로 일어나는 전도를 역방향전도라 한다.
③ 한 신경이 흥분하였을 때 그 흥분을 이웃신경에 전도하지 않는다.
④ 신경섬유가 일정하여도 전도속도는 시간에 따라 변한다.
⑤ 축삭이 중심부에서 자극을 받으면 활동 전위는 두 방향으로 움직인다.

06 전류의 열 효과 설명으로 옳지 않은 것은?

① 전류가 도체에 흐를 때 저항을 받아 발생한다.
② 전자가 마찰을 받아 에너지를 소모하고 열로 전환된다.
③ 전류의 열작용은 고주파 전류에서만 발생한다.
④ 열의 발생량은 줄의 법칙으로 설명된다.
⑤ 전류와 저항은 지날 때 소비하는 전력량은 모두 열로 전환된다.

07 전류의 화학적 효과에 대한 설명으로 옳지 않은 것은?

① 순수한 물은 거의 화학적 효과를 발생시기지 않는다.
② 소금물에서는 양극에서 H2발생한다.
③ 직류에서만 일어난다.
④ H2 와 O2의 비가 1:1이다
⑤ 이온화 효과라고 한다.

08 다음 중 전기치료기의 기본 구성으로 옳은 것은?

가. 발진회로	나. 전원공급회로
다. 출력증폭회로	라. 주파수 조절회로

① 가, 나, 다 ② 가, 다 ③ 나, 라
④ 라 ⑤ 가, 나, 다, 라

09 전극재료의 조건에 대한 설명으로 옳은 것은?

① 전류는 일정하면서 변화며 흘러야 한다.
② 전기저항이 큰 부도체이다.
③ 유연하지만 내구성은 상관없다.
④ 독성은 상관없이 접촉이 잘 유지되어야 한다.
⑤ 분극이 적은 것이어야 한다.

10 다음 중 전기치료 시 주의사항으로 맞는 것은?

가. 기계 전원 켠 상태에서 콘덴서를 뽑지 않는다.
나. 전기치료용 침대는 금속으로 제작된 것을 사용하지 않는다.
다. 초음파 수중치료는 고무장갑 등 절연장치 사용한다.
라. 간섭전류도 심박동 조절장치를 착용한 환자에게는 금기이다.

① 가, 나, 다 ② 가, 다 ③ 나, 라
④ 라 ⑤ 가, 나, 다, 라

11 다음은 간섭전류 전극배치법에 대한 설명이다. 옳은 것은?

가. 2극배치법은 4극배치법보다 피부의 자극이 강하다.
나. 환부가 표면부일 때는 크기가 같은 전극을 멀리 배치한다.
다. 환부가 가운데 있을 때 크기가 같은 전극을 사용하여 전류밀도가 고르게 한다.
라. 환부가 표면에 있으나 석고를 감았을 때 두개의 전극을 중배치한다.

① 가, 나, 다 ② 가, 다 ③ 나, 라
④ 라 ⑤ 가, 나, 다, 라

12 단파심부투열치료의 전기장콘덴서 전계법으로 옳은 것은?

가. 커프	나. 원통꼴 전극
다. 두난기 전극	라. 접시 전극

① 가, 나, 다 ② 가, 다 ③ 나, 라
④ 라 ⑤ 가, 나, 다, 라

13 다음 중 단파심부투열치료의 전자장법에 의한 열의 발생원리로 옳은 것은?

가. 이온운동	나. 원통꼴 전극
다. 전자구름의 뒤틀림 운동	라. 와류전류의 발생

① 가, 나, 다 ② 가, 다 ③ 나, 라
④ 라 ⑤ 가, 나, 다, 라

14 요천관절 통증 시 단파투열치료 전극배치법으로 가장 적합한 것은?

① 대면법(contraplanar)
② 공면법(coplanar)
③ 접선법(modified coplanar
④ 교차법(cross-fre)
⑤ 종대면법(longitudinar)

15 극초단파 치료방법으로 옳지 않은 것은?

① 금속이 삽입된 부위는 금기이다.
② 땀의 흡수를 위해 전극과 피부사이에 타올을 사용한다.
③ 조사도자가 눈을 향하지 않도록 한다.
④ 치료강도는 환자가 편하고 쾌적한 정도로 한다.
⑤ 결핵에는 금기이다.

16 고압맥동전류(HVPGC)에 창상치료의 이론적 배경인 세포이동의 이론에 대한 설명 중 옳은 것은?

가. 손상전류의 회복	나. 미세순환의 촉진
다. 상피세포 이동촉진	라. 삼투압

① 가, 나, 다 ② 가, 다 ③ 나, 라
④ 라 ⑤ 가, 나, 다, 라

17 다음 중 간섭파전류 치료(ICT)의 금기증으로 옳은 것은?

가. 감염성 질환	나. 열성질환
다. 경동맥위	라. 강축증(tetany)

① 가, 나, 다 ② 가, 다 ③ 나, 라
④ 라 ⑤ 가, 나, 다, 라

18 표면부위 치료로 적합한 전극은?

가. 코일전극(coil)	나. 원통꼴 전극(monode)
다. 두날개전극(diplode drum)	라. 원뿔꼴전극(minode)

① 가, 나, 다 ② 가, 다 ③ 나, 라
④ 라 ⑤ 가, 나, 다, 라

19 요천관절 통증 시 단파투열치료 전극배치법으로 가장 적합한 것은?

① 대면법(contraplanar) ② 공면법(coplanar)
③ 접선법(modified coplanar) ④ 교차법(cross-fre)
⑤ 종대면법(longitudinar)

20 검사결과 고관절염으로 판단된 환자의 단파투열 방법으로 옳은 것은?

① 정상배치 ② 근접배치 ③ 원근배치
④ 원격배치 ⑤ 공면배치

정답

01. ①	02. ②	03. ⑤	04. ②	05. ④	06. ③	07. ④	08. ①	09. ⑤	10. ⑤
11. ②	12. ②	13. ④	14. ③	15. ②	16. ①	17. ⑤	18. ③	19. ③	20. ③

모의고사 - 3회

01 다음 중 정전압자극기의 특징으로 옳은 것은?

① 전류가 일정하다.
② 저항이 증가하면 전력은 증가한다.
③ 저항이 감소하면 전류가 감소한다.
④ 전압은 전류나 저항에 영향을 받지 않는다.
⑤ 치료 중 시간이 경과하더라도 전류에 의한 화상의 우려가 없다.

02 다음 중 가장 편안한 느낌을 갖도록 조절할 수 있는 변조는?

① 주파수변조 ② 시간변조 ③ 진폭변조
④ 경사변조 ⑤ 기간변조

03 다음 중 신경계 질환 및 손상에서 전기자극시 반응이 증가되는 질환은?

① 무도병 ② 척수손상 후기 ③ 편마비 초기
④ 불용성 근위축 ⑤ 진전마비

04 다음 중 탈신경근을 대상으로 근력증진을 위한 전기자극의 종류는?

① 극저전류치료기 ② 기능적전기자극치료기
③ 러시안전류자극치료기 ④ 간섭전류치료기
⑤ 근육전기자극치료기

05 다음 중 초음파 영동법의 설명으로 옳은 것은?

① 약물은 반드시 극성이 있어야 한다.
② 약물의 화학 변화를 이용하는 침투 방법이다.
③ 기계적 효과에 의해 약물을 침투시키는 방법이다.
④ 초음파의 열효과를 이용하여 약물을 침투시키는 방법이다.
⑤ 초음파의 전기적 효과를 이용하여 약물을 침투시키는 방법이다.

06 다음 중 고주파투열치료의 설명으로 옳은 것은?

① 고함수조직 일수록 유전율은 낮다.
② 극초단파는 와전류(eddy 전류)에 의해 열이 발생된다.
③ 혈액에서 초음파의 흡수는 헤모글로빈에서 이뤄진다.
④ 평균전력이 25W 이하의 맥동으로는 심부근육층을 가열한다.
⑤ 통증완화는 심부열이 근방추로 올라가는 구심성 흥분발사를 증가시킨 결과다.

07 다음 중 평류전류의 음극에서 나타나는 효과로 짝지어진 것은?

① 혈관팽창 - 산성반응 - 충혈
② 혈관수축 - 알카리반응 - 빈혈
③ 알칼리반응 - 혈관이완 - 자극효과
④ 자극효과 - 통증제기 조직을 딱딱하게
⑤ 진정효과 - 신경자극성 감소 - 산성반응

08 다음 설명 중 옳은 것은?

① 강시곡선을 그려야만 시치를 알 수 있다.
② 변성이 일어나면, 종축반응이 나타날 수 있다.
③ 변성반응검사는 검사 및 치료목적으로 사용한다.
④ 신경손상의 경우는 변성반응검사를 손상 후 10일 이내에 실시해야 한다.
⑤ 소아마비나 말초신경손상이 오래 경과되어도 절대 변성반응이 나타나지 않는다.

09 다음 중 이온도입에 대한 설명으로 옳은 것은?

① 약물은 대부분 땀구멍을 통하여 침투된다.
② 음극전극의 경우 밀도를 높여야 한다.
③ 이온도입의 양은 전기화학당량에 반비례한다.
④ 약물의 용액은 대부분 pH 3 이하의 약물을 사용한다.
⑤ 약물이 피부에 침투하기 위해서는 친수성이 없어야 한다.

10 다음 중 텐스(TENS)치료 시 환상지통 등의 통증부위에 적합한 전기배치방법은?

① 일측 배치법 ② 교차 배치법 ③ 반대측 배치법
④ 양측 배치법 ⑤ 다전극 배치법

11 다음 중 2450㎒ 극초단파투열치료의 설명으로 옳은 것은?

① 치료 강도는 환자가 뜨거운 온감을 느끼는 정도
② 소환상도자는 오목한 부위치료에 사용
③ C형 도자의 강도는 타원 중심부로 갈수록 적어진다.
④ E형 도자는 12.2㎝의 반파장 2극 안테나를 가지고 있다.
⑤ 반터널형 도자는 피하지방보다 근육에서 온도상승이 높다.

12 다음 중 고전압 맥동전류의 설명을 옳은 것은?

① 양방향(이상성)맥동파다.
② 맥동기간이 1초 이상이다.
③ 직류로서 화학적 작용이 뛰어나다.
④ 창상치유를 할 수 있다.
⑤ 높은 전압으로 변성근 수축을 일으킨다.

13 다음 중 초음파 치료의 적응증은?

① 결핵(tuberculosis)
② 어깨손증후군(shoulder-hand syndrome)
③ 출혈성 당뇨병(hemorrhagic diabetes)
④ 심부정맥혈전증(deep vein thrombosis)
⑤ 폐쇄동맥경화증(arteriosclerosis obliterans)으로 인한 궤양

14 다음 중 간섭전류치료 시 조직을 입체적으로 자극하는데 가장 좋은 방법은?

① 단극 방법
② 2극 방법
③ 4극 방법
④ 6극 방법
⑤ 자동벡터스캔 4극 방법

15 다음 중 편마비 환자의 보행훈련을 위한 기능적 전기자극 치료의 적용기술로 옳은 것은?

① 비마비측의 입각기에 경골신경 지배근을 자극한다.
② 비마비측의 유각기에 경골신경 지배근을 자극한다.
③ 마비측의 입각기에 비골신경 지배근을 자극한다.
④ 마비측의 유각기에 비골신경 지배근을 자극한다.
⑤ 마비측의 유각기에 좌골신경 지배근을 자극한다.

16 다음은 간섭전류 전극배치법에 대한 설명이다. 옳은 것은?

가. 2극배치법은 4극배치법보다 피부의 자극이 강하다.
나. 환부가 표면부일 때는 크기가 같은 전극을 멀리 배치한다.
다. 환부가 가운데 있을 때 크기가 같은 전극을 사용하여 전류밀도가 고르게 한다.
라. 환부가 표면에 있으나 석고를 감았을 때 두개의 전극을 중배치 한다.

① 가, 나, 다
② 가, 다
③ 나, 라
④ 라
⑤ 가, 나, 다, 라

17 단파심부투열치료의 전기장콘덴서 전계법으로으로 옳은 것은?

가. 커프
나. 원통꼴 전극
다. 두난기 전극
라. 접시 전극

① 가, 나, 다
② 가, 다
③ 나, 라
④ 라
⑤ 가, 나, 다, 라

18 다음 중 단파심부투열치료의 전자장법에 의한 열의 발생원리로 옳은 것은?

가. 이온운동	나. 원통꼴 전극
다. 전자구름의 뒤틀림 운동	라. 와류전류의 발생

① 가, 나, 다　② 가, 다　③ 나, 라
④ 라　⑤ 가, 나, 다, 라

19 극초단파 치료방법으로 옳지 않은 것은?

① 금속이 삽입된 부위는 금기이다.
② 땀의 흡수를 위해 전극과 피부사이에 타올을 사용한다.
③ 조사도자가 눈을 향하지 않도록 한다.
④ 치료강도는 환자가 편하고 쾌적한 정도로 한다.
⑤ 결행에는 금기이다.

20 전기진단시 표면도자를 사용하지 않는 것은?

① 시치 검사　② 근전도　③ 변성반응 검사
④ 적응 검사　⑤ 강시곡선 작성법

정답

01. ④	02. ④	03. ③	04. ⑤	05. ③	06. ④	07. ③	08. ②	09. ①	10. ③
11. ⑤	12. ④	13. ②	14. ④	15. ④	16. ②	17. ②	18. ④	19. ②	20. ②

모의고사 - 4회

01 활성전극으로 음극을 사용하는 물질은?

① 초산 ② 염화칼슘 ③ 리튬염
④ 황산마그네슘 ⑤ 황산구리

02 다음 중 완전변성근의 평류강축율은?

① 10:1 ② 8:1 ③ 5:1
④ 2:1 ⑤ 1:1

03 다음 중 간섭파치료의 적응증은?

① 심부정맥혈전증 ② 악성종양 ③ 심박조절기
④ 개방상처 ⑤ 요실금

04 다음 중 조직치유 목적으로 사용하지 않는 전류는?

① 저강도직류전류치료(LIDC) ② 미세전류치료(MC)
③ 고전압맥동전류치료(HVPS) ④ 간섭파전류치료(IC)
⑤ 러시안전류(RC)

05 운동선수의 근재교육에 널리 사용되는 시간변조 전기자극 치료방법은?

① 간섭파전류 ② 고전압맥동전류 ③ 기능적전기자극전류
④ 전자장 자극 ⑤ 러시안전류

06 근전도 바이오피드백요법에 대해 잘못 설명한 것은?

① 근재교육에 사용한다.
② 근육이완 효과가 있다.
③ 섬세성 훈련에 사용한다.
④ 근력증강에 효과가 있다.
⑤ 지적능력에 관계없이 사용할 수 있다.

07 기전류의 설명으로 옳은 것은?

① 최소의 가시수축을 유발시키는데 필요한 최단의 시간
② 최대의 가시수축을 유발시키는데 필요한 최단의 시간
③ 최소의 가시수축을 유발시키는데 필요한 최대의 전류강도
④ 최소의 가시수축을 유발시키는데 필요한 최소의 전류강도
⑤ 최대의 가시수축을 유발시키는데 필요한 최소의 전류강도

08 상대불응기의 설명은?

① 활동전압이 발생하는 동안 자극을 반복하더라도 전혀 반응하지 않는다.
② 활동전압이 지나간 다음 보통 자극보다 대단히 큰 강도의 자극에 반응한다.
③ 자극을 가할 때 즉시 수축을 일으키지 않고 약간의 시간이 경과하여 수축이 일어나는데 필요한 시간
④ 기전류의 전류강도로 자극할 때 자극이 유효하게 되는데 필요한 최단시간
⑤ 두 배의 기전류 강도로 자극할 때 자극이 유효하게 되는데 필요한 최단시간

09 기전류의 전류강도로 근육의 가시수축을 일으킬 수 있는 최단의 시간은?

① 시치 ② 역치 ③ 잠복시
④ 크로낙시 ⑤ 강시곡선

10 고전압자극치료의 설명으로 옳지 않은 것은?

① 진통효과 ② 창상치유 ③ 변성근 자극 불가
④ 이중지수파 사용 ⑤ 고전류 사용

11 단파투열치료 시 전기장법에 의해 열이 발생되는 원리로 옳은 것은?

가. 이온운동 나. 쌍극자회전운동
다. 전자구름의 뒤틀림 운동 라. 와류전류에 의해 발생

① 가, 나, 다 ② 가, 다 ③ 나, 라
④ 라 ⑤ 가, 나, 다, 라

12 경피신경자극 치료 설명으로 옳지 않은 것은?

① 통증 조절을 위하여 사용
② 저주파, 저전압 전류 사용
③ 관문조절설을 기본으로 한다.
④ A-신경섬유를 자극하여 교양질(SG)의 기능을 억제
⑤ 적응 현상을 방지하기 위해 치료 중 강도와 주파수 조절 가능

13 신경의 흥분성을 증가시키는 극은?

① 양극 ② 음극 ③ 도자가 큰 쪽
④ 전류밀도가 적은 곳 ⑤ 음/양극 모두강시곡선

14 직류와 저주파전류를 사용해서 피부저항을 감소시키기 위한 방법으로 옳지 않은 것은?

① 털을 제거한다.
② 피부의 각질을 제거한다.
③ 피부의 유분 물질을 제거한다.
④ 피부를 따뜻하게 한다.
⑤ 피부의 습기를 제거한다.

15 고전압맥동전류 자극 치료로 변성근 치료가 부적합한 주된 이유는?

① 강도가 높다. ② 강도가 낮다. ③ 자극 시간이 짧다.
④ 자극 시간이 길다. ⑤ 짝정점파를 이용한다.

16 케이블의 근위부 말단과 유연성 전극을 연결하고, 케이블의 원위부는 절연시키는 콘덴서-패드 코일법의 설명으로 옳은 것은?

가. 정전장은 패드와 코일의 근위부 루프 사이에서 발생
나. 전자장은 코일의 근위부 루프의 주위에서 발생
다. 관절에만 가열
라. 전자장은 코일의 모든 루프에서 발생

① 가, 다 ② 나, 라 ③ 가, 나, 다
④ 라 ⑤ 가, 나, 다, 라

17 음극을 활성전극으로 하여 스위치를 폐쇄하였을 때 나타나는 근육의 수축으로 옳은 것은?

① 음극개방 수축 ② 음극폐쇄 수축 ③ 양극폐쇄 수축
④ 양극개방 수축 ⑤ 강축

18 정상근육을 유효하게 전기자극하기 위한 최소한의 통전시간은?

① 0.001*ms* ② 0.01*ms* ③ 0.1*ms*
④ 1*ms* ⑤ 1초

19 극초단파 치료 시 거리, 강도, 치료시간의 간계가 옳은 것은?

① 넓은 부위는 거리 멀게, 출력 낮게, 시간 짧게
② 넓은 부위는 거리 가깝게, 출력 높게, 시간 길게
③ 좁은 부위는 거리 가깝게, 출력 낮게, 시간 짧게
④ 좁은 부위는 거리 가깝게, 출력 높게, 시간 길게
⑤ 넓고, 좁은 부위에 관계없이 일정하게

20 단파심부투열치료의 치료효과로 옳지 않은 것은?

① 통증이나 근경련의 감소가 일어난다.
② 염증성 삼출물의 흡수증가가 일어난다.
③ 삼출물의 재용해를 촉진한다.
④ 허혈성 조직의 순환증가가 일어난다.
⑤ 월경곤란증 개선

정답

01. ①	02. ⑤	03. ⑤	04. ⑤	05. ⑤	06. ⑤	07. ④	08. ②	09. ①	10. ⑤
11. ①	12. ③	13. ①	14. ⑤	15. ③	16. ①	17. ①	18. ④	19. ④	20. ④

모의고사 - 5회

01 다음 전기치료기기의 설명으로 옳은 것은?

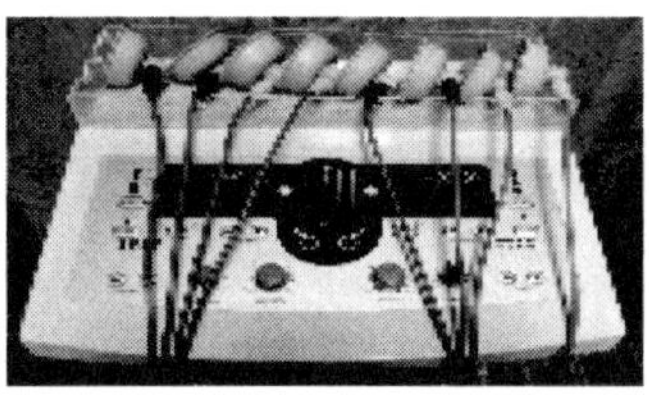

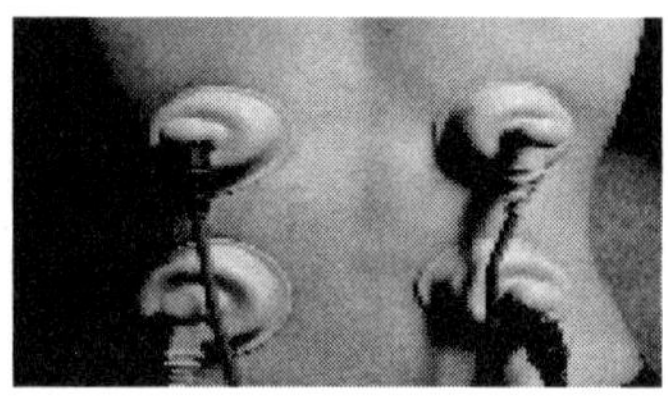

① 드럼전극을 가장 많이 사용한다.
② 웨덴스키 억제 반응을 감소시킨다.
③ 4극 배치의 최대효과는 두 쌍의 전극들 사이 모두에서 일어난다.
④ 고주파를 이용한 치료이다.
⑤ TENS보다 깊이 침투한다.

02 간섭전류치료기(ICT)의 특성으로 맞는 것은?

① 비동시성 탈분극 형태를 가진다.
② 전기분해작용이 있다.
③ 감각과민 부위에 치료할 수 있다.
④ 금속 매입된 부위에 치료할 수 없다.
⑤ 웨덴스키 억제로 자극기간 동안 반응이 더욱 더 나타난다.

03 맥동빈도 75~125pps 맥동기간 100㎲, 최소가시 수축이 유발되지 않는 범위의 편안한 느낌, 진통유발이 빠르게 되나 진통 지속시간이 짧으며 급성 통증 치료에 많이 사용되고, 관문조절설에 기반을 둔 경피신경전기자극의 유형인, 고빈도-저강도 경피신경전기자극의 특성으로 맞는 것은?

① A델타 섬유는 통증을 차단한다.
② C섬유는 통증을 차단한다.
③ 비교적 통증 감소 기간이 길다.
④ 비교적 빠르게 통증이 감소된다.
⑤ 통증을 매우 빠르게 제거한다.

04 식염수(소금물)에 전기분해 시 양극효과로 옳은 것은?

① 산성반응-산소발생
② 산성반응-수소발생
③ 알칼리반응-산소발생
④ 알칼리반응-수소발생
⑤ 알칼리반응만 한다.

05 기전류의 두 배 강도로 자극했을 때 기전류로 자극했을 때와 동일한 최소가시수축반응이 일어나는데 필요한 최단의 시간을 무엇이라 하는가?

① 맥동시간
② 시치
③ 이용시
④ 잠복시
⑤ 기전류

06 음극 활성화 시 인체에서 나타나는 현상으로 옳은 것은?

① 진정효과
② 대내성 효과
③ 열효과
④ 지혈
⑤ 신경자극성(흥분성)의 증가

07 전기자극으로 탈신경근 치료 시 목적은?

① 근위축 지연
② 근력강화
③ 경직 감소
④ 근육 마비
⑤ 근장력 증진

08 초음파 치료를 할 때 통증을 느끼는 부위는?

① 뼈막
② 힘줄
③ 근육
④ 피부
⑤ 피하조직

09 급성 tennis elbow로 초음파 치료 시 전기치료 형태는?

① 1MHz -지속형 초음파
② 3MHz -지속형 초음파
③ 1MHz -맥동형 초음파
④ 3MHz -맥동형 초음파
⑤ 3MHz -초음파영동법

10 FES 치료 시 근 피로를 가장 많이 느끼는 통전: 비통전 비율은?

① 1:1
② 5:1
③ 3:1
④ 1:3
⑤ 1:5

11 손, 발에 땀이 많이 나는 사람에게 적절한 치료는?

① 초음파
② 클로라이드 이온도입법
③ 파라핀
④ 극초단파투열치료
⑤ 운동치료

정답

01. ⑤ 02. ① 03. ④ 04. ① 05. ② 06. ⑤ 07. ① 08. ① 09. ③ 10. ②
11. ②